Jürgen Tesak

Grundlagen der Aphasietherapie

Jürgen Tesak

Grundlagen der Aphasietherapie

Mit einem Anhang von

Kathrin Eisenhardt, Christina Jahn
Regina Kohnen, Ronny Zeidler

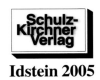

Idstein 2005

Bibliografische Information Der Deutschen Bibliothek

Die Deutsche Bibliothek verzeichnet diese Publikation in der Deutschen Nationalbibliografie; detaillierte bibliografische Daten sind im Internet über http://dnb.ddb.de abrufbar.

Titelbild: Die beiden abgebildeten Figuren befinden sich im Privatbesitz des Autors.

Besuchen Sie uns im Internet: www.schulz-kirchner.de

4., unveränderte Auflage 2005
ISBN 3-8248-0444-1
Alle Rechte vorbehalten
© Schulz-Kirchner Verlag GmbH
Idstein 2005
Lektorat: Doris Zimmermann
Layout: Petra Jeck
Druck und Bindung: Rosch-Buch Druckerei GmbH, Scheßlitz
Printed in Germany

INHALTSVERZEICHNIS

VORWORT		**11**
I	**APHASIE**	**13**

1	**Grundlegendes zur Aphasie**	**14**
1.1	Definition	14
1.2	Ursache(n)	14
1.3	Symptome	15
1.4	Kommunikative Folgen	15
1.5	Psycho-soziale Folgen	16
1.6	Begleiterscheinungen	16
1.7	Verlauf	16
1.8	Aphasietherapie	17
1.9	WHO-Einteilung der Krankheiten	17
1.10	Einflussfaktoren für Rückbildung	19
	Übungen	21
	Literaturhinweise	22

II	**DIAGNOSE**	**23**

2	**Anamnese**	**25**
2.1	Persönliche Daten	25
2.2	Medizinisch-biologische Fakten	25
2.3	Anamnesegespräch	26
	Übungen	28
	Literaturhinweise	28

3	**Sprachliche Leistung (Linguistisches Profil)**	**29**
3.1	Produktion	31
	3.1.1 Freie Rede (Spontansprache)	31
	3.1.1.1 Merkmale	32
	3.1.1.2 Beurteilung der Spontansprache	36
	3.1.2 Benennen	40
	3.1.3 Nicht-propositionale Sprache	42
	3.1.4 Nachsprechen	42

3.2	Verstehen		44
	3.2.1	Auditives Sprachverständnis	44
		3.2.1.1 Wortebene	45
		3.2.1.2 Satzebene	45
		3.2.1.3 Textebene	49
	3.2.2	Token Test	50
3.3	Schriftsprache		51
	3.3.1	Lesen	51
	3.3.2	Schreiben	54
3.4	Linguistisches Profil		55
3.5	Exkurs: Aphasische Syndrome		58
Übungen			60
Literaturhinweise			63

4 Kommunikative Leistung (Kommunikatives Profil)   **65**

4.1	Diagnoseverfahren		65
	4.1.1	Fragebögen zur Alltagskommunikation	65
	4.1.2	PACE-Protokoll	68
	4.1.3	ANELT	69
	4.1.4	CETI	70
4.2	Beobachtungsebenen		71
	4.2.1	Problemlösen	72
	4.2.2	Reaktionen auf Nicht-Verstehen	73
	4.2.3	Sprecherwechsel	74
	4.2.4	Kommunikationspartner	75
	4.2.5	Gemeinsames Problemlösen	77
4.3	Kommunikatives Profil		78
Übungen			79
Literaturhinweise			83

5 Psycho-soziale Folgen   **84**

5.1	Psycho-soziale Veränderungen	84
5.2	Code-Müller-Protokolle	86
Übungen		89
Literaturhinweise		92

III THERAPIE 93

6 Therapieziele 96
6.1 Erstellen von Therapiezielen 96
6.2 Einflussfaktoren 97
    6.2.1 Medizinisch-biologische Fakten 97
    6.2.2 Symptomatik 98
    6.2.3 Funktion und Kommunikation 100
    6.2.4 Wünsche der aphasischen Personen 103
    6.2.5 Psycho-soziale Aspekte 104
    6.2.6 Rahmenbedingungen des Therapeuten 105
6.3 Konkrete Auswahl von Therapiezielen 106
Übungen 109
Literaturhinweise 110

7 Therapiedurchführung 111
7.1 Allgemeine Prinzipien 111
7.2 Der Therapieplan 116
7.3 Die einzelne Sitzung 117
7.4 Die einzelne Übung 123
7.5 Der Einzelschritt 127
Übungen 129
Literaturhinweise 130

8 Verstehen 131
8.1 Einflussfaktoren für Verstehen 131
8.2 Übungen zum Verstehen 133
    8.2.1 Wortebene 134
    8.2.2 Satzebene 138
    8.2.3 Textebene 146
Übungen 149
Literaturhinweise 150

9 Produzieren 151
9.1 Übungen zur Produktion 151
    9.1.1 Wortebene 151
    9.1.2 Satzebene 155
    9.1.3 Textebene 160
Übungen 163
Literaturhinweise 163

10	**Schriftsprache**	**164**
10.1	Übungen zum Lesesinnverstehen	164
	10.1.1 Wortebene	164
	10.1.2 Satzebene	168
	10.1.3 Textebene	171
10.2	Vorlesen	174
10.3	Übungen zum Schreiben	174
	10.3.1 Wortebene	175
	10.3.2 Satzebene	180
	10.3.3 Textebene	183
Übungen		186
Literaturhinweise		186

11	**Kommunizieren**	**187**
11.1	Kommunikationsübungen	187
	11.1.1 Non-verbale Mittel	187
	11.1.2 PACE	189
	11.1.3 Strategien	192
	11.1.4 Rollen- und Sprachspiele	195
	11.1.5 Spontangespräche	199
Übungen		200
Literaturhinweise		200

12	**Ansätze und Materialien**	**201**
12.1	Grundsätzliche Vorgehensweisen	201
	12.1.1 Verlaufsphasenansatz	201
	12.1.2 Stimulationsansatz	202
	12.1.3 Holistischer Ansatz	202
	12.1.4 Kommunikativer Ansatz	203
	12.1.5 Didaktischer Ansatz	203
	12.1.6 Syndromansatz	204
	12.1.7 Linguistischer Ansatz	204
	12.1.8 Modellorientierter Ansatz	204
	12.1.9 Strategie-Ansatz	205
12.2	Spezielle Methoden	205
	12.2.1 VAT	206
	12.2.2 MIT	206
	12.2.3 MODAK	206
	12.2.4 Deblockierungsmethode	209
	12.2.5 HELPSS	209
	12.2.6 PACE	210

12.2.7	REST	210
12.2.8	PAKT	211

12.3 Therapiematerialien ... 212

12.3.1	NAT-Materialien	212
12.3.2	LOGOTHERAPIA	216
12.3.3	ELA-Bildkästen	218
12.3.4	Prozessorientierte Aphasietherapie	218
12.3.5	Bad Salzhausener Beiträge zur Aphasieforschung	218
12.3.6	EKN-Materialien für die Rehabilitation	218
12.3.7	Aphasietherapie in der Praxis	219
12.3.8	Forum Logopädie	220

Übungen ... 220

Literaturhinweise ... 220

13 Angehörigenarbeit ... 222

13.1 Informationsvermittlung ... 222

13.2 Strategien und Kommunikationsberatung ... 225

13.3 Psycho-soziale Intervention ... 228

Übungen ... 230

Literaturhinweise ... 230

14 Therapieerfolg ... 231

14.1 Therapieerfolgsmessung ... 231

14.1.1	Ebene Schädigung	233
14.1.2	Ebene Alltagsbeeinträchtigung	234
14.1.3	Ebene psycho-soziale Folgen	236

14.2 Effektivität von Sprachtherapie ... 238

Übungen ... 243

Literaturhinweise ... 244

LITERATURVERZEICHNIS ... 245

REGISTER ... 252

ANHANG: Exemplarische Lösungsvorschläge ... 257

Gewidmet meiner Frau Gerhild.

VORWORT

Das vorliegende Buch soll angehenden Sprachtherapeut(inn)en unterschiedlicher fachlicher Herkunft (Logopädie, klinische Linguistik, Sprachheilpädagogik) eine erste Orientierung für die Therapie der chronischen Aphasien geben. Grundlegende Begriffe, Überlegungen und Vorgehensweisen sollen vermittelt werden. Auf die (sonst übliche) Häufung von Quellenangaben im fortlaufenden Text wurde fast gänzlich verzichtet, um das Gesamte lesbarer zu gestalten. Am Ende eines jeden Kapitels finden sich Übungen und Literaturhinweise, um das Buch auch als Grundlage für Lehrveranstaltungen und weiterführendes Selbststudium verwenden zu können.

Auf Grund des einführenden Charakters und der orientierenden Kürze dieses Buchs müssen viele spannende und wichtige Aspekte (z.b. psycholinguistische Modelle und deren differenzierte therapeutische Anwendung) unausgeführt bleiben. Fast gänzlich ausgeschlossen sind auch die Bereiche der sehr schweren Globalen Aphasien und der sogenannten „Restaphasien", die zum Teil nur sehr geringe bzw. nur schwer fassbare sprachliche Beeinträchtigungen aufweisen. Zentrales Thema ist die klassische Einzeltherapie mit Therapeut(in) und Aphasiker(in), welche die Verbesserung sprachlicher und kommunikativer Leistungen der Aphasiker(innen) zum Ziel hat. Themen wie „Computer"-Therapie, Gruppentherapie oder nicht-sprachliche Ansätze (Gestentraining, etc.) sind nur am Rande miteinbezogen, obwohl auch diese ihren festen Platz in der Aphasietherapie haben. Allerdings wird der Angehörigenarbeit Platz gewidmet, weil diese für eine erfolgreiche Rehabilitation von aphasischen Personen einen hohen Stellenwert einnimmt.

Die erfahrene Aphasietherapeutin Sally Byng thematisiert zu Recht, dass es viele gute Therapeut(inn)en gibt, die auf Grund klinischer Intuition richtige und therapeutisch zielführende Entscheidungen treffen können, was wann wie in welcher Weise in der Therapie gemacht wird, dass es aber oft schwierig ist, einzelne Schritte nachvollziehbar und explizit zu machen. Ein zentraler Punkt einer qualifizierten Sprachtherapie ist aber, dass man Grundannahmen explizit macht bzw. überhaupt erkennt. Schließlich fußt jedes therapeutische Handeln notwendigerweise auf bestimmten Ansichten (Hypothesen) über die Art der Störung, deren Ursache und deren Rehabilitation. Die Absicht dieses Buches ist es, eine erste Grundlage für die theoretische und praktische Auseinandersetzung mit dem Thema Aphasietherapie zu schaffen. Ein Buch kann natürlich praktische Ausbildung und persönliche Erfahrungen mit aphasischen Personen nicht ersetzen, sondern bestenfalls vorbereiten und begleiten, und viele Fragen, die in der konkreten Arbeit oder in der Ausbildung auftauchen, müssen auch weiterhin von den Praxisanleiter(innen)n, Supervisor(inn)en und Kolleg(inn)en beantwortet werden.

Vieles innerhalb der Aphasietherapie (Wirkungsweisen von Methoden und Ansätzen, Pathophysiologie der Aphasie, etc.) ist noch unklar, empirisch nicht ausreichend abgesichert oder wird mehr oder weniger heftig diskutiert. Und tatsächlich kann man auch zu verschiedenen in diesem Buch angesprochenen Punkten eine andere, abweichende Meinung haben. Dies ist nicht erstaunlich und für die Fachdiskussion nur fruchtbar. Über Reaktionen jeder Art (Kritik, Anregungen, Hinweise, etc.) vonseiten der Leserinnen und Leser dieses Buchs würde ich mich daher sehr freuen. Post erreicht mich jederzeit über die Adresse des Verlags.

Das Buch geht auf meine Lehrveranstaltungen zur Aphasietherapie an der Universität Basel und vor allem an der Schule für Logopädie in Kreischa zurück. Wichtig waren (und sind) auch die Fachgespräche mit Kolleg(inn)en und Studierenden in Kreischa. Nicht zuletzt hat allerdings die konkrete therapeutische Auseinandersetzung mit aphasischen Personen und ihren Problemen die vorliegende Arbeit beeinflusst. Eine besondere Rolle spielen auch die Rückmeldungen und Anregungen, die ich im Rahmen von Seminaren für Angehörige von aphasischen Personen und im Kontakt mit Selbsthilfegruppen bekommen habe.

Folgenden Personen und Verlagen ist für die Erlaubnis zu danken, Bilder sowie Diagnose- und Therapiematerial abdrucken zu dürfen: Dipl.-Log. Barbara Engell, Dr. Manfred Herrmann (CMP), Dr. Norbert Rüffer (NAT-Verlag), Volker Spiess (Edition Marhold), Dr. Jackie Stark (ELA), Dr. Jürgen Steiner (Steiner-Verlag), Fischer Verlag, Springer Verlag, SCHUBI Lernmedien GmbH, Borgman Publishing, Hogrefe Verlag. Für das Lesen und Kommentieren einzelner Abschnitte oder des ganzen Typoskripts und für Übungsvorschläge bedanke ich mich bei Jenny Bock, Madlen Nestroy und vor allem bei Frank Regenbrecht. Herr DI Stephan Eichholz hat mit großer Kompetenz die Dias für das Coverbild angefertigt. Herr Dr. Ullrich Schulz-Kirchner hat das Projekt von der ersten Stunde an unterstützt. Doris Zimmermann war eine geduldige und engagierte Lektorin, und Petra Jeck hat dem Buch zu seinem Aussehen verholfen. Insgesamt wurde von Verlagsseite die Publikation dieses Buchs in einer Weise unterstützt und gefördert, wie es sich jeder Autor nur wünschen kann.

Zum Schluss noch ein Dankeschön an die vielen Leser(innen) dieses Buchs, die schlussendlich dafür sorgten, dass es bereits in die dritte Auflage geht.

Dresden, Januar 2001   *Jürgen Tesak*

PS: Noch eine Anmerkung zum Sprachgebrauch. Mit Therapeut und Patient sind beide Geschlechter gemeint, was auch für die Wörter Therapeutin und Patientin gilt.

I APHASIE

Im ersten Teil dieses Buchs werden grundlegende Fakten über Aphasien in zusammenfassender Weise präsentiert. Der Bogen spannt sich von der Definition über Ursachen bis zu Einflussgrößen auf die Rückbildung. Wichtigster inhaltlicher Punkt ist, dass es sich bei Aphasie um ein komplexes Phänomen handelt, welches die Betroffenen und ihre Angehörigen in umfassender Weise betrifft. In der Folge muss man berücksichtigen, dass auch die Therapie der Aphasie ein komplexes Unterfangen ist, in welchem viele Faktoren berücksichtigt werden müssen.

1 GRUNDLEGENDES ZUR APHASIE

1.1 Definition

Unter **Aphasie** versteht man eine **Sprachstörung** auf Grund einer **Hirnschädigung** nach Abschluss des Spracherwerbs. Die aphasischen Störungen führen zu Problemen in der verbalen Kommunikation und haben häufig enorme psycho-soziale Folgen. Abbildung 1.1 illustriert die grundlegenden Dimensionen der Aphasie.

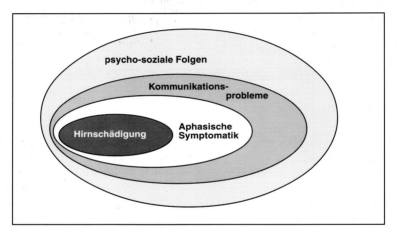

Abb. 1.1: Aspekte der Aphasie

1.2 Ursache(n)

Die häufigste Ursache für eine Aphasie sind **Schlaganfälle**, die typischerweise die linke Hirnhälfte betreffen. Weitere Ursachen sind **Hirnverletzungen** (Schädel-Hirn-Traumata, SHT), Hirntumoren, Atrophien, Hirnentzündungen und auch degenerative Hirnerkrankungen (z.B. Demenz). Häufig wird jedoch die Annahme gemacht, dass die Ursache plötzlich aufgetreten sein muss, damit es sich um eine „echte" Aphasie handelt, womit beispielsweise Aphasien bei Demenz ausgeschlossen wären (selbst wenn diese Patienten aphasische Symptomatik zeigen). Aphasiker(innen) können jeden Alters ab der Pubertät sein, sind aber typischerweise (auf Grund der Hauptursache Schlaganfall) eher älter, bei Jugendlichen und jungen Erwachsenen herrschen Schädel-Hirn-Traumata als Ursache vor.

1.3 Symptome

Die sprachlichen Symptome einer Aphasie können **alle Ebenen der Sprache** (Phonologie, Morphologie, Semantik, Syntax, Text), **alle Modalitäten** (Produzieren, Verstehen, Lesen, Schreiben) sowie alle anderen sprachlichen Leistungen (Buchstabieren, Nachsprechen, etc.) betreffen. Aphasiker haben typischerweise eine Vielzahl von Symptomen auf allen Ebenen und in allen Modalitäten. **Die Zusammensetzung der Symptome und der jeweilige Schweregrad sind jedoch individuell unterschiedlich (Individualsyndrom).** Weit verbreitet - aber für therapeutische Zwecke nur eingeschränkt nutzbar - ist die Ansicht des 19. Jahrhunderts, dass bestimmte Symptome immer zusammen auftreten und die sogenannten aphasischen Syndrome bilden. Wichtig ist, dass Aphasie an sich die Artikulation (Aussprache) und die Phonation (Stimmgebung) beim Sprechen *nicht* beeinträchtigt. Störungen der Stimme, der Artikulation und der Atmung infolge einer Hirnschädigung nennt man *Dysarthrien*. Diese sind von den Aphasien getrennt zu betrachten, auch wenn beide zusammen auftreten können.

1.4 Kommunikative Folgen

Die **kommunikativen Folgen** einer Aphasie sind **beträchtlich**. An sich weiß ein Aphasiker zwar, wie Kommunikation funktioniert, was er ausdrücken möchte und wie er sich kommunikativ verhalten muss. Aber die aphasischen Einschränkungen in der Sprachverarbeitung wirken sich in doppelter Weise negativ auf die kommunikativen Interaktionen aus. Auf der einen Seite ist es einem Aphasiker nur eingeschränkt oder gar nicht mehr möglich, seine Redeabsichten adäquat in Sprache umzusetzen, auf der anderen Seite versteht ein Aphasiker nur mehr Teile dessen, was andere ihm sprachlich vermitteln möchten. In dieser Weise ist jeder Aphasiker in seiner Kommunikation mehr oder weniger stark beeinträchtigt. Da die Kommunikationsbeeinträchtigung eine Folge der Sprachstörung ist, spricht man auch von **sekundärer kommunikativer Störung**. Ähnlich wie dem Aphasiker ergeht es leider auch den Kommunikationspartnern der Aphasiker: Auch sie verstehen nur mehr Teile dessen, was der Aphasiker vermitteln möchte, und sie erreichen ihre eigenen kommunikativen Ziele auch nur mehr in eingeschränkter Weise. Missverständnisse und Frustrationen sind auch bei kooperativem Verhalten aller Kommunikationspartner an der Tagesordnung. Zur Illustration seien einige Beispiele angeführt: *Ein Gespräch über einen gemeinsam gesehenen Kinofilm wird erschwert, der Austausch relevanter Inhalte über die Planung des nächsten Urlaubs gelingt nicht, das Gespräch mit der Krankenkasse über die Rückerstattung der Taxi-Kosten findet nicht den erwünschten Abschluss. Das Lesen von Zeitschriften, von Büchern, von Briefen ist schwer; Telefonieren geht nicht mehr; der Lotto-Schein bleibt unausgefüllt; und auch das Kreuzworträtsel kann nicht mehr gelöst werden. Fernsehen macht keinen Spaß*

1 GRUNDLEGENDES ZUR APHASIE

mehr, weil die Dialoge nicht zu entschlüsseln sind, die Neuaufstellung der deutschen Fußballnationalmannschaft muss unkommentiert bleiben; usw.

1.5   Psycho-soziale Folgen

Auf Grund der oben genannten Einschränkungen der Kommunikation und der sprachlichen Leistungen sind auch die **psycho-sozialen Folgen** bei Aphasie **beträchtlich**. Nicht selten folgt auf die Aphasie der Verlust der Arbeit bzw. die Arbeits- oder Erwerbsunfähigkeit. Ehegemeinschaften, Familien und Freundschaften werden auf harte Proben gestellt. Der beruflichen, sozialen und familiären Isolation folgen nicht selten Depressionen, Verzweiflung, Angstzustände und Aggression aufseiten der Aphasiker, aber auch aufseiten der Angehörigen sind die Probleme ähnlich. Viele fühlen sich überfordert und können den Belastungen nicht mehr standhalten, was wiederum zu Krisen in den Beziehungen führt.

1.6   Begleiterscheinungen

Viele Aphasiker haben neben den sprachlichen auch noch mit anderen Problemen zu kämpfen. Die **Begleitsymptomatik** bei Aphasie kann Lähmungen einer Körperhälfte, Seheinschränkungen, Störungen der Körperwahrnehmung und Bewegungskoordination, Störungen der Sprechmotorik, der Wahrnehmung und der Aufmerksamkeit umfassen. Die genannten Begleiterscheinungen können die aphasische Symptomatik mehr oder weniger beeinflussen, augenscheinlich wird dies beim Verhältnis visueller Störungen und der Leseleistung.

1.7   Verlauf

Aphasien unmittelbar nach dem verursachenden Ereignis nennt man **akute Aphasien**. Die aphasische Symptomatik kann sich am Beginn in der akuten Phase rasch verändern und wechselhaft sein, und die Akutphase ist oft durch die Beeinträchtigung von Basisleistungen (Belastbarkeit, Bewusstsein, etc.) begleitet. Erst im Verlauf der Zeit bilden sich in der chronischen Phase relativ stabile aphasische Erscheinungsbilder heraus, und man spricht dann von einer **chronischen Aphasie**. Die chronische Phase beginnt (in der Ansicht vieler Fachleute) ab der sechsten Woche nach Ereignis. Es muss allerdings bemerkt werden, dass der Sprachgebrauch im Hinblick auf akute und chronische Aphasie variabel ist; in der Ansicht anderer Kolleg(inn)en kann man erst bei mindestens vier- bis sechsmonatiger Erkrankung von einer chronischen Aphasie sprechen. In den ersten sechs Monaten nach verursachendem Ereignis kommt es auch zur sogenannten **Spon-**

tanremission, das ist die mehr oder weniger selbstständige Rückbildung der Symptomatik. Die Spontanremission ist am stärksten in den ersten drei Monaten ausgeprägt, wobei es bei zirka einem Drittel der Betroffenen zu einer vollständigen Rückbildung der aphasischen Symptomatik kommt.

1.8   Aphasietherapie

Aphasietherapie im engeren Sinne ist **Sprach- und Kommunikationstherapie** und bezeichnet die therapeutischen Bemühungen zur Verminderung oder Beseitigung der aphasischen Probleme. Im weiteren Sinne umfasst Aphasietherapie auch noch die medizinische Versorgung des Patienten sowie die psychologische Betreuung der Betroffenen und ihrer Angehörigen sowie die Angehörigenberatung. Es ist allerdings üblich, von **Rehabilitation** der Aphasiker zu sprechen, wenn alle Aspekte berücksichtigt werden.

Sprachtherapie sollte **möglichst früh** nach dem verursachenden Ereignis einsetzen. Die Spontanremission kann durch sprachtherapeutische Intervention unterstützt werden. Je länger die aphasische Symptomatik jedoch anhält, umso unwahrscheinlicher wird eine vollständige Rückbildung. Professionelle Therapie kann aber bei chronischer Aphasie zu einer nachweisbaren Verbesserung der sprachlichen und kommunikativen Leistungen führen, die in einzelnen Fällen sogar bis zu einer beruflichen Wiedereingliederung führen kann. Aber auch für arbeits- und erwerbsunfähige aphasische Personen können die durch eine Sprachtherapie erzielten Verbesserungen eine Steigerung der Lebensqualität, eine Erhöhung der Selbstständigkeit und damit eine Verringerung der Abhängigkeit von Betreuung bewirken.

1.9   WHO-Einteilung der Krankheiten

Die Konzeptualisierung der Aphasie und der zugehörige Rehabilitationsprozess lassen sich gut anhand der nachfolgenden **WHO-Klassifikation** aus dem Jahre 1980 strukturieren. Die Weltgesundheitsorganisation (WHO) teilt in der ICIDH (*International Classification of Impairments, Disabilities and Handicaps*) Krankheiten in verschiedene miteinander verwandte, aber doch unterschiedliche Teilbereiche auf: pathologische Ursache (*pathology*), Schädigung (*impairment*), Alltagsbeeinträchtigung (*disability*) und psycho-soziale Folgen (*handicap*). Im Hinblick auf die Aphasie kann man das folgende Schema (Abb.1.2) heranziehen.

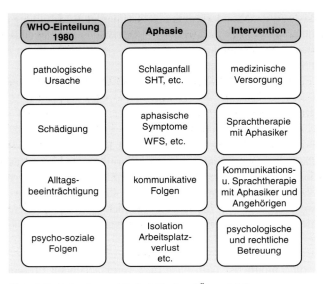

Abb. 1.2: Aphasie und Rehabilitation (Übersicht)

Die **pathologische Ursache** der Aphasie ist eine Hirnschädigung. Die zugeordneten therapeutischen Mittel sind die medizinische Versorgung der Patienten und eventuelle medikamentöse Interventionen. (Diese Aspekte spielen in der vorliegenden Einführung in die Aphasietherapie aber keine Rolle.)

Die Ebene der **Schädigung** ist in etwa mit den aphasischen Symptomen (Wortfindungsstörungen, etc.) gleichzusetzen, wohingegen die **Alltagsbeeinträchtigung** die funktionalen und pragmatischen Folgen umfasst (Nicht-Erreichen kommunikativer Ziele, Missverständnisse, Unfähigkeit Bücher zu lesen, etc.). Schädigung und Alltagsbeeinträchtigung sind quasi die beiden Seiten einer Münze, unter linguistischer Sicht oft mit dem Paar „Struktur" und „Funktion" erfasst. Sprachtherapie (Aphasietherapie im engeren Sinne) bezieht sich typischerweise auf die Ebenen der Schädigung bzw. der Alltagsbeeinträchtigung, wobei es unter funktionalem Gesichtspunkt auch Sinn macht, die Angehörigen in die Kommunikationstherapie miteinzubeziehen. Wichtig ist zu wissen, dass sich der Grad der Alltagsbeeinträchtigung nicht direkt aus Art und Umfang der Symptome (Schädigung) ergibt, sondern individuell ausgeformt ist.

Auch die **psycho-sozialen Folgen** einer Aphasie (Depression, Isolation, Arbeitsplatzverlust, etc.) sind individuell stark unterschiedlich ausgeprägt. Die therapeutischen Maßnahmen in diesem Zusammenhang sind häufig psychologischer bzw. rechtlicher Natur. Beratungszentren, Kostenträger, Rentenanstalten und Selbsthilfegruppen spielen hier eine zentrale Rolle. Man darf in diesem Kontext allerdings nicht vernachlässigen, dass Sprachtherapie auf den „unteren" Ebenen auch positive Wirkungen im psycho-sozialen Bereich haben kann.

In einer Überarbeitung der ICIDH wurden von der WHO 1997 drei grundlegende Ordnungsgrößen eingeführt: Schäden, Aktivitäten, Partizipation. **Schaden** ist ein Verlust oder eine Abnormalität der Körperstruktur oder einer physischen oder psychischen Funktion. **Aktivität** ist zielgerichtete Tätigkeit einer Person als handelndes Subjekt. Aktivitäten können in Art und Dauer und Quantität gestört sein. **Partizipation** ist das Einbezogensein einer Person in die verschiedenen Lebensbereiche. Als zusätzliche Größe spielen **Kontextfaktoren** (Eigenschaften der Umwelt und Gesellschaft) eine Rolle. Der Vorteil der ICIDH-2 (1997) ist, dass der grundlegende Tenor auf positiven Aspekten liegt (Aktivität, Partizipation), die den Blick auf die Leistungsfähigkeit erlauben, und dass sie nicht so defizitorientiert ist wie die Klassifikation aus dem Jahre 1980. Im vorliegenden Buch bildet jedoch die Einteilung aus dem Jahre 1980 die Grundlage, weil sich anhand dieser Einteilung die zu behandelnden Bereiche gut konzeptualisieren lassen.

Die WHO-Einteilungen helfen auch in der Erfassung eines grundlegenden Aspekts der **Rehabilitation von Hirnverletzten,** bei der generell versucht wird, therapeutische Maßnahmen möglichst nahe an der Ursache anzusiedeln, wobei bei zunehmender Krankheitsdauer die Beachtung bzw. Minimierung der Folgen in den Vordergrund rückt. Mit anderen Worten: Am Beginn steht die medizinische Versorgung im Vordergrund, nach langjähriger Krankheit die Minimierung der psycho-sozialen Folgen.

1.10   Einflussfaktoren für Rückbildung

In der Literatur werden viele Faktoren genannt, die einen Einfluss auf die Rückbildung bzw. auf den Erfolg therapeutischer Bemühungen haben (sollen). Allerdings ist es wichtig anzumerken, dass es sich um **statistische Tendenzen** handelt, die keine spezifische Vorhersage für den einzelnen Patienten zulassen. Zudem ist in den meisten Fällen die Sachlage relativ schlecht erforscht, sodass es so gut wie zu jedem Punkt widersprüchliche Ergebnisse gibt. Eine Übersicht der relevanten Faktoren zeigt die Abbildung 1.3.

Wichtige Faktoren betreffen **Art, Ort, Ausmaß und Zeitpunkt der verursachenden Hirnschädigung.** Kleinere bzw. umschriebene Läsionen haben eine bessere Prognose als große bzw. diffuse Läsionen vor der Rolandischen Furche (anteriore Läsionen) sind günstiger als dahinter (posteriore Läsionen). Kurz nach dem Ereignis kann man mehr erwarten als später: Mit zunehmender Dauer des Vorhandenseins aphasischer Symptomatik nimmt die Wahrscheinlichkeit vollständiger oder teilweiser Rückbildung ab.

1 GRUNDLEGENDES ZUR APHASIE

bessere Prognose	schlechtere Prognose
kleine Läsionen	große Läsionen
anteriore Läsionen	posteriore Läsionen
traumatische Ursache ←——→	cerebro-vasculäre Ursache
umschriebene Hirnschäden	diffuse Hirnschäden
kurz nach Ereignis	lange nach Ereignis (1 Jahr u.m.)
wenige zusätzliche Probleme	viele zusätzliche Probleme
(Aufmerksamkeit, Gedächtnis, Lernen)	
Frauen	Männer
Linkshänder	Rechtshänder
verstehbare Sprachäußerungen	unverständliche Sprach-äußerungen (Jargon)
gute Verstehensleistung	schlechte Verstehensleistung
Schweregrad: leicht	Schweregrad: schwer
wenige Automatismen	viele Automatismen
hohe Motivation	geringe Motivation
familiäre Mithilfe	ohne Unterstützung
hohe prämorbide Intelligenz	geringe prämorbide Intelligenz
hohe Schulbildung (12 Jahre u. mehr)	geringe Schulbildung (unter 12 Jahre)
jüngeres Lebensalter (unter 50)	älteres Lebensalter (über 50)
keine Depression	Depression
Sprachtherapie	keine Sprachtherapie

Abb.1.3: Einflussgrößen für Rückbildung

Art und Schweregrad der aphasischen Symptomatik sind auch wichtige Prognose-faktoren: Sprachverstehen, unverständliche Äußerungen (Jargon) und Automatismen sind hier zu nennen. Schlechtes Sprachverstehen, die Anwesenheit von Jargon und die Anwesenheit von Automatismen sind schlechte Prognosefaktoren. Generell gilt, dass je schwerer die Aphasie, umso schlechter die Prognose.

Die **aphasische Person** und ihre Merkmale sind auch relevant: Frauen haben bessere Rückbildungschancen als Männer, jüngere Patienten haben eine bessere Prognose als ältere. Motivation zur Therapie ist positiv. Zusätzliche nicht-aphasische Probleme (z.B. neuropsychologischer Art) erschweren die Rückbildung genauso wie Depressionen. Positiv wirken sich Schulbildung, prämorbide Intelligenz und familiäre Mithilfe aus.

Übungen (Kapitel 1)

Ü 1-1 Bestimmen Sie, ob die folgenden Gründe als kausale Ursachen für Aphasie in Frage kommen:

o Apoplexie	o Schädel-Hirn-Trauma
o Hirnentzündung	o Schussverletzung im Kiefer
o Gebissanomalie	o Halbseitenlähmung
o Sehstörungen	o Kopfweh
o Schlaganfall	o Demenz
o Enzephalitis	o Laryngitis
o Depression	o Angina Pectoris

Ü 1-2 Überlegen Sie die Auswirkungen der folgenden (möglichen) Begleiterscheinungen auf die sprachliche Leistung bei Aphasie:

o Hemiplegie der rechten Hand
o Artikulationsprobleme (im Rahmen einer Dysarthrie)
o Rechenstörungen
o Halbseitenvernachlässigung (visuell)
o Probleme mit dem Kurzzeitgedächtnis

Ü 1-3 Ordnen Sie die folgenden Punkte den Ebenen der WHO-Klassifikation der Krankheiten (1980) zu: I. pathologische Ursache, II. Schädigung, III. Alltagsbeeinträchtigung, IV. psycho-soziale Folgen.

	I	II	III	IV
Wortfindungsstörungen	o	o	o	o
Schädel-Hirn-Trauma	o	o	o	o
Arbeitsplatzverlust	o	o	o	o
Verstehensprobleme	o	o	o	o
Kann nicht telefonieren	o	o	o	o
Depression	o	o	o	o
Ein-Wort-Sätze	o	o	o	o
Schlaganfall	o	o	o	o

1 GRUNDLEGENDES ZUR APHASIE

Literaturhinweise (Kapitel 1)

Für eine Diskussion der Definition der Aphasie und eine Darstellung der aphasischen Symptomatik aus linguistischer Sicht siehe Tesak (1997:1-31). Eine historisch orientierte Darstellung der Aphasie findet man in Tesak (2001). Eine gut lesbare Darstellung der Aphasie aus medizinischer Sicht ist Wallesch (1993). Häufigkeit und Ursache von Aphasien werden auf Grund empirischer Untersuchungen dargestellt in Schüttler und Kollegen (2000). Der weit verbreitete Syndromansatz ist dargestellt in Huber et al. (1997) und populärwissenschaftlich in Huber, Poeck und Springer (1991). Einführend gut lesbar ist auch das Arbeitsbuch von Hegde (1994). Die Sichtweise betroffener Aphasiker zeigen Mickeleit (1986), Baursch (1992) und knapp Obermann (1994). Unsentimental und empfehlenswert ist der Bericht von McCrum (1998). Grundlegendes zur Neuropsychologie und möglicher Begleitsymptomatik bei Aphasie kann man Prosiegel (1991) und Goldenberg (1997) entnehmen. Gloning und Kollegen (1976), Kertesz (1995) und Benson & Ardilla (1996:343-353) beschreiben relevante Faktoren der Rückbildung bei Aphasie (mit vielen Primärliteraturangaben). Eine knappe, aber gut lesbare Übersicht zur Aphasietherapie beinhaltet Springer (1997). Zur akuten Aphasie siehe Biniek (1993) und Simons (1998). Zur WHO-Einteilung 1997 siehe ICIDH-2 (1998).

II DIAGNOSE

Die Grundlage jeder Therapiezielbestimmung und Therapieplanung ist eine ausführliche, detaillierte und spezifische sprachtherapeutische Diagnostik. Diese umfasst neben einer genauen Bestimmung der sprachlich-linguistischen und kommunikativen Leistung (mit Stärken und Schwächen, Kompensationsleistungen und Strategien) auch eine anamnestische Erhebung biologisch-medizinischer Fakten (inklusive nicht-aphasischer Begleiterscheinungen) und die Einbeziehung der psycho-sozialen Dimension der Aphasie, wobei auch die Wünsche und Bedürfnisse der Patient(inn)en berücksichtigt werden sollten. Der Einbezug von Angehörigen ist bereits in der Anamnesephase sinnvoll. Die folgende Abbildung II.1 zeigt die Dimensionen sprachtherapeutischer Diagnostik, welche auch den Grundaufbau für die nachfolgenden vier Kapitel zur sprachtherapeutischen Diagnostik bilden.

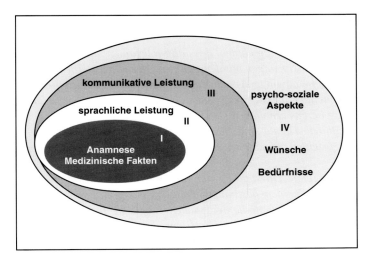

Abb. II.1: Dimensionen der sprachtherapeutischen Diagnostik

Da jeder aphasische Patient sowohl ein individuelles Symptomenmuster aufweist (unterschiedliche erhaltene und defizitäre Sprachleistungen) als auch unterschiedliche kommunikative Bedürfnisse hat, ist eine **individuelle Diagnostizierung** *notwendig. Es gibt zurzeit kein einziges fertiges Sprachdiagnosepaket, das alle Bereiche abdeckt und daher für sprachtherapeutische Notwendigkeiten zufrieden stellend wäre. Im klinischen und therapeutischen Alltag werden daher viele verschiedene Diagnoseverfahren angewandt, die von selbst erstellten handschriftlichen Aufgabensammlungen über Fragebögen bis zu computerunterstützten, allen Kriterien der Testpsychologie genügenden Testbatterien reichen. Typischerweise besteht ein Nebeneinander von Aphasietests und eigenen, individuellen Aufgabensammlungen und Fragebögen.*

Beliebt und weit verbreitet ist für medizinische Diagnosezwecke der **Aachener Aphasie Test** *(AAT). Der AAT erlaubt eine erste grobe Orientierung im Hinblick auf sprachsystematische Leistungen in verschiedenen Modalitäten (Ebene der Symptome, WHO-Ebene Schädigung), gibt aber nur wenige Hinweise auf funktionale, pragmatische, kommunikative oder strategische Leistungen der untersuchten Personen. Man muss also weitere diagnostische Verfahren anwenden, um zu ausreichenden therapierelevanten Erkenntnissen zu kommen.*

Man darf nicht annehmen, dass alle relevanten Daten in den ersten beiden Sitzungen mit dem Aphasiker erhoben werden können. Man sollte davon ausgehen, dass **Diagnostik** *auch noch* **therapiebegleitend** *stattfindet. Nicht selten muss man seine in der Anfangsphase bereits erhobenen Daten ergänzen bzw. deren Interpretation revidieren. Häufig sind spezifische Diagnoseverfahren notwendig, um einzelnen aphasischen Erscheinungen auf den Grund zu gehen.*

Die folgende Darstellung der diagnostischen Notwendigkeiten basiert auf keinem bestimmten Diagnosepaket. Allerdings wird im Kapitel über Symptome der Aachener Aphasie Test (AAT) wegen seiner weiten Verbreitung den Hintergrund bilden, und die Aspekte, die mittels AAT abklärbar sind, werden mit Sternchen (*) in den jeweiligen Übersichten gekennzeichnet. Weitere Hinweise zu diversen Diagnosepaketen aus allen Bereichen finden sich in den Literaturhinweisen.

2 ANAMNESE

2.1 Persönliche Daten

An den Beginn gehört die Erhebung der **persönlichen Daten** des Patienten: Name, Wohnort, Alter, Beruf, Familiendaten, Schulbildung, Muttersprache. Einiges kann man vielleicht einer mitgelieferten Akte, einem Begleitschreiben oder der Heilmittelverordnung entnehmen oder von einer Kollegin erfahren, anderes muss man beim ersten Treffen mit dem Patienten oder durch Befragung der Angehörigen klären.

Name
Adresse
Alter
Familiendaten
Beruf
Schulbildung
Muttersprache

Abb. 2.1:
Persönliche Daten

2.2 Medizinisch-biologische Fakten

Zu den relevanten **medizinisch-biologischen Daten** gehören Geschlecht, Alter, Händigkeit, verursachendes Ereignis (Schlaganfall, SHT, etc.), Dauer der Erkrankung (akut/chronisch), Begleiterscheinungen und eventuell bereits stattgefundene Therapie. In Abbildung 2.2 sind medizinisch-biologische Fakten aufgelistet, die möglichst vollständig zu erheben sind.

Medizinische Diagnose (Art, Ätiologie)
Beginn der Erkrankung
Dauer der Erkrankung
Verlauf der Erkrankung
Logopädische Diagnose
Geschlecht
Händigkeit
Begleiterscheinungen
Therapieverlauf

Abb. 2.2:
Medizinisch-biologische Fakten

Alle Bereiche liefern für die sprachtherapeutischen Zwecke wichtige Informationen. Die Art der Grunderkrankung (zusammen mit dem Alter der Betroffenen) lässt bestimmte Verläufe erwarten, die bereits vergangene Zeit seit dem Ereignis ebenso. Schlussendlich spielen auch die neuropsychologischen und anderen Begleiterscheinungen für die Therapie eine wichtige Rolle, besonders wichtig sind auditive und visuelle Probleme bzw. Probleme mit Aufmerksamkeit und Gedächtnis. In Abb. 2.3 finden sich mögliche Begleiterscheinungen. Aufschlussreich ist es, wenn die Ergebnisse neuropsychologischer Testungen vorliegen (beispielsweise TÜLUC). Bei bereits stattgefundener Therapie ist der Bericht über den bisherigen Rehabilitationsverlauf wichtig.

Plegie/Parese (Arm/Bein/links/rechts)
Apraxie
Aufmerksamkeitsstörungen
Sehstörungen
Gesichtsfeldeinschränkungen
Hörstörungen
etc.

Abb. 2.3:
Begleiterscheinungen bei Aphasie

2.3 Anamnesegespräch

Das **Anamnesegespräch** mit einem Aphasiker ist ein besonderes Unterfangen. Auf Grund der sprachlichen Beeinträchtigungen der Betroffenen ist es häufig nicht so aufschlussreich wie mit einem Sprachgesunden, wenn es um die reine Vermittlung von Sachinhalten geht. Trotzdem ist ein Anamnesegespräch mit einem Aphasiker in besonderer Weise für die Therapeutin wichtig. Zum einen werden bestimmte Sachinhalte (Krankheitsverlauf, Probleme, etc.) vermittelt (manchmal muss man mit geschickten „Ja/Nein"-Fragen vorgehen), zum anderen bekommt man in dem Gespräch bereits einen ersten Eindruck, inwieweit ein Patient noch in der Lage ist, seine Redeabsichten so zu versprachlichen bzw. so zu kommunizieren, dass der Gesprächspartner zu einem Verständnis des Gemeinten kommt.

Eine wesentliche Größe in diesem Zusammenhang ist die Vorinformiertheit des Therapeuten. Wenn man um die Zielantworten weiß, ist die Interpretation von z.B. lautlich abweichenden Antworten viel leichter (*Woher kommen Sie denn? /schtua:t/*). Wenn man weiß, dass es sich um die baden-württembergische Landeshauptstadt handelt, kann man in der Kommunikation fortfahren. Wenn man keine Vorinformationen hat, ist die Interpretation unter Umständen ziemlich schwierig. Wenn man ohne Vorwissen in das Anamnesegespräch geht, kann man allerdings sehr realistisch beurteilen, inwieweit es einer aphasischen Person gelingt, dem Zuhörer unbekannte Informationen zu übermitteln bzw. wie sprachliche Probleme gelöst werden.

Eine **Tonband- oder Videoaufnahme** als Grundlage für die Auswertung ist hilfreich. (*Man muss die Patienten aber vorher fragen, wenn man Aufnahmen machen möchte!*) Erste Eindrücke täuschen oft, und Vorwissen aufseiten des Therapeuten (z.B. Informationen aus Krankenunterlagen) führt oft zu nicht realistischen Einschätzungen der sprachlichen Leistung der Aphasiker, weil man beispielsweise fehlende Information einfach für sich ergänzt.

Es ist sinnvoll, **Angehörige** bereits in dieser Phase miteinzubeziehen, *wenn* dies möglich ist. Man kann durch ein Gespräch oder über einen Fragebogen versuchen, die Krankenakten und die Angaben durch den Patienten zu ergänzen. Angehörige sind eine wichtige Informationsquelle, um ein realistisches Bild der aktuellen sprachlichen Leistung, der akuten kommunikativen Bedürfnisse und der prämorbiden Fähigkeiten des Patienten aufzubauen.

2 ANAMNESE

███ *Übungen* (Kapitel 2) ███

Ü 2-1 Im Folgenden sind persönliche und medizinisch-biologische Daten von 4 Patienten angeführt (jeweils linkshemisphärische Schädigungen). Beurteilen Sie - <u>ohne</u> Berücksichtigung der tatsächlichen sprachlich-kommunikativen Dimension - die Rückbildungserwartungen in jedem Fall und vergleichen Sie die vier Personen (siehe dazu auch Abschnitt 1.10). Die Erhebung der Anamnesen erfolgte in allen Fällen am 2.10.1997.

	Pat.A	Pat.B	Pat.C	Pat.D
Name (Initialen)	C. W.	J. D.	G. B.	M. H.
Geschlecht	m	m	w	w
Geburtsdatum	12.2.1921	3.1.1954	5.7.1942	18.9.1901
Alter	76	43	55	96
Beruf	Lokführer i.R.	Arzt	Hausfrau	Lehrerin i.R.
Händigkeit	re	li	re	re
Ätiologie	Schlaganfall	SHT	Schlaganfall	unklar
Ereignis	9.4.1992	4.8.1997	6.9.1995	
Begleit-	Hemiparese	Apraxie:	keine	einge-
erscheinungen	re Bein	buccofacial		schränktes
	re Arm	Hemiparese		Gesichtsfeld
	Hörapparat	re Arm		Sprechapraxie
Sprachtherapie	2 Wochen	seit Ereignis	2 x 6 Wochen	keine
	(5/92)	3-4x/Wo	10-11/95	
			5-6/97	

███ *Literaturhinweise (Kapitel 2)* ███

Interessant ist die Arbeit von Bauer & Kaiser (1997) über das Vorgehen der Autorinnen beim Erstgespräch mit einer aphasischen Person.

3 SPRACHLICHE LEISTUNG (LINGUISTISCHES PROFIL)

Die sprachliche Leistung zu beurteilen ist eine zentrale Aufgabe der sprachtherapeutischen Diagnostik bei Aphasie. Am bemerkenswertesten sind die **Symptome der freien Rede** (sogenannte Spontansprache), weil diese den Kommunikationspartnern der Aphasiker natürlich gleich auffallen. Viele Einteilungen der Aphasien richten sich auch primär nach den Symptomen der Spontansprache. Aber auch die anderen Bereiche von Sprachverarbeitung (Benennen, Verstehen, Lesen, Schreiben, etc.) verdienen die sprachtherapeutische Aufmerksamkeit, weil Aphasie als multimodales Phänomen üblicherweise keine sprachliche Leistung unverschont lässt.

In den deutschsprachigen Ländern ist der **Aachener Aphasie Test** (AAT) ein weit verbreiteter Test, der für die Diagnostik der sprachlichen Leistung (ohne Bezugnahme auf kommunikative Fähigkeiten) verwendet wird. Der AAT soll (i) unter hirngeschädigten Personen Aphasiker von Nicht-Aphasikern unterscheiden, (ii) die aphasischen Störungen auf den linguistischen Ebenen beschreiben, (iii) die aphasischen Störungen in den einzelnen Modalitäten erfassen, (iv) den Schweregrad der aphasischen Störungen feststellen und (v) die Art der Aphasie (bestimmtes Syndrom oder nicht-klassifizierbare Aphasie) bestimmen.

Der Umfang und das grundsätzliche Vorgehen des AAT werden in der Abbildung 3.1 deutlich: verschiedene Aufgabenstellungen in unterschiedlichem Schweregrad in verschiedenen Modalitäten. Einen besonderen Stellenwert hat die Beurteilung der Spontansprache nach vorgegebenen Kriterien, weil sich aus dieser Beurteilung primär die Zuordnung zu den Syndromen ergibt.

Spontansprachbeurteilung
    Kommunikationsverhalten
    Artikulation/Prosodie
    Automatisierte Sprache
    Semantische Struktur
    Phonematische Struktur
    Syntaktische Struktur
Token Test
Nachsprechen
    Laute
    Wörter
        einfach
        komplex
    Sätze
Schriftsprache
    Lautes Lesen
    Zusammensetzen nach Diktat
        Buchstaben zu Wörtern
        Morpheme/Wörter zu komplexen Wörtern und Sätzen
    Schreiben nach Diktat
Benennen
    Gegenstände
    Farben
    Situationen
Sprachverständnis
    auditives Verstehen
        Wortebene
        Satzebene
    Lesesinnverstehen
        Wortebene
        Satzebene

Abb. 3.1: Teile des AAT (Huber et al., 1983)

Im Folgenden sollen die zu untersuchenden Bereiche der sprachlichen Leistung aber unabhängig von ihrer tatsächlichen Prüfung im AAT vorgestellt werden, weil dieser nur einen Ausschnitt der relevanten Leistungen darstellt. Es ist aus der Zusammenschau aller Leistungen, die von diagnostischem Interesse sind, auch leichter, den Wert der Auswahl einzelner Aufgabenstellungen im AAT und in anderen Testbatterien zu beurteilen. In den einzelnen Abschnitten wird allerdings darauf verwiesen, ob die Aufgabenstellung Teil des AAT ist oder nicht. Die Vorstellung der einzelnen Bereiche erfolgt in der Grobeinteilung Produktion, Verstehen und Schriftsprache.

3.1 Produktion

Unter sprachlichen Leistungen der Produktion versteht man lautsprachliche Leistungen wie freie Rede, Benennen, automatisierte Sprache und Nachsprechen. Das laute Vorlesen, das in gewissem Sinne auch eine Produktionsleistung ist, wird im Abschnitt 3.3 (Schriftsprache) vorgestellt.

3.1.1 Freie Rede (Spontansprache)

Als Grundlage der Beurteilung der freien Rede (sogenannte Spontansprache) dient oft das Anamnesegespräch mit dem Aphasiker. Im AAT wird vorgegeben, ein **(pseudo-) dialogisches Gespräch** über Krankheitsverlauf, den Tagesablauf und andere Themen zu führen, wobei der Untersucher nur als Frager und Anreger an der Kommunikation teilnimmt. Es empfiehlt sich aber, zur Beurteilung der freien Rede auch eine **echte dialogische Interaktion** miteinzubeziehen, in der die aphasische Person ein gleichberechtigter Gesprächspartner des Therapeuten ist, indem sie beispielsweise auch Fragen stellen kann. Zudem sollte man auch einen etwas längeren **monologischen Text** (z.B. Bildbeschreibung, Erzählung) heranziehen, weil sich zwischen dialogischen und monologischen Texten oft Unterschiede in der sprachlichen Leistung zeigen. Dies kann zwei Gründe als Ursache haben: (i) Die Produktionsleistung in Dialogen hängt auch vom Verstehen der Fragen und Aussagen des Dialogpartners ab, sodass ein Ausdrucksproblem als Folge von Verstehensproblemen entstehen kann. (ii) Die im anfänglichen AAT-Interview vorgeschlagenen Themen (z.B. Krankheitsverlauf) enthalten häufig bereits oft erzählte Anteile für den Befragten (*Routine!*), wodurch es zu falschen Eindrücken beim Zuhörer kommen kann (*„geht ja super"*). Man sollte auch einen längeren mündlichen Text heranziehen, der in der geforderten Weise noch nicht für die aphasische Person zu produzieren war. Die Aufgabe, etwas erstmalig versprachlichen zu müssen, spiegelt für den Untersucher oft den „wirklichen" sprachlichen Leistungsstand wider. Günstig ist es also, für das linguistische Profil der „Spontansprache" *verschiedene* Textproduktionen heranzuziehen (siehe Abb.3.2).

Anamnesegespräch
Krankheitsgeschichte
Nacherzählen
Bildbeschreibungen
Bildgeschichtenbeschreibungen
Dialog über freies Thema
etc.

Abb. 3.2: Anlässe für „Spontangespräche"

3.1.1.1 Merkmale

Üblicherweise versucht man, **auffällige Merkmale** der aphasischen Spontansprache zu finden. In der folgenden Übersicht 3.3 sind die wesentlichen Merkmale und Ebenen der Beurteilung der freien Rede aufgelistet.

Wortfindungsstörungen
phonologische Paraphasien
verbale Paraphasien:
    semantische Paraphasien
    formale Paraphasien
    syntagmatische Paraphasien
    morphologische Paraphasien
    Vereinfachungen
Neologismen:
    phonologische Neologismen
    semantische/morphologische Neologismen
morpho-syntaktische Ebene:
    vollständige Sätze
    Satzabbrüche
    Agrammatismus
    Paragrammatismus
    Einwortäußerungen
    Zweiwortäußerungen
Jargon
Textaufbau:
    kohäsiv
    kohärent
Redefluss:
    verlangsamt

übersteigert
flüssig
nicht-flüssig
repetitive Phänomene:
Sprachautomatismen
Stereotypien
Redefloskeln
Echolalie
Perseveration
Sprechanstrengung
Sprachanstrengung

Abb. 3.3: Aphasische Symptome der Spontansprache

So gut wie alle Aphasiker haben **Wortfindungsstörungen**, die zu Abbrüchen von Äußerungen, zu langen Pausen, zu Suchverhalten und zu Fehlleistungen führen können.

Die Fehlleistungen auf der Wortebene lassen sich recht gut systematisieren. **Phonologische Paraphasien** betreffen Abweichungen der Auswahl und Sequenzierung der Phoneme (*Apfel > papfel; Dach > dat; Gurke > gruke*). **Phonologische Neologismen** nennt man Lautketten, die keine konventionalisierte Bedeutung im Deutschen haben (z.B. *pinpoten*). Unter dieser Definition ist *papfel* (für Apfel) ein phonematischer Neologismus. Häufig spricht man aber von phonologischen Paraphasien dann, wenn das Zielwort trotz Abweichung **erkennbar** ist, und phonologische Neologismen nennt man dann nur Lautketten, bei denen das Zielwort nicht erkennbar ist.

Bei **verbalen Paraphasien** werden anstatt der Zielwörter andere *Wörter* (also keine bedeutungslosen Lautketten) realisiert. Bei den verbalen Paraphasien trennt man semantische, formale und syntagmatische Paraphasien. Bei den **semantischen Paraphasien** stehen Ersatz- und Zielwort in bedeutungsmäßigem Zusammenhang (*Messer > Gabel; Haus > Dach*), bei **formalen Paraphasien** gibt es einen lautlichen Bezug (*Maus > Mauer; Gras > groß*). Bei **syntagmatischen Paraphasien** wird das Zielwort durch eine Wortfolge ersetzt (*Blumenstock > Wohnung für Blumen*). Häufig treten auch **Vereinfachungen** komplexer Wörter auf (*Taschenlampe > Lampe*); **morphologische Paraphasien** sind verbale Paraphasien, bei denen flektierte oder derivierte Formen eines Wortes produziert werden (*springt > springen; Berg > bergig*).

Neben den bereits erwähnten phonologischen Neologismen gibt es noch **morphologische** und **semantische Neologismen**, bei denen existierende Morpheme und Wörter des Deutschen in einer unüblichen Weise zusammengesetzt werden und dadurch kaum semantisch deutbar sind (*Klavierdrucker, Palmenpuppenstein*).

3 SPRACHLICHE LEISTUNG

Auf der Satzebene treten neben **Satzabbrüchen** agrammatische und paragrammatische Erscheinungen auf (vereinfacht Agrammatismus und Paragrammatismus genannt). **Agrammatische Erscheinungen** sind die Ersetzung flektierter Formen durch infinite Formen (*der Mann trinken*), die Auslassung von grammatischen Wortklassen wie Artikel und Präpositionen (*Mann nimmt Glas, Karl steigt Dach*), verkürzte und einfache Satzstruktur, Ein- und Zweiwortsätze (*Schule / Lehrerin schreiben*). **Paragrammatische Erscheinungen** sind Satzverschränkungen, Satzteilverdopplungen (*ich hab jetzt seit einem Jahr hab ich aufgehört*) sowie falsche Endungen und falsche grammatische Wörter.

Jargon nennt man flüssig artikulierte Sprache, die für den Zuhörer keine oder nur sehr wenig Bedeutung ergibt. Bei **phonematischem Jargon** treten viele phonematische Neologismen auf (*das katuuhsel katon das atuselnusel, nich?*), bei **semantischem Jargon** werden semantische Paraphasien, Wörter und Redefloskeln in inhaltlich sinnloser Weise aneinander gereiht (*das Auto / wenn da das Mehl und das Auto / wenn es nur klappt!*).

Auf der **Textebene** ist es für die Aphasiker oft schwierig, Sätze und Äußerungen in der üblichen Anordnung zu produzieren bzw. Textmarkierungen in der üblichen Weise durchzuführen. Wenn textverbindende Elemente fehlen (Pronomina, Konjunktionen, etc.), dann ist die für Texte wichtige **Kohäsion** (Zusammenhalt über Markierungen) nicht gegeben. Wenn Äußerungen keine Gesamtstruktur für den Zuhörer aufweisen, ist dies als Mangel an **Kohärenz** zu klassifizieren.

Auch der **Redefluss** bzw. die **Flüssigkeit** desselben ist eine wichtige Ebene der Betrachtung aphasischer freier Rede. „**Nicht-flüssige**" Aphasiker sprechen verlangsamt, oft mit großer Anstrengung und mit vielen Pausen. Bei „**flüssiger**" Redeweise ist die Sprechgeschwindigkeit normal oder sogar übersteigert (**Logorrhoe**). Normale Sprechgeschwindigkeit liegt bei zirka 100 Wörtern pro Minute, als übersteigert (logorrhoeisch) gelten 120 Wörter pro Minute und als stark verlangsamt sind unter 50 Wörter pro Minute anzusehen.

Typisch aphasisch sind **repetitive Phänomene**. **Sprachautomatismen** (recurring utterances) sind zwanghafte Wiederholungen von Silben, Wörtern oder Satzteilen. Bei sinnlosen Silben spricht man von nicht-lexikalischen Automatismen, bei Wörtern, Satzfragmenten oder Sätzen von lexikalischen Automatismen. **Stereotypien** sind **Redefloskeln**, die häufig situationsadäquat eingesetzt werden, aber wenig Inhalt vermitteln (z.B. „*Kanns nich sagen*" bei Wortfindungsstörungen). **Perseveration** nennt man die ungewollte Wiederholung vorher geäußerter Laute, Silben oder Wörter. **Echolalien** sind Wiederholungen von unmittelbar vorangegangenen Äußerungen oder Äußerungsteilen des Kommunikationspartners.

Aachener Aphasie Test (AAT)

SPONTANSPRACHE: BEWERTUNGSKRITERIEN

	0	1	2	3	4	5
1. KOMMUNIKATIONS-VERHALTEN	- keine verständliche Sprachäußerung UND - deutliche Beeinträchtigung im Sprachverständnis	- Kommunikation erfolgt nur durch unvollständige bzw. meist unverständliche Äußerungen UND - der Hörer muss den Sinn des Gesagten erschließen, erfragen und erraten	- eine Unterhaltung über vertraute Themen ist mit Hilfe des Gesprächspartners möglich UND - häufig gelingt es nicht, den jeweiligen Gedanken zu übermitteln	- der Patient kann sich über fast alle Alltagsprobleme mit nur geringer Unterstützung unterhalten UND - das Gespräch ist erschwert wegen deutlicher sprachlicher Beeinträchtigungen	- die Flüssigkeit der Sprachproduktion ist vermindert UND/ODER - es liegen einige sprachliche Beeinträchtigungen vor	- keine Störung der sprachlichen Kommunikation UND/ODER - minimale Schwierigkeiten beim Sprechen UND/ODER - der Patient berichtet von sprachlichen Schwierigkeiten, die der Gesprächspartner nicht bemerkt
2. ARTIKULATION UND PROSODIE	- keine Äußerung	- sehr starke Dysarthrie UND/ODER - sehr starke Dysprosodie	- starke Dysarthrie UND/ODER - starke Dysprosodie	- leichte Dysarthrie UND/ODER - leichte Dysprosodie UND/ODER - langsame Sprechgeschwindigkeit	- minimale Zeichen einer Dysarthrie UND/ODER - einer Dysprosodie UND/ODER - leicht verlangsamte Sprechgeschwindigkeit	- keine Störung der Artikulation UND - der Prosodie
3. AUTOMATISIERTE SPRACHE	- keine Äußerung ODER - nur recurring utterances ODER - nicht beurteilbar wegen sehr starker Dysarthrie	- nahezu nur Sprachautomatismen	- viele Sprachautomatismen UND/ODER - sehr viele sprachliche Stereotypien UND/ODER - sehr starke Echolalie	- viele sprachliche Stereotypien UND/ODER - starke Echolalie UND/ODER - einige Sprachautomatismen	- einige sprachliche Stereotypien UND/ODER - leichte Echolalie	- keine Sprachautomatismen UND - keine sprachlichen Stereotypien UND - keine Echolalie
4. SEMANTISCHE STRUKTUR	- keine Äußerung ODER - nicht beurteilbar wegen recurring utterances, Sprachautomatismen, sehr starker Dysarthrie, phonematischer Neologismen	- nahezu nur sinnlose flüssige bzw. nichtflüssige Aneinanderreihung von Wörtern, Redefloskeln und sprachlichen Stereotypien	- sehr viele semantische Neologismen UND/ODER - sehr viele inhaltsleere, oft kommunikativ nicht adäquate Redefloskeln	- viele semantische Paraphasien UND/ODER - viele inhaltsleere Redefloskeln UND/ODER - sehr starke Wortfindungsstörungen	- wenige semantische Paraphasien UND/ODER - starke Wortfindungsstörungen UND/ODER - einige inhaltsleere Redefloskeln	- keine Störungen in der Wortwahl UND - in der Kombination von Wörtern UND - in der Wortfindung
5. PHONEMATISCHE STRUKTUR	- keine Äußerung ODER - nicht beurteilbar wegen recurring utterances, Sprachautomatismen, sehr starker Dysarthrie	- nahezu nur sinnlose flüssige bzw. nichtflüssige Aneinanderreihung von phonematischen Paraphasien bzw. Neologismen	- sehr viele phonematische Paraphasien UND/ODER - phonematische Neologismen	- viele phonematische Paraphasien UND - kaum phonematische Neologismen	- einige phonematische Paraphasien UND/ODER - phonematische Unsicherheiten	- keine phonematischen Störungen
6. SYNTAKTISCHE STRUKTUR	- keine Äußerung ODER - nicht beurteilbar wegen recurring utterances, Sprachautomatismen, sehr starker Dysarthrie, phonematischer Neologismen	- meist Ein- und Zwei-Wort-Sätze UND - nahezu keine Flexionsformen bzw. Funktionswörter	- kurze, einfache Sätze - mit häufigem Fehlen von Satzteilen UND - mit häufigem Fehlen von Flexionsformen bzw. Funktionswörtern	- lange, komplexe Sätze - mit vielen Satzverschränkungen bzw. Verdopplungen von Satzteilen UND/ODER - mit sehr vielen Satzabbrüchen UND/ODER - mit vielen falschen Flexionsformen bzw. Funktionswörtern	- einige falsche Flexionsformen bzw. Funktionswörter UND/ODER - einige Satzverschränkungen bzw. Verdopplungen von Satzteilen UND/ODER - viele Satzabbrüche bzw. fragmentarische Sätze	- keine syntaktischen Störungen

Abb. 3.4: Beurteilungstabelle für Spontansprache (Huber et al., 1983:26)

3 SPRACHLICHE LEISTUNG

Bei zusätzlicher dysarthrischer Symptomatik kommt es auch zur sogenannten **Sprechan-strengung**, die Phonation, Artikulation und Sprechrhythmus betrifft. Dies sind also keine reinen aphasischen Symptome. Die sogenannte **Sprachanstrengung** betrifft die beglei-tende Gestik und Mimik, wenn Aphasiker sich um sprachliche Formulierungen bemühen.

3.1.1.2 Beurteilung der Spontansprache

Die **Beurteilung der Spontansprache** ist normalerweise **defizitorientiert**, mit ande-ren Worten, man sucht und klassifiziert die Fehler. Üblich ist es, die Spontansprache auf verschiedenen linguistischen Ebenen zu beurteilen. In Abbildung 3.6 ist die Beur-teilungstabelle des AAT abgebildet, nach der die Spontansprachbeurteilung im AAT durchgeführt werden soll.

Eine schwere Aufgabe ist es, die Spontansprachbeurteilungen **quantitativ** nachvoll-ziehbar zu beurteilen. Aussagen wie *„viele semantische Paraphasien und einige phono-logische Paraphasien"* sind schnell gemacht, aber wie viele sind es dann? Im AAT (Huber et al., 1983) wird eine Grundlage für die Begriffe „sehr viele", „viele" und „einige" geliefert. Aus Gründen der Vergleichbarkeit wird diese Zuweisung von Fehler-quantität und qualifizierendem Adjektiv in der folgenden Abbildung 3.5 angegeben (allerdings in Prozent und ein wenig erweitert).

Um zu einer realistischen Beurteilung zu kommen, muss man Automatismen, Perseve-rationen und Floskeln für die Beurteilung aus der Bewertung herausnehmen, denn die-se verfälschen natürlich das Bild der „echten" Sprachleistung bei Aphasie.

Wortebene (Inhaltswörter): semantische, morphologische, phonematische Paraphasien, Automatismen

sehr viele	10-50 %	der Inhaltswörter
viele	5-9 %	sind betroffen
einige	3-4 %	

Satz/Phrasenebene: Stereotypien, Redefloskeln, Wortfindungs-störungen, Satzverdopplungen, Satzabbrüche

sehr viele	20-50%	der Phrasen
viele	10-19%	sind
einige	6-9%	betroffen
wenige	3-5%	

Abb. 3.5: Einschätzung der Auftretenshäufigkeit von linguistischen Abweichungen (ange-lehnt an Huber et al., 1983)

Diese Kriterien erlauben eine **erste, grobe Beurteilung** der sprachlichen Leistung. Bei der Anwendung einzelner Punktwerte ist der Interpretationsspielraum durch den Beurteiler oft ziemlich groß. Ein problematischer Bereich ist sicherlich die Beurteilung des Kommunikationsverhaltens auf der Ebene 1, die stark vom Vorwissen des Zuhörers abhängt. Man versteht viel mehr, wenn man die Zusammenhänge und bestimmte Sachinformationen kennt. Ähnlich schwierig ist oft eine klare Zuordnung auf der Ebene der Syntax, weil der Riesenschritt zwischen Punktwert 2 und 3 sich in den zu beurteilenden Daten nicht wiederfindet und agrammatische und paragrammatische Anteile oft zusammen auftreten. In den folgenden Abbildungen 3.6 und 3.7 finden sich zwei Beispiele für Spontansprachbeurteilungen mit dem AAT.

U: Können Sie mir nochmal erzählen, wie's mit Ihrer Krankheit angefangen hat?
P: Meine Krankheit war es so daß ich ... äh beim XY (Firmenname) beschäftigt bin und in nem Einzelzimmer war ... und äh plötzlich äh habe ich über die rechte ... Hand entsprechende Störungen festgestellt ... äh ich war nicht in der Lage die Telefon ... so äh . m ...benützen ... so daß es voranging ... nach einer Stunde bin ich nach Hause gegangen
U: und dann? Wie ging's weiter?
P: dann bin ich äh ... am nächsten Tag ich bin dann nach Hause gebracht worden ... ich bin dann nach Hause gegangen äh habe mich schleppend nach Hause geführt und äh ... habe dann später geschlafen und erst am nächsten Morgen war ich ziemlich ... benommen ... rief meinet .. äh rief mein Büro an und erklärte ihnen daß dies nicht möglich wäre ob ich käme erst gegen Mittag und die lehnten das sofort ab ... bin dann .. äh ... nach zwei unterschiedlichen Ärzten ... zu Dr. K geführt worden und der hat dann noch .. d hab ich dann äh nach Aachen gebracht
U: mhm ... warum lehnten die das ab im Büro?
P: ja so wegen der gefährlichen Situation
U: Und wie geht's Ihnen jetzt so?
P: jetzt gehts mir gut ... ich hoffe daß es sich bald bessert
U: Was sind Sie von Beruf?
P: kaufmännischer ... kaufmännischer Industrie ... kaufmann ... kaufmannischer

Kommunikationsverhalten:	3
Artikulation und Prosodie:	5
Automatisierte Sprache:	4
Semantische Struktur:	3
Phonematische Struktur:	4
Syntaktische Struktur:	3

Abb. 3.6:
Spontansprachbeispiel 1 mit AAT-Beurteilung (aus Huber et al., 1983:109)

Untersucher: Können Sie mir mal erzählen, wie das mit Ihrer Krankheit angefangen hat?

Aphasikerin: Ich hab nur ge ... nichts gehört auch nix gehört. Nur die die Nacht. die Nacht und dann war da war es. da war ich leuchtedicht.

Untersucher: Mhm. Was ist da passiert in der Nacht?

Aphasikerin: bitte

Untersucher: Können Sie mir genauer erzählen, was da passiert ist?

Aphasikerin: Ich kann nix be. ich kann davon nix erzählen. nix wissen.

Untersucher: Und wie ging das vorher so? Haben Sie sich schlecht gefühlt?

Aphasikerin: Ja.. mir wurdens f.k Krankenschalte geschalte geschak und da war mir nicht gefällt da haben sie mich nur gefeit und in und ins sk.sk.thkranke weiß ich nix weiß ich nix

Untersucher: Und dann, nachdem das passiert ist, sind Sie ins Krankenhaus gekommen?

Aphasikerin: ja

Untersucher: In welches Krankenhaus sind Sie gekommen?

Aphasikerin: Krankenhaus Krankenschr (?) äh äh Berants.Kranken.haus. (Biele)feld

Untersucher: In Bielefeld, ja?

Aphasikerin: ja

Untersucher: Und was hatten Sie da am Anfang für Probleme?

Aphasikerin: Probleme ich hatte mein Bein Beinebon da war ich

Untersucher: Was hatten Sie das Bein? Gebrochen?

Aphasikerin: Ja. und da war ich gebuchteu (?) a da war auch mein Buch. Buch und das Bech Beich wurde nach das seit wieder (?????)

Untersucher: Aber jetzt geht's wieder mit dem Laufen. Sie können sich jetzt wieder selber bewegen

Aphasikerin: Ich hä.hänge hänk habe noch noch von der Enfe. von Enfe Enfentenft (???)

Untersucher: Was haben Sie denn für einen Beruf gemacht?

Aphasikerin: Beranfraden dru ich war en en Anfant. Infantrie

Untersucher: Sie waren in der Infantrie?

Aphasikerin (lacht): nein

Untersucher: Nee? Das hat nicht gestimmt.

Aphasikerin: Nein. das ist äh ich well dich das gehen wies ich weiß nicht wie ich das ergeben soll ich woll jehört wir m.änuch.. enjewehen

Untersucher: Hm

Aphasikerin: Ich weiß nicht

Untersucher: Haben Sie als Hausfrau gearbeitet?

Aphasikerin: Ja jetzt die letzte altste Jahr auch in in in inne inne Anfant. in

Anfang kann ich Fabrik äh Fabrik
Untersucher: In der Fabrik haben Sie gearbeitet vorher?
Aphasikerin: Ja ja ja
Untersucher: In welche Fabrik?
Aphasikerin: Mhm i. wä bei Schef.. äh nein (lacht) Düsner (lacht) nein. der
heißt nicht Düsler.. Dürkner
Untersucher: Aha. Was wird denn da hergestellt?
Aphasikerin: Da wurde. ich habe jeschnedet da als Kniege geschniept als
als äh.. na wie soll ich sagen.. (flüstert) ha ich kann das geschnatt sagen..
(wieder laut) da gehs geht es geht das Schsetz zu schnell

Kommunikationsverhalten:	2
Artikulation und Prosodie:	5
Automatisierte Sprache:	3
Semantische Struktur:	2
Phonematische Struktur:	2
Syntaktische Struktur:	3

Abb. 3.7: Spontansprachbeispiel mit AAT-Beurteilung (aus Bayer, 1986:34ff)

Die Beurteilung der **freien Rede** (Spontansprache) in dieser Weise ist wichtig und aufschlussreich, aber nicht ausreichend. Auf jeden Fall sollte man neben dem Entdecken und Klassifizieren der Fehler im Auge behalten, **was** bei sprachlichen Problemen (Abweichungen, Wortfindungsstörungen, Abbrüchen, etc.) passiert: Bleiben sie vom Aphasiker unbemerkt? Werden sie bemerkt? Werden sie korrigiert? Werden sie nicht korrigiert? Wendet der Aphasiker Strategien an? Usw. (Diese therapierelevanten Aspekte werden im nächsten Kapitel näher behandelt.)

Neben der spontansprachlichen Leistung interessiert auch die Leistung bei anderen Aufgabenstellungen (Benennen, Nachsprechen, Verstehen, Lesen und Schreiben), weil aphasische Symptomatik typischerweise bei allen sprachlichen Aufgabenstellungen auftritt bzw. auftreten kann.

3 SPRACHLICHE LEISTUNG

3.1.2 Benennen

Benennen
Objekte*
Farben*
Tätigkeiten
Situationen*

* im AAT enthalten

Abb. 3.8: Benennaufgaben

Eine wichtige diagnostische Aufgabenstellung ist das Benennen von Objekten, Farben, Tätigkeiten und Situationen (Abb. 3.8). Man kann durch das Vorgeben bestimmter Bilder (oder Objekte) die Zielwörter (oder Zielsätze) klar strukturieren und weiß also, was zu erwarten ist, wodurch die Abweichung zum einen erkennbar und zum anderen klassifizierbar wird. Typischerweise unterscheidet man **Benennleistung auf der Wort- und Satzebene**. Auf der Wortebene kann man noch das Benennen von Objekten, Farben und Tätigkeiten trennen. Auf der Ebene des Zielworts lassen sich noch Größen wie semantische Felder (*Werkzeuge, Alltagsgegenstände, etc.*), morphologische Komplexheit der Zielwörter (*Tisch, Gießkanne, Staubsaugerkabel*) und Häufigkeit (häufig/selten) variieren. Wichtig sind Leistungsunterschiede beim Benennen von Tätigkeiten und Objekten bzw. Unterschiede zwischen Wort- und Satzbenennen, falls sie auftreten. Die Klassifikation der Benennleistung erfolgt mit der Begrifflichkeit der Beurteilung von Spontansprache. In Abbildung 3.9 sind ein paar Beispiele für Benennleistungen auf Wort- und Satzebene zu sehen.

Wortebene

Zielitem   aphasische Benennleistungen

Tisch   *Stuhl, Schrank, Sessel*
fisch, dusch, fusch, tusch
zum Essen, rund oder eckig
krunk, schö

Staubsauger *Besen oder so, für den Teppich*
taubschtauger, saugschtauch, schtauksok
schtaubersauber

Kerze   *Lichtel, Lichterkette, Lampe*
Wichtel, Apfel mit Licht
tsertse, kerde, k..k...ets

Satzebene

Zielitem: Die Frau putzt die Kanne

(i)   *Kanne*
(ii) *Geschirr spülen*
(iii) *die Frau wä.... sie wäscht wäscht die Kanne*
(iv) *die Frau macht ... gibt diese Kaffeetasse ... ne... nicht*
     gibt ...abwaschen!
(v) *das ist sauber die Frau möchte die Frau eh die Kanne*
     sauber machen
(vi) *diese Kaffeesa ... zum aufwäscht eine die schirr Geschirr*
(vii) *sie schläft die Kanne*
(viii) *eine Frau putzt die Kanne wird geputzt ... die wird*
     sauber gemacht und die Kanne wird geputzt wollt
     ich sagen oder so

Abb. 3.9: Beispiele für Benennleistungen

3 SPRACHLICHE LEISTUNG

3.1.3 Nicht-propositionale Sprache

Propositionale Sprache ist das Ausdrücken von bestimmten Inhalten mittels frei gewählter und variabler Ausdrucksmittel. Überlernte hochfrequente sprachliche Produktionsleistungen wie soziale Formeln, Grüße, Reihensprechen, Floskeln u.Ä. nennt man **automatisierte** oder **nicht-propositionale Sprache**. Die Abbildung 3.10 listet nicht-propositionales Sprachverhalten auf. Aphasiker sind oft in der Lage, nicht-propositionale Sprache zu verwenden, auch wenn die sonstige, propositionale Sprachproduktion sehr eingeschränkt ist.

> soziale Formeln
> Redefloskeln
> Reihensprechen
> Zahlen 1-10
> Wochentage
> Monatsnamen
> Sprichwörter
> Liedertexte singen

Abb. 3.10: Nicht-propositionale Sprache

Im **BMTDA** (Basel-Minnesota-Test zur Differentialdiagnose der Aphasie) wird diesem Aspekt große Aufmerksamkeit geschenkt. Die Erhebung der nicht-propositionalen Sprache ist zum einen wichtig, weil man dysarthrische Problematik erkennen kann (Dysarthrie macht sich bei propositionaler *und* nicht-propositionaler Sprache in ähnlicher Weise bemerkbar). Zum anderen lassen sich aus der automatisierten Sprache eventuell therapeutische Strategien für Hilfestellungen zur Leistungsförderung aufbauen, beispielsweise lässt sich die Wortfindung eventuell über Reihensprechen erweitern. Vor allem bei schweren Aphasien ist es wichtig zu wissen, inwieweit automatisierte Sprache zur Verfügung steht. Über automatisierte Sprache lassen sich oft sprachliche Erfolgserlebnisse erreichen, die für die Motivation der Therapierten oft wichtig ist, selbst wenn es noch unklar ist, ob über automatisierte Sprache deblockierte Leistung erhalten bleibt.

3.1.4 Nachsprechen

Beim **Nachsprechen** ist die Aufgabe des Aphasikers, das durch den Untersucher Vorgegebene nachzusprechen. An und für sich ist das Nachsprechen keine Leistung, die Sprachgesunde tagein-tagaus gebrauchen. Die Vorgaben beim Nachsprechen können variieren (siehe Abb. 3.11).

bedeutungslose Vorgaben
Nachsprechen von Lauten*
Nachsprechen von Einzelsilben
Nachsprechen von Nicht-Wörtern
Sinn tragende Vorgaben
Nachsprechen von Wörtern
Inhaltswörter*
einfach/komplex
hoch-/niederfrequent
Funktionswörter
Nachsprechen von Phrasen
Nachsprechen von Sätzen*

* im AAT enthalten

Abb. 3.11: Aspekte des Nachsprechens

Unter therapeutisch-diagnostischem Gesichtspunkt ist die Nachsprechleistung relevant, weil bei **guter Nachsprechleistung** die Möglichkeit besteht, in diversen Übungen von der Nachsprechleistung aus andere Leistungen zu erarbeiten. Nachsprechen ist auch eine (sehr starke) Hilfestellung für die Wortfindung.

Des Weiteren ist es über das Nachsprechen zum Teil möglich, die **Ursache** von aphasischen Problemen näher einzugrenzen. Wer beispielsweise beim Nachsprechen von Wörtern ähnliche Fehlleistungen aufweist wie beim Objektbenennen, ist für die Wortfindung wahrscheinlich anders zu therapieren als jemand, der eine fast fehlerfreie Nachsprechleistung bei phonologisch beeinträchtigter Benennleistung hat. Das Nachsprechen von Nicht-Wörtern (wie *Papfel, Tamel,* etc.) ist relevant, weil man dadurch Hinweise darauf erhält, wo in der Sprachverarbeitung das Problem für den Sprecher sein könnte. Wenn beispielsweise Nachsprechen (auch von Nicht-Wörtern) und Benennen in der gleichen Weise phonologisch entstellt sind, kann man annehmen, dass die Probleme relativ am Ende des Produktionsprozesses stehen. Ist das Nachsprechen (auch von Nicht-Wörtern) gut erhalten, obwohl die Benennleistung phonologische Abweichungen aufweist, kann man vermuten, dass das Problem für den Sprecher im Wortspeicher an sich liegt. Zudem ist das Nachsprechen ein guter Hinweis auf eventuell vorhandene sprechapraktische oder dysarthrische Probleme. Abweichungen beim Nachsprechen werden nach der Klassifikation der Spontansprachbeurteilung eingeteilt.

Folgende Fragen interessieren beim Nachsprechen: Gibt es einen Längeneffekt? (Mit anderen Worten: Steigt die Zahl der Fehler bei zunehmender Vorgabenlänge an?) Gibt es Wort-/Nicht-Wort-Effekte? Gibt es wortklassenspezifische Leistungen (z.B. Inhalts-

3 SPRACHLICHE LEISTUNG

wörter oder Funktionswörter)? Sind die Erscheinungen gleich wie in der Spontansprache (z.B. Agrammatismus)?

3.2 Verstehen

3.2.1 Auditives Sprachverständnis

Das **Verstehen von gesprochener Sprache** (auditives Sprachverständnis) ist eine schwer fassbare Größe sprachlicher Leistungen, weil man Verstehen nicht direkt beobachten kann, sondern nur Reaktionen auf sprachliche Vorgaben. Aphasische Verstehensprobleme sind an sich unabhängig von Problemen des Hörens, des Gedächtnisses und/oder der Aufmerksamkeit.

Verstehen im sprachdiagnostischen Sinne kann eine **Reihe von Aufgaben** umfassen (Abb. 3.12), die vom Wort- bis zum Textverstehen reichen. Zu beachten ist, dass es sich bei den folgenden Aufgaben **nie** um Verstehen im Alltag oder in echten Kommunikationen handelt, sondern immer um klinische, relativ künstliche Aufgabenstellungen. Eine spezielle Form der Verstehenstestung ist der Token Test, der im nächsten Abschnitt besprochen wird.

Verstehen von Wörtern* (Wort-Bild-Zuordnung)
Verstehen von Sätzen* (Satz-Bild-Zuordnung)
    einfache Sätze
    komplexe Sätze
Verstehen von einfachen Ja/Nein-Fragen
Verstehen von komplexen Ja/Nein-Fragen
Verstehen von Aufforderungen (Satz-Handlungs-Aufgaben)
Verstehen von Texten
Token Test*

                * im AAT beinhaltet

Abb. 3.12: Aspekte des Sprachverstehens

Generell geht man davon aus, dass bei Aphasikern Verstehensprobleme auf Grund der sprachlichen Verarbeitungsprobleme auftreten. Eine wichtige Frage ist natürlich, auf welcher linguistischen Ebene das Verstehen bei Aphasikern beeinträchtigt ist.

3.2.1.1 Wortebene

Auf grundlegende Problemdimensionen auf der **Wortebene** können sogenannte **Ablenker** hinweisen. In Abbildung 3.13 ist eine klassische Wort-Bild-Zuordnungsaufgabe abgebildet. Die Aufgabe ist, auf mündliche Vorgabe („Ziege") das entsprechende Bild auszuwählen. Die vier Auswahlbilder sind das (korrekte) Zielbild, ein phonologischer Ablenker (Ziegel), ein semantischer Ablenker (Schaf) und ein Ablenker ohne Bezug zum Zielbild (Haus).

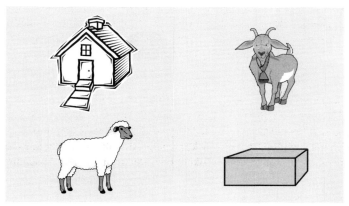

Abb. 3.13: Wort-Bild-Zuordnungsaufgabe

Je nachdem, welcher Ablenker anstelle des Zielbildes gewählt wird, hat man einen Hinweis darauf, ob das Problem eher auf der phonologischen oder semantischen Ebene liegt. Probleme auf der phonologischen Ebene führen oft dazu, dass ähnlich klingende Wörter verwechselt werden. Störungen der Semantik führen zu Verwechslungen von bedeutungsmäßig verwandten Wörtern.

3.2.1.2 Satzebene

Das Verstehen von Sätzen ist auch bei Sprachgesunden ein komplexer Vorgang, der u.a. die Anwendung von **Verstehensstrategien** beinhaltet. Strategien erleichtern das Verstehen und ermöglichen beispielsweise das Verstehen von Sätzen auch ohne genaue linguistisch-grammatische Analyse. Mit der **Schlüsselwort-Strategie** erschließt man die Bedeutung eines Satzes (oder einer Äußerung) über die Inhaltswörter, indem man mittels seines **Weltwissens** eine Beziehung zwischen den Inhaltswortbedeutungen herstellt. In den folgenden Beispielen kann man den Sinn der Sätze über die Inhalte <FRAU> <PFLÜCKEN> <BLUMEN> verstehen, unabhängig von der konkreten grammatischen Ausformung des Satzes: *Die Frau pflückt die Blumen / Die Blumen werden von der Frau gepflückt / Die Blumen pflückt die Frau /Von der Frau werden die Blumen gepflückt.*

Es ist immer wichtig zu wissen, ob Satzverstehensaufgaben über Schlüsselwortstrategie verstanden werden können. In der folgenden Aufgabe (Abb. 3.14) geht es um die Zuordnung von Sätzen zu Bildern. Diese Aufgabe ist nur an der Oberfläche eine Satzverstehensleistung. Die richtige Lösung kann allein über die Inhaltswörter gefunden werden. So gesehen ist es immer zu hinterfragen, ob richtig gelöste Satzverstehensaufgaben auch wirklich die Leistung des Satzverstehens im Sinne syntaktischer Verarbeitung anzeigen.

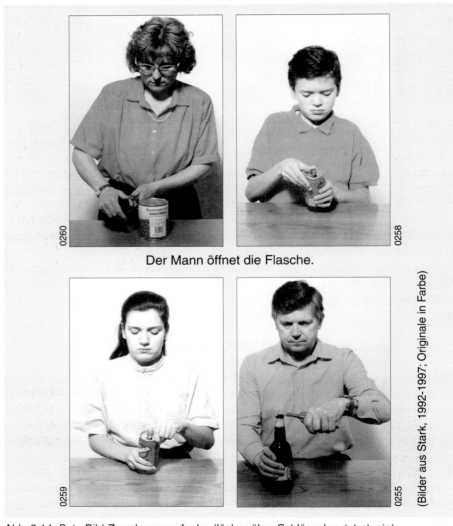

Abb. 3.14: Satz-Bild-Zuordnungsaufgabe (lösbar über Schlüsselwortstrategie)

Bei sogenannten *reversiblen* Sätzen (wo Subjekt und Objekt semantisch gesehen vertauschbar sind) führt die Schlüsselwort-Strategie allein nicht immer zum Ziel (*Der Mann grüßt die Frau*). Allerdings kommt man häufig mit der **Agens-Zuerst-Strategie** (das erste Schlüsselwort ist das handelnde Subjekt) zusammen mit der Schlüsselwort-Strategie zu einer richtigen inhaltlichen Deutung, weil im einfachen deutschen Aussagesatz das handelnde Subjekt häufig an erster Stelle kommt.

Bei normalen Gesprächen ist schließlich noch die **Kontext-Strategie** hilfreich, bei der eine Berücksichtigung der aktuellen Situation und der erwartbaren Ereignisse zu richtigen Deutungen von Sätzen und Äußerungen führt, auch wenn das sprachliche Signal nicht vollständig verarbeitet wird. In den üblichen klinischen Testbatterien hilft die Kontextstrategie nicht weiter, allerdings kann man **im Alltag** mit dieser Strategie auch als Aphasiker viel erreichen (was häufig zu sehr guten Beurteilungen der aphasischen Verstehensleistung durch Angehörige führt).

Syntaktische Verstehensprobleme sind oft nur durch differenzierte Testaufgaben festzustellen. Häufig ist es nämlich auf Grund der bereits genannten Verstehensstrategien und allgemeiner Intelligenz möglich, in Satz-Bild-Zuordnungsaufgaben adäquat zu reagieren, auch wenn man die syntaktische Struktur an sich nicht verarbeiten kann. Passiv-Konstruktionen und *topikalisierte* Sätze (ein Satzteil rückt an die erste Stelle im Satz, das Subjekt an die Stelle hinter das Verb) mit reversiblen Subjekten und Objekten sind Möglichkeiten, syntaktisches Verstehen zu überprüfen. Das folgende Beispiel (Abb. 3.15) soll dies illustrieren. Die einzelnen Sätze sind dem korrekten Bild nur über grammatische Analyse zuzuordnen.

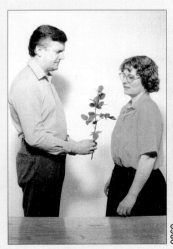

Der Mann gibt der Frau eine Blume.
Der Frau gibt der Mann eine Blume.
Eine Blume gibt der Mann der Frau.
Die Blume wird der Frau vom Mann gegeben.
Der Frau wird die Blume vom Mann gegeben.
Vom Mann wird der Frau die Blume gegeben.
Vom Mann wird die Blume der Frau gegeben.

(Bilder aus Stark, 1992-1997; Originale in Farbe)

Abb. 3.15: Verstehensaufgabe zur Prüfung von syntaktischen Leistungen

Für die Verstehensdiagnostik auf der Satzebene ist wichtig zu wissen, ob syntaktische Verarbeitung noch möglich ist, welche Strategien angewendet werden (können) und wie Verstehen im Kontext im Vergleich dazu beurteilt wird. Der letzte Aspekt allerdings lässt sich mit den üblichen Testaufgaben nicht beurteilen und wird Thema im nächsten Kapitel sein.

Untersuchen sollte man auch das **Verstehen einfacher und komplexer Ja/Nein-Fragen**. Diese Fragen erlauben es, unabhängig von bestehenden Produktionsproblemen Verstehen zu überprüfen. Generell berichten Angehörige oft davon, dass viel Informationsvermittlung und Austausch über Ja/Nein-Fragen geht. Auch im anamnestischen Gespräch ist es oft notwendig, Sachinformationen über gezielte Ja/Nein-Fragen zu bekommen. Im BMTDA wird den Ja/Nein-Fragen Aufmerksamkeit geschenkt (Beispiele in Abbildung 3.16).

Regnet es heute?
Wachsen Äpfel am Baum?
Hat die Woche sieben Tage?
Gibt es viele Städte in Deutschland?
Haben alle Leute ein eigenes Auto?
Braucht man Mehl zum Brotbacken?
Geht die Sonne am Abend auf?
Kommt der Sommer vor dem Herbst?
Ist man in Deutschland mit 15 Jahren wahlberechtigt?
Kann es vorkommen, daß ein guter Schwimmer ertrinkt?

Abb. 3.16: Ja/Nein-Fragen zur Verstehensdiagnostik (aus BMTDA)

Das **Ausführen von Handlungsaufträgen** ist ein beliebter Diagnostikschritt zur Überprüfung der Verstehensleistung. Der Vorteil ist, dass vonseiten des Aphasikers keine sprachliche Leistung gefordert wird. Im BMTDA werden verschiedene Objekte vorgegeben (Schachtel, Glocke, Löffel, Schlüssel, u.a.), welche die Grundlage für Handlungsanweisungen (Beispiele in Abb. 3.17) sind.

Läuten Sie die Glocke!
Geben Sie mir den Schlüssel!
Legen Sie den Knopf in die Tasse!
Stellen Sie die Glocke zwischen den Knopf und den Löffel!
etc.

Abb. 3.17: Handlungsanweisungen (aus BMTDA)

3.2.1.3 Textebene

Auch das Verstehen von **Texten** sollte bei Aphasikern überprüft werden. Verstehensprobleme auf der Textebene können verschiedene Ursachen haben. Zum einen können sprachliche *Schlussfolgerungen* auf Grund von Basisleistungen auf der Wort- und Satzebene eingeschränkt sein, zum anderen kann es schwer fallen, wesentliche von unwesentlicher Information zu trennen (Problem der Kerninformation). Zudem spielt die *Menge der Information* eine wichtige Rolle, die innerhalb eines Textes verarbeitet werden muss. Auch die *Arbeitsgedächtnisbelastung* durch Merken neuer Inhalte sowie das Einarbeiten der neuen Information in den nachfolgenden Verstehensprozess ist ein wesentlicher Aspekt in der Textverarbeitung. Ein Beispiel einer diagnostischen Verstehensaufgabe auf Textebene findet sich in Abbildung 3.18.

Ein französischer Arzt machte 1948 beim Tauchen eine grossartige Entdeckung. In der Nähe einer Mittelmeer-Insel fand er auf dem Meeresgrund alte Tonkrüge, in denen man im Altertum Oel und Wein aufbewahrt hatte. Der Arzt war sehr erstaunt über diesen Fund und brachte ihn an Land. Dann tauchte er wieder und schaute sich die Fundstelle ganz genau an. Da entdeckte er das Wrack eines römischen Schiffes, das vor ca. 2000 Jahren in der Nähe dieser Insel gesunken war.
Der Arzt erzählte nur seinen besten Freunden von dieser Entdeckung, weil er befürchtete, dass Privatleute das gesunkene Schiff plündern würden. Er sorgte dafür, dass nur erfahrene Wissenschaftler die Fundstelle erforschen durften. Nach mühsamer Kleinarbeit legten sie das Wrack frei. Sie entdeckten viele solche Tonkrüge, von denen einige sogar noch fest verschlossen waren. Als man die Tonkrüge öffnete, fand man darin Reste von grossen Fischen. Das römische Schiff hatte also Fische geladen - Thunfisch in Oel. Es müssen mindestens hundert Tonnen Fisch gewesen sein. Aus diesem Fund können wir sehen, dass schon die alten Römer Fische konserviert haben.

1.	War der Franzose Taucher von Beruf?	(nein)
2.	Entdeckte er auf dem Meeresgrund alte Tonkrüge?	(ja)
3.	War an dieser Stelle ein römisches Schiff gesunken?	(ja)
4.	Wurde die Entdeckung sofort überall bekannt?	(nein)
5.	War es leicht, das Wrack freizulegen?	(nein)
6.	Konnten die Forscher feststellen, was man in den Krügen transportiert hatte?	(ja)

Abb. 3.18: Textverstehensaufgabe (aus BMTDA)

3.2.2 Token Test

Der **Token Test** (**TT**) wurde ursprünglich als Sprachverstehenstest konzipiert und beinhaltet 50 Handlungsanweisungen (zeigen und handeln) mit geometrischen Figuren (farbige Kreise und Vierecke in verschiedenen Größen und Anordnungen). Gemessen wird die Zahl der Fehlerpunkte. Beispiele von Anweisungen zeigt Abbildung 3.19.

Auswahlmenge: kleine und große Kreise und Vierecke jeweils in den Farben rot, grün, blau, weiß.

Zeigen Sie den großen roten Kreis!
Zeigen Sie den kleinen blauen Kreis!
Zeigen Sie das kleine grüne Viereck!
Zeigen Sie den großen weißen Kreis!
Zeigen Sie das kleine rote Viereck!
usw.

Abb. 3.19: Beispielsaufgaben aus dem Token Test

Der Token Test ist insofern ein Kuriosum, als er der beste Test ist, Aphasiker von Nicht-Aphasikern zu trennen, obwohl er zum einen nur rezeptive Leistungen verlangt (also keine Sprachproduktion!), und zum anderen nicht einmal ein „reiner" Sprachverstehenstest ist, sondern auch hohe Anforderungen an Gedächtnis, Aufmerksamkeit und Konzentration stellt. Der Token Test wurde auch in den AAT aufgenommen, und er ist wesentlich dafür verantwortlich, dass der AAT zwischen Aphasikern und Nicht-Aphasikern trennt.

3.3 Schriftsprache

Neben dem Produzieren und Verstehen gesprochener Sprache sind bei Aphasie auch schriftsprachliche Leistungen (Lesen, Schreiben, Buchstabieren) betroffen. Relativ isolierte oder besonders herausragende aphasische Schreibstörungen nennt man **Dysgraphien**, relativ isolierte aphasische Lesestörungen **Dyslexien**.

3.3.1 Lesen

Beim Lesen muss man zwischen (i) dem Vorlesen, (ii) dem Lesesinnverstehen, (iii) dem Zuordnen von Laut- und Schriftsprache sowie (iv) dem Zuordnen verschiedener Schriftarten unterscheiden. Abbildung 3.20 zeigt eine Übersicht über diagnostisch relevante Aufgabenstellungen.

Vorlesen
von Buchstaben
von Silben
von Wörtern*
von Sätzen*

Lesesinnverstehen
Wortebene*
einfache Wörter
komplexe Wörter
Satzebene*
einfache Sätze
komplexe Sätze
Textebene

Zuordnen von Laut(sprache) zu Schrift(sprache)
Laute
Silben
Wörter
Sätze

Zuordnen verschiedener Schriftarten (Hand-, Druckschrift)

* Im AAT enthalten

Abb. 3.20: Aspekte des Lesens

Beim **Vorlesen** geht es um die Umsetzung von Buchstaben, Buchstabenketten, Wörtern oder Sätzen in gesprochene Lautketten. Häufig ist der Ausgangspunkt das Vorlesen von Wörtern. Auf einer einfacheren Ebene kann es sich um das Vorlesen von Buchstaben und Silben handeln. Fehlleistungen beim Vorlesen von Wörtern nennt man **Paralexien**. Bei **visuellen und phonematischen Paralexien** wird ein ähnlich aussehendes oder ähnlich klingendes Wort bzw. eine ähnliche Lautkette vorgelesen (*Spesen > essen; Stuhl > stukt*). **Verbale Paralexien** teilen sich in **semantische** (*trinken > saufen*), **morphologische** (*weiblich > Weib*) und **syntagmatische Paralexien** (*entfetten > nicht fettig*). Auch **Jargon** oder **neologistische Paralexien** können auftreten. Zu beachten ist auch, ob es Wortklasseneffekte gibt, d.h. ob bestimmte Wortgruppen wie Artikel, Pronomina oder Präpositionen anders behandelt werden als Inhaltswörter (Adjektive, Nomen, Verben).

Eine wichtige Frage beim Vorlesen ist, inwieweit einzelheitliches Lesen, ganzheitliches oder buchstabierendes Lesen angewendet werden bzw. überhaupt möglich sind. Das Vorlesen von einzelnen Buchstaben, Silben und Nicht-Wörtern (!) erfordert die Fähigkeit des einzelheitlichen Lesens. Um **einzelheitlich** lesen zu können, muss man die einzelnen Buchstaben in Lautwerte umsetzen. Dies erfolgt üblicherweise über die sogenannte **Graphem-Phonem-Konversion**. Bei semantischen und morphologischen Paralexien liegt oft eine **ganzheitliche Lesestrategie** zu Grunde, genauso beim Vorlesen von Nicht-Wörtern als Wörter (*Beng> Berg; Tamme > Tanne*). Ganzheitliche Lesestrategie heißt also, dass dem Gesamtbild des Wortes eine zentrale Bedeutung zukommt, sodass beispielsweise bei Nicht-Wörtern, wenn diese eine große Ähnlichkeit mit richtigen Wörtern aufweisen, Wörter gelesen werden. **Buchstabierendes Lesen** ist extrem langsam und ist quasi ein Benennen der einzelnen Buchstaben (*Tal > te-a-el*).

Auf der **Satzebene** ist es relevant festzuhalten, ob agrammatische oder paragrammatische Erscheinungen auftreten und ob Satzabbrüche produziert werden. Häufig treten Wortklasseneffekt und Agrammatismus beim Vorlesen gemeinsam auf, insofern die grammatischen Wörter selektiv gestört sind.

Wesentlich ist der Vergleich der Vorleseleistung zur Spontansprache: Ist das Vorlesen ähnlich wie die Spontansprache oder anders? Bei guter Leseleistung und schlechter Spontansprachleistung bietet sich unter therapeutischem Gesichtspunkt vielleicht der Rückgriff auf die Schriftsprache als Hilfestellung für gesprochene Sprache an.

Das **Lesesinnverstehen** auf der Wort- und Satzebene wird (ähnlich wie das auditive Verstehen) häufig über Wort- bzw. Satz-Bild-Zuordnungen überprüft. Geschriebene Wörter oder Sätze müssen Bildern zugeordnet werden; bei der Ablenkerauswahl und bei der Beurteilung und Einschätzung gelten die gleichen Aspekte wie beim auditiven Verstehen (siehe vorne).

Für das Lesesinnverstehen auf **Textebene** werden schriftliche Texte mit zugehörigen Fragen verwendet. Das folgende Beispiel (Abb. 3.21) für die Überprüfung des Textverstehens stammt aus dem BMTDA.

Carl Bally, ein ehemals kleiner Fabrikant, lebte in Schönenwerd in der Schweiz. Zuerst war er Mitinhaber einer Gummibandfabrik und hatte mehrmals im Jahr geschäftlich in Paris zu tun. Bei einem Aufenthalt dort sah er besonders hübsche Damenschuhe aus feinem Leder. Sie gefielen ihm so gut, daß er ein Paar davon seiner Frau heimbringen wollte. Da er jedoch ihre genaue Schuhgröße nicht wußte, kaufte er gleich mehrere Paare in verschiedenen Größen. Als er wieder zu Hause war, kam er auf den Gedanken, selber Schuhe zu fabrizieren. So fing er 1851 in Schönenwerd mit der Schuhfabrikation an. Aus dem kleinen Betrieb wurde rasch ein bekanntes Weltunternehmen. Mit dem erworbenen Geld unterstützte der Schuhfabrikant die Schulen und das Gemeindewesen in seinem Heimatort. Im Alter von 78 Jahren ist der Gründer dieser bekannten Schuhfirma gestorben.

Fragen:

Fing Bally als kleiner Fabrikant in der Schweiz an?	ja ( )	nein ( )
War er Mitinhaber einer Seidenbandfabrik?	ja ( )	nein ( )
Hat er hübsche Damenschuhe in Paris gesehen?	ja ( )	nein ( )
Fing er 1815 mit der Schuhfabrikation an?	ja ( )	nein ( )
Wurde der Betrieb rasch weltbekannt?	ja ( )	nein ( )
Unterstützte er mit Geld die Schulen seines Heimatortes?	ja ( )	nein ( )
Lebt er noch?	ja ( )	nein ( )

Abb. 3.21: Überprüfung des Lesesinnverstehens auf Textebene (BMTDA)

Eine dritte Leseleistung ist das **Zuordnen von Gesprochenem zu Geschriebenem** („Diktatlesen"), wobei bei fehlerhaften Zuordnungen das Problem natürlich auch in der Verarbeitung der Lautsprache liegen kann. Eine letzte Leistung ist das **Zuordnen von verschiedenen Schriftarten**, beispielsweise das Zuordnen von Hand- und Blockschrift. Damit kann man untersuchen, ob Aphasiker noch Graphemkonzepte haben. Es wird vor allem bei schweren Störungen der Schriftsprache als Grundaufgabe verwendet.

3.3.2 Schreiben

Aphasiker haben auch **Schwierigkeiten mit dem Schreiben**. Die Probleme können bereits ganz an der Basis liegen (z.B. ist das Kopieren von Buchstaben nicht möglich) und auch nicht-sprachliche Defizite als Ursache haben (z.B. visuelle Beeinträchtigungen). Die Schreibleistung kann nur in geringem Umfang auftreten (beispielsweise Vertauschungen von einzelnen Buchstaben) oder Aphasiker auf das Schreiben einzelner Buchstaben, Wörter oder des eigenen Namens reduzieren.

Das Schreiben umfasst eine **Reihe von Fertigkeiten**, die in Abb. 3.22 aufgelistet sind (die Liste ist aber keineswegs vollständig!) und zu diagnostischen Zwecken herangezogen werden können. Der erste Block umfasst Leistungen, die in normaler Weise (mit einem Stift o.Ä.) ausgeführt werden: Kopieren, Abschreiben, Schreiben nach kurzer Vorgabe, Schreiben des eigenen Namens und der eigenen Adresse, Schreiben nach Diktat, schriftliches Benennen und freies Schreiben. Vor allem das Schreiben nach Diktat ist eine beliebte diagnostische Aufgabenstellung.

Kopieren von Buchstaben
Abschreiben von Wörtern, Sätzen
Schreiben nach kurzer visueller Präsentation der Vorgabe
Schreiben des eigenen Namens, der eigenen Adresse
Schreiben nach Diktat*
    Buchstaben
    Silben
    Wörter*
    Sätze*
Schriftliches Benennen von Objekten und Situationen
Freies Schreiben (Briefe, etc.)

Legen mit Buchstaben (Silben, Wörter)*
Legen mit Silbenkärtchen (Wörter, Sätze)*
Legen mit Wortkärtchen (Sätze)*

Schreiben mit Schreibmaschine / PC

Buchstabieren

                                 *im AAT enthalten

Abb. 3.22: Aspekte des Schreibens

Man sollte nicht vergessen, dass Aphasiker oft durch Halbseitenlähmungen nicht in der Lage sind, mit ihrer üblichen (zumeist der rechten) Hand zu schreiben. Unter anderem aus diesem Grund wird auch oft mittels **Buchstaben-, Silben- oder Wortkärtchen** „geschrieben". Eine wenig genutzte Möglichkeit ist das Schreiben mittels Schreibmaschine oder PC. Über das **Buchstabieren** (obwohl keine „echte" Schreibleistung) schließlich ist es möglich festzustellen, ob für Aphasiker **orthographisches Wissen** noch verfügbar ist, auch wenn nicht geschrieben wird. Nicht wenige Aphasiker haben nämlich, auch wenn sie nicht schreiben (können), noch orthographische Informationen verfügbar.

Auch Schreibleistungen und ihre Abweichungen müssen unter diagnostischen Kriterien kategorisiert werden. Auf der Wortebene unterscheidet man verschiedene Arten von Fehlleistungen beim Schreiben (Paragraphien). Bei **graphematischen Paragraphien** werden einzelne Buchstaben ausgelassen, vertauscht oder hinzugefügt (*Winter > Witer, Leiter > Lieter, Auto > Austo*), bei **semantischen Paragraphie**n werden bedeutungsmäßig ähnliche Wörter geschrieben (*Fernseher > Radio*). Bei **orthographischen Paragraphien** ist die graphematische, aber nicht die phonologische Struktur des Zielworts verändert (*Stern > Schtern*).

Schriftliches Benennen auf Wortebene ist interessant im Vergleich zum mündlichen Benennen. Immer wieder zeigt sich nämlich, dass auch bei schweren Aphasien noch schriftsprachliche Restfähigkeiten vorhanden sind und dass schriftliche und mündliche Benennleistung sich nicht notwendigerweise entsprechen. Der Vergleich zwischen mündlichem und **schriftlichem Situationsbenennen** ist ebenfalls aufschlussreich. Auf der Satzebene unterscheidet man wieder die üblichen Größen: vollständige, einfache, abgebrochene, agrammatische, paragrammatische Sätze. **Freies Schreiben** bezieht sich auf das Verfassen von Briefen, Tagebucheintragungen und auf schriftliche Aufgaben jeglicher Art (Ausfüllen von Bestellformularen, u.Ä.). Während Aphasiker Schreibleistungen ausführen, gibt es oft Zwischenschritte zu beobachten: besonders gut beim Legen mit Buchstabenkärtchen, wo man Versuch-Kontroll-Korrektur-Sequenzen deutlich beobachten kann. Die Durchführung der Aufgabe (Art und Dauer) - und nicht das Ergebnis! - gibt oft therapeutisch relevante Hinweise.

3.4   Linguistisches Profil

Hat man die entsprechenden Bereiche untersucht und analysiert, dann kann man das **linguistische Profil** der untersuchten aphasischen Person erstellen, in dem **wesentliche Aspekte** der aphasischen **Spontansprache** und der **anderen Modalitäten** zusammengefasst werden. Die folgenden Fragen sollte man anhand solch eines Profils beantworten können:

3   SPRACHLICHE LEISTUNG

Welche Störungsschwerpunkte kennzeichnen die Spontansprache?
Welche Ebenen oder Leistungen sind besonders betroffen?
Welche Erscheinungen sind besonders auffällig?
Welche Erscheinungen sind quer durch die Modalitäten qualitativ gleich bzw. unterschiedlich?
Welche Leistungen sind in einer oder mehreren Modalitäten vergleichsweise besonders gut erhalten?
Welche Leistungen sind in einer oder mehreren Modalitäten vergleichsweise besonders beeinträchtigt?

Neben der Klassifizierung der Problembereiche, um die es bisher überwiegend ging, sollte man verstärktes Augenmerk auf die Bereiche lenken, in denen der Aphasiker vergleichsweise gute Leistungen zeigt. Dies wird nämlich ein wichtiger Punkt bei Beantwortung der Frage sein, wo man überhaupt mit seiner Therapie ansetzen kann. Genauso wichtig ist es, bereits bei der Erhebung des linguistischen Profils Hinweise zu sammeln, ob der Aphasiker Fehlerbewusstsein hat und ob der Aphasiker Korrekturverhalten zeigt. In der Abbildung 3.23 finden sich zwei Beispiele linguistischer Profile.

Beispiel 1 (AB)

Herr AB zeigt in seinen sprachlichen Leistungen folgende Merkmale: (i) Bei flüssiger Rede und normaler Sprechgeschwindigkeit treten Satzabbrüche, Satzverschränkungen und Satzteilverdopplungen (Paragrammatismus) auf. (ii) Propositionale Äußerungen werden in leichten Variationen immer mehrfach wiederholt, und ca. ein Drittel der sprachlichen Äußerungen sind Stereotypien und Floskeln, die aber typischerweise situationsadäquat verwendet werden. (iii) Die Spontansprache zeigt semantische Paraphasien. Das semantische Problem auf der Wortebene zeigt sich deutlich beim Objektbenennen, bei dem viele semantische Paraphasien und Nullreaktionen auftreten. Situationsbenennen führt zur Produktion von Floskeln, die das eigene Unvermögen thematisieren (z.B. *ich kanns nich*). (iv) Das Sprachverstehen auf der Wortebene ist beeinträchtigt; häufig werden semantische Ablenker gewählt. Auf der Satzebene setzt sich das Problem der Wortebene fort. Satzverstehensaufgaben, die über Verarbeitung von grammatischen Wörtern zu lösen sind, werden fehlerfrei (!) gelöst. Handlungsanweisungen (Manipulieren von Gegenständen) sind nicht durchführbar. Im Token Test zeigt sich eine schwere Störung. (v) Nachsprechen ist auf Wort- und Satzebene unbeeinträchtigt. Automatisierte Sprache ist leicht evozierbar (Wochentage, Text der Nationalhymne). (vi) In der Schriftsprache führt das Vorlesen von Inhaltswörtern (isoliert oder im Satzkontext) typischerweise zu semantischen Paraphasien, Abbrüchen oder dem

56   3 SPRACHLICHE LEISTUNG

Äußern von Floskeln. Das Lesesinnverstehen auf der Wortebene ist im Vergleich zum auditiven Verstehen deutlich besser erhalten. (vii) Der Patient zeigt Störungsbewusstsein, aber wenig Suchverhalten und keine Korrekturversuche. (viii) Schreiben wird vom Patienten verweigert.

Beispiel 2 (CD)

Frau CD zeigt in ihren sprachlichen Leistungen folgende Merkmale: (i) Die Patientin spricht sehr langsam und stockend. (ii) Insgesamt überwiegen in der freien Rede Ein- und Zweiwortäußerungen (Agrammatismus), in denen viele phonologische Paraphasien auftreten. Die phonologischen Abweichungen werden sehr oft bemerkt; das daran anschließende Korrekturverhalten führt aber selten zum Ziel und ist durch Perseverationen gekennzeichnet. (iii) Insgesamt treten sehr viele Automatismen (v.a. Flüche) auf. (iv) Das Benennen auf Wortebene ist bei phonologischen Paraphasien insgesamt gut möglich. Situationsbenennen führt zu agrammatischen Äußerungen. (v) Im Sprachverstehen (auditiv und Lesesinn) zeigt sich ein analoges Bild: Auf der Wortebene ist die Leistung sehr gut, auf der Satzebene können Aufgaben nur über Schlüsselwortstrategie gelöst werden. Einfache Ja/Nein-Fragen werden überwiegend richtig beantwortet. Bei Handlungsanweisungen (Manipulation mit Gegenständen) bestehen besondere Probleme mit Präpositionen. Das Textverstehen ist sehr schwer beeinträchtigt. (vi) Beim Nachsprechen bestehen Probleme bei langen, komplexen Wörtern und Sätzen. (vii) Beim Vorlesen von Inhaltswörtern kommt es zu sehr vielen phonematischen Paraphasien; grammatische Wörter können nicht gelesen werden. (viii) Auditiv vorgegebene Wörter und Nicht-Wörter können unterschieden werden. (ix) Das Schreiben von Inhaltswörtern zeigt viele graphematische Paragraphien (Diktat und Benennen); Sätze zeigen Auslassungen grammatischer Wörter.

Abb. 3.23: Beispiele für linguistische Profile

Es sei an dieser Stelle noch einmal angemerkt, dass nicht alle im linguistischen Profil genannten Bereiche unbedingt in den ersten beiden Sitzungen untersucht und erhoben werden müssen. Die **therapiebegleitende Diagnostik** ist ein relativ normaler Vorgang in der therapeutischen Interaktion mit aphasischen Personen. Man sollte immer davon ausgehen, dass sich im Laufe der Zeit durch Beobachtung, therapeutische Übungen und zunehmende Vertrautheit neue Erkenntnisse über den Aphasiker ergeben, welche die ersten Einschätzungen verändern.

3 SPRACHLICHE LEISTUNG

3.5 Exkurs: Aphasische Syndrome

Eine weit verbreitete Ansicht ist, dass Aphasien immer in ähnlichen Symptomenbündeln, den sogenannten **aphasischen Syndromen**, auftreten. Ausgehend von bestimmten sprachlichen Leitsymptomen werden klassifikatorische Etikettierungen vergeben. Auch im AAT wird auf Grund der Beurteilung der Spontansprache und der Lösung in den anderen Aufgabenstellungen eine Zuordnung zu den aphasischen Syndromen durchgeführt. Das Ergebnis eines AAT lässt sich also oft in einer Kurzform präsentieren: „nach AAT Broca-Aphasie". Es muss aber angemerkt werden, dass die Einteilung in Syndrome an sich wenig therapeutische Relevanz hat. Die Gründe sind, dass (i) die kommunikative Dimension fast völlig fehlt und dass (ii) die Syndrome in sich äußerst heterogen sind (d.h. kein Broca-Aphasiker ist wie der andere, kein Wernicke-Aphasiker ist wie der andere). Nichtsdestotrotz sind die aphasischen Syndrome hilfreiche Kurzformeln für eine erste Orientierung über die aphasischen Erscheinungen, und die Syndrome sind weit verbreitete Begriffe. In der folgenden Abbildung 3.24 sind die Syndrome des AAT aufgelistet, die sich in die Standardsyndrome und die Nicht-Standardsyndrome (auf Grund ihrer Häufigkeit) teilen.

Standardsyndrome
Amnestische Aphasie
Broca-Aphasie
Wernicke-Aphasie
Globale Aphasie

Nicht-Standardsyndrome
Leitungsaphasie
Transkortikal-sensorische Aphasie
Transkortikal-motorische Aphasie
Gemischt transkortikale Aphasie

Abb. 3.24: Die aphasischen Syndrome nach AAT

Die **Amnestische Aphasie** hat die folgenden Merkmale: Flüssige Sprache, relativ intakter Satzbau, viele Wortfindungsschwierigkeiten (vor allem beim Benennen bemerkbar), viele semantische, aber auch phonologische Paraphasien bei Inhaltswörtern. Hilfestellungen (Anlauthilfen, semantische Hilfen) führen oft zum erfolgreichen Wortabruf. Das Verstehen ist nur geringfügig eingeschränkt. Mit amnestischen Aphasikern kann man recht gut sprachlich kommunizieren.

Die **Broca-Aphasie** ist durch unflüssiges, langsames und/oder stockendes Sprechen gekennzeichnet, oft begleitet durch Zeichen der Sprech- und Sprachanstrengung. Phonematische Paraphasien sind häufig, Probleme gibt es vor allem auf der morpho-syntaktischen Ebene: Agrammatische Erscheinungen treten auf, Satzkonstruktionen sind kurz und einfach, oft morphologisch defizitär. Das Verstehen ist auf Einzelwortebene gut, viele Aufgaben können über Schlüsselwort- und Kontextstrategie gelöst werden; erst bei Aufgaben, die syntaktisches Verarbeiten erfordern, treten die Verstehensprobleme hervor.

Wernicke-Aphasie ist durch flüssige, manchmal logorrhoeische Sprechweise gekennzeichnet. Phonematische und semantische Paraphasien und/oder Neologismen treten auf, was bis zu durchgängigem Jargon führen kann. Auf der Satzebene treten häufig paragrammatische Konstruktionen auf. Im Verstehen haben Wernicke-Aphasiker große Schwierigkeiten, die Semantik von Inhaltswörtern zu verarbeiten, und insgesamt ist das Verstehen oft schwer beeinträchtigt. Lese- und Schreibleistungen sind in ähnlicher Weise beeinträchtigt. Die Kommunikation mit Wernicke-Patienten ist insgesamt schwierig.

Die **Globale Aphasie** gilt als die schwerste Form der Aphasie, wobei den Patienten unter Umständen nur mehr einzelne Wörter bzw. Sprachautomatismen zur Verfügung stehen; häufig treten Perseverationen und Sprachautomatismen auf. Auch Sprachverstehen, Lesen und Schreiben sind schwer beeinträchtigt. Insgesamt ist die Kommunikation mit globalen Aphasikern stark eingeschränkt.

Die Leitungsaphasie und die transkortikalen Aphasien bilden die **Nicht-Standardsyndrome**. Für die Zuordnung der einzelnen Formen spielt das Nachsprechen eine besondere Rolle. Bei der **Leitungsaphasie** ist das wesentliche Charakteristikum eine im Vergleich zu den anderen Bereichen unverhältnismäßig schwere Störung im Nachsprechen, die umso stärker hervortritt, je länger die nachzusprechende Vorgabe ist. Ansonsten sprechen Leitungsaphasiker flüssig mit vielen phonematischen Paraphasien. Bei **transkortikal-motorischer Aphasie** sprechen die Patienten kaum, können aber mit guter Artikulation und intakter Syntax nachsprechen. Die Patienten haben ein gutes Sprachverstehen und können vorlesen. Patienten mit **transkortikal-sensorischer Aphasie** sprechen ähnlich wie Wernicke-Aphasiker mit vielen semantischen Paraphasien. Der herausragend guten Leistung im Nachsprechen (ohne Sprachverständnis!) entspricht eine Tendenz zur Echolalie in der Spontansprache. **Gemischt transkortikale Aphasie** ist gekennzeichnet durch gute Nachsprechleistung bei nicht-flüssiger Redeweise und geringer Sprachverstehensleistung.

Übungen (Kapitel 3)

Ü 3-1 Klassifizieren Sie die folgenden aphasischen Fehlleistungen des Nachsprechens:

	Zielitem	Aphasische Produktion
1	Gras	Glas
2	Stern	Stein
3	Fürst	Förster
4	Spruch	schtruch
5	Zwist	Frust
6	Zwist	Mist
7	Zwist	spist
8	Zwist	fits
9	Pilot	tomot
10	Pilot	birot
11	Telefon	tefoni
12	Telefon	telebrot
13	Schokolade	schtornifo
14	Schokolade	schotoglade
15	Verbot	bitte warten!
16	Verbot	pfodemot
17	Handschuhfach	Schuhfach
18	Handschuhfach	Handfach
19	Handschuhfach	hangschuchfach
20	Verantwortungslosigkeit	verantwortungsledig

Ü 3-2 Klassifizieren Sie die folgenden aphasischen Fehlleistungen des Objektbenennens:

	Zielitem	Aphasische Produktion
1	Tisch	fusch
2	Tisch	Sessel
3	Besen	bersel
4	Waage	es muss schwerer und leichter
5	Kühlschrank	kühlschtank

60   3 SPRACHLICHE LEISTUNG

6	Hubschrauber	Flughafen
7	Hubschrauber	hubzunger
8	Schreibmaschine	schregerbenke
9	Schreibmaschine	was man kippen kann
10	Dosenöffner	Öffner
11	Taschenlampe	Langenstab
12	Taschenlampe	Lichtlampe
13	Schraubenzieher	dreh und dreh und dresch
14	Rollschuhe	was die Kinder nehmen
15	Rollschuhe	Rollerbahn
16	Rollschuhe	roschler
17	Sicherheitsnadel	nikschtadel
18	Autotür	Torbogen
19	Computer	Kommunist
20	Weinflasche	tokeltsuk

Ü 3-3 Versuchen Sie, das folgende Transkript aphasischer Sprache zuerst nach den AAT-Kriterien zur Spontansprechbeurteilung zu beurteilen. Danach versuchen Sie, wesentliche Merkmale des vorliegenden Transkripts zusammenzufassen. Zur Artikulation und Prosodie ist anzumerken, dass es keinerlei Beeinträchtigungen gibt. Die Äußerungen erfolgen in flüssiger Weise bei normaler Sprechgeschwindigkeit.

Therapeut: Wie war denn das bisher mit Ihrer Sprachstörung und der Therapie?

Aphasiker: Ich habe am habe im / ich war in B. in der Klinik / und ich habe / bin ich / Operation am Herz / ich war wieder in Ordnung / fast wieder in Ordnung / und das hing wahrscheinlich am / von der Zeit an habe ich da konnte ich nicht mehr sprachen ähh sprechen / ich wusste alles alles wusst ich / ich / aber ich konnt nicht mehr sagen / da fehlt ein großes Dings / ist ein Dings ist nicht mehr sprechen / viereinhalb Jahre dazwischen seit ich wieder angefangen habe zu sprechen / zwei Jahre hab ich gearbeitet hab ich / gearbeitet zwei Jahre / ein Tag in der Woche gearbeitet hab ich / Sprache / einmal in der Woche und dann einmal zweimal in der Woche / das war eine Kollegin die für mich arbeitet / Frau M. hat ein Jahr mit mir ham wir zusammen gemacht und dadurch isses besser / ich war wie sagt man war wie ein Kind wie ein Kind der anfing das erste Mal schreiben und wie schule / deswegen hab ichs hingeschrieben und das stehts drauf / ich

3 SPRACHLICHE LEISTUNG

konnt aber schlecht sprechen und seit dieser Zeit habe ich niemand gemacht / und jetzt hier / das is gut is das / das ist mir am besten / dann hab ich den Ton drin und dann geht das gut/

Kommunikationsverhalten:	0	1	2	3	4	5
Artikulation und Prosodie:	0	1	2	3	4	5
Automatisierte Sprache:	0	1	2	3	4	5
Semantische Struktur:	0	1	2	3	4	5
Phonematische Struktur:	0	1	2	3	4	5
Syntaktische Struktur:	0	1	2	3	4	5

Ü 3-4 Versuchen Sie, das folgende Transkript aphasischer Sprache zuerst nach den AAT-Kriterien zur Spontansprechbeurteilung zu beurteilen. Danach versuchen Sie, wesentliche Merkmale des vorliegenden Transkripts zusammenzufassen. Zur Artikulation und Prosodie ist anzumerken, dass es keinerlei Beeinträchtigungen gibt. Die Äußerungen erfolgen in flüssiger Weise bei normaler Sprechgeschwindigkeit.

Therapeut: Können Sie erzählen, wie das mit Ihrer Krankheit war?
Aphasiker: Februar wars / weiß nisch wie früh / früh um Achte / ich auf / aus Kammer raus / auf einmal umgefallen / aus wars / war weg / die ganze Seite hier [*Aphasiker zeigt auf rechte Körperhälfte*] / war weg / Schlaganfall / Schlaganfall / weg / total weg / die Sprache / die dritte Woch / Krankenhaus / die Sprache is nisch gewesen / alles Scheiße / un ich kann nich schreiben / nisch kann ich / schreiben nich / mit Vorlage doch / kann ich schreiben
Therapeut: Und wie gehts sonst so? Außer der Sprache?
Aphasiker: geht nich gut / der Schmerz / hier und hier und hier [*Aphasiker zeigt auf rechte Körperhälfte und auf den Kopf]* / jetzt gehts schon wieder /

Kommunikationsverhalten:	0	1	2	3	4	5
Artikulation und Prosodie:	0	1	2	3	4	5
Automatisierte Sprache:	0	1	2	3	4	5
Semantische Struktur:	0	1	2	3	4	5
Phonematische Struktur:	0	1	2	3	4	5
Syntaktische Struktur:	0	1	2	3	4	5

Ü 3-5 Klassifizieren Sie die folgenden Leseleistungen auf der Wortebene. Beachten Sie, dass auch Nicht-Wörter vorzulesen sind.

	Zielitem	Vorgelesen
1	Wahl	paal
2	Wahl	Wähler
3	schlicht	schlecht
4	schlicht	schickt
5	Sportler	schpele
6	Sportler	pfortler
7	Blamage	balange
8	Blamage	Schande
9	Eitelkeit	ekelzeug
10	Eitelkeit	amefal
11	Schaumgummipolster	Schaum
12	Schaumgummipolster	schaumgummibotti
13	Tur	Tür
14	Muas	Maus
15	Berk	Bert
16	Schlucbt	schlucht
17	Tunne	Tonne
18	Beim	Bein
19	Boll	Ball
20	Kamme	Kamm

▬▬▬ Literaturhinweise (Kapitel 3) ▬▬▬

Eine interessante, auch für Anfänger lesbare Übersicht über verschiedene Testverfahren und diagnostische Probleme bietet Pollow (1993). Ein Blick in das Handbuch des AAT (Huber et al., 1983) lohnt allemal. Auch sollte man sich einmal die Kassette anhören, die dem AAT zur Instruktion zur Spontansprachbeurteilung beiliegt. Für eine Diskussion der Beurteilung von Spontansprache beim AAT siehe Bayer (1986); aus dieser Arbeit stammt auch das Beispiel 3.7. Für eine Kritik des AAT und ähnlicher Verfahren siehe Pulvermüller (1990:66ff) und knapp Kotten (1993:183). Eine Zusammenfassung der Probleme des Syndromansatzes findet sich in Tesak (1997:46ff). Neben dem AAT gibt es noch drei weitere, käuflich erwerbbare Testbatterien: die Tübinger Luria-Christensen Neuropsychologische Untersuchungsreihe (TÜLUC, Hamster, Langer & Mayer, 1980), den Basel-Minnesota-Test zur Differentialdiagnose der Aphasie (BMTDA, Delavier & Graham, 1981) und die Kurze Aphasieprüfung (KAP, Lang et al., 1999). Bei der (sehr lange dauernden) Durchführung des TÜLUC, der eine neuropsychologische Testbatterie (inklusive Sprachteil) ist, lässt der sprachliche Teil Wünsche offen, allerdings bekommt man viele Informationen über nicht-sprachliche Leistungen. Der BMTDA dauert in der Durchführung länger als der AAT, beinhaltet aber einige interessante diagnostische Aufgabenstellungen. Besonders vier Aspekte bieten eine gute Erweiterung der sprachdiagnostischen Grundlage (im Vergleich zum AAT): (i) Verstehen: Ja/Nein-Fragen, Ausführen von Handlungen mit Alltagsgegenständen, (ii) Textebene: Produktion und Verstehen, (iii) Zahlenverarbeitung, (iv) non-verbale Aspekte. Insgesamt ist der BMTDA auch für sehr schwere und sehr leichte Störungen gut zu verwenden. Der KAP hat den Anspruch, Aphasien in sehr kurzer Zeit zu diagnostizieren und sowohl in der akuten als auch in der chronischen Phase einsetzbar zu sein. Häufig in der (englischsprachigen) Literatur erwähnt und auch in deutschen (Teil-) Versionen verwendet (aber nicht verlegt) sind der BDAE (Boston Diagnostic Aphasia Examination, Goodglass & Kaplan, 1973) und der WAB (Western Aphasia Battery, Kertesz, 1982). Ähnlich dem AAT sind BDAE und WAB Aufgabensammlungen, die primär (differenzial)diagnostischen Zweck haben, die Leistung der Aphasiker in vielen Modalitäten erfassen möchten und in der Bestimmung von Syndromen (ähnlich denen des AAT) enden. Beide Tests haben eine stärkere neuropsychologische Ausrichtung als der AAT; der Sprachteil beim WAB ist generell eher dürftig. Eine Übersicht über psycholinguistisch orientierte Diagnostik bieten Lesser & Milroy (1993). Für spezifische Diagnostik auf der Wortebene im Rahmen des Logogenmodells siehe Tesak (1997: 56-69) bezüglich des Modells, Kotten (1997) für die Anwendung desselben in der Therapie, Reitz (1994) für das Lesen und Schreiben sowie Blanken (1996, 1999) für semantische und phonologische Aspekte beim Leseinnverstehen und beim auditiven Verstehen. Blanken et al. (1999) überprüft die Wortverarbeitung quer durch die Modalitäten. Alle bisher genannten Verfahren beziehen sich auf chronische und nicht auf akute Aphasien. Für Diagnostik unmittelbar nach Ereignis sind andere Vorgehen notwendig. Diagnoseinstrumente für akute Aphasien sind der Aachener Aphasie Bedside Test (AABT, Biniek, 1993) sowie der Aphasie-Schnell-Test (Kroker, 2000) bzw. die Kurze Aphasieprüfung (Lang et al., 1999). Zu akuten Aphasien siehe auch Simons (1998).

4 Kommunikative Leistung (Kommunikatives Profil)

Die linguistisch-sprachliche Leistung ist **ein** Aspekt bei Aphasie, ein anderer - wahrscheinlich der wichtigere - ist die **kommunikative Leistung**. Mit kommunikativer Leistung ist gemeint, inwieweit eine aphasische Person im Alltag kommuniziert und wie weit sie ihre kommunikativen Ziele (unabhängig von den verwendeten Mitteln) erreicht. Es ist bekannt, dass sich aus der sprachlichen Leistung (dem linguistischen Profil) an sich die kommunikative Leistung und der kommunikative Erfolg nicht direkt ableiten lassen. Man denke nur an den Fremdspracherwerb: Ob man seine kommunikativen Ziele erreicht, hängt nicht allein an der Fähigkeit, grammatisch korrekte Sätze zu bilden. Innerhalb der Sprachwissenschaft beschäftigt sich die Pragmatik mit den Funktionen von Sprache und mit Kommunikation; man spricht in diesem Zusammenhang daher auch von den pragmatischen Leistungen.

4.1 Diagnoseverfahren

4.1.1 Fragebögen zur Alltagskommunikation

Die **Diagnostik der alltagssprachlichen Kommunikation** kann man mittels Fragebögen schematisieren. Häufig werden Fragebögen wie in Abbildung 4.1 genutzt, in denen im Rahmen einer vierteiligen Skala (NIE, MANCHMAL, HÄUFIG, IMMER) versucht wird, relevante Aspekte der kommunikativen Leistung zu erfassen. Die abgedeckten Bereiche umfassen die kommunikativen Randbedingungen, den Erfolg bei stattfindenden Kommunikationen, alltagsrelevante Tätigkeiten wie Telefonieren und Fernsehen und zudem nicht-sprachliche Bereiche wie den Umgang mit Zahlen, Bankauszügen und Geld.

| | I: nie | II: manchmal | III: häufig | IV: immer |

Name: _____

	I	II	III	IV
sucht sprachliche Kommunikation	o	o	o	o
beginnt sprachliche Kommunikation	o	o	o	o
beteiligt sich an sprachlicher Kommunikation	o	o	o	o
gibt kommunikative Versuche auf	o	o	o	o
vermeidet sprachliche Kommunikation	o	o	o	o
bevorzugt nonverbale Kommunikation	o	o	o	o
überlässt anderen die Initiative	o	o	o	o
verhält sich rein reaktiv	o	o	o	o
zieht sich auf automatisierte Aspekte zurück	o	o	o	o
(z.B. Grüßen, Phrasen)				
hat regelmäßige kommunikative Anlässe				
mit Angehörigen	o	o	o	o
außerhalb der Familie (Stammtisch, etc.)	o	o	o	o
mit anderen Aphasikern (z.B. Selbsthilfe)	o	o	o	o
mit Unbekannten und Fremden	o	o	o	o
erreicht kommunikative Ziele im Allgemeinen	o	o	o	o
teilt einfache Bedürfnisse/Wünsche erfolgreich mit	o	o	o	o
teilt Emotionen erfolgreich mit	o	o	o	o
teilt einfache Sachverhalte erfolgreich mit	o	o	o	o
teilt komplexe Sachverhalte erfolgreich mit	o	o	o	o
kann länger bei einem Thema bleiben	o	o	o	o
kann kommunikative Unklarheiten klären	o	o	o	o
nimmt Telefonate entgegen	o	o	o	o
liest und versteht Zeitung, Bücher	o	o	o	o
kann Schriftsprache verarbeiten	o	o	o	o
(z.B. Kataloge, Bankauszüge)				
erledigt einfache schriftliche Aufgaben	o	o	o	o
(z.B. Einkaufslisten, Formulare ausfüllen)				
erledigt komplexe schriftliche Aufgaben	o	o	o	o
(z.B. Geschäftsbriefe, Tagebuch)				
versteht Radio/Fernsehen	o	o	o	o
kann mit Geld umgehen	o	o	o	o
kann mit Zahlen umgehen	o	o	o	o

Abb. 4.1: Fragebogen zur Alltagskommunikation

Insgesamt beinhaltet solch ein Fragebogen primär **subjektive Einschätzungen**, und es werden auch nicht alle alltagsrelevanten Bereiche abgedeckt. Dennoch helfen solche Bögen, wenn man sie im Hinblick auf eine aphasische Person ausfüllt, in der Einschätzung der kommunikativen Leistung enorm. Eine noch nicht geklärte Frage ist, auf welche Weise man am verlässlichsten zu den gewünschten Informationen kommt. Zur Beurteilung der kommunikativen Leistungen kann man **verschiedene Quellen** heranziehen. Die wesentlichen sind in der folgenden Abbildung 4.2 aufgelistet.

Selbstauskunft des Aphasikers
Einschätzung der Therapeutin auf Grund der sprachlichen Defizite
Beurteilung der Kommunikation zwischen Aphasiker und Therapeutin
Beurteilung der Kommunikation zwischen Aphasiker und Dritten
Testverfahren
Befragung der Angehörigen

Abb. 4.2: Quellen über kommunikative Leistung aphasischer Personen

Die **Selbstauskunft des Aphasikers** ist eine wichtige Informationsquelle. Die erste Möglichkeit dazu findet sich bereits im Erstgespräch. Allerdings sind aphasische Selbstauskünfte von variierender Qualität. Zum einen fehlt es den aphasischen Personen oft an den Möglichkeiten differenzierten sprachlichen Ausdrucks, um die eigenen kommunikativen Probleme oder Erfolge zu schildern. Zum anderen ist das Problembewusstsein unterschiedlich ausgeprägt. Manche schätzen sich und ihre Probleme recht realistisch und adäquat ein, andere verharmlosen oder übertreiben. In diesem Zusammenhang könnte die Dauer der Erkrankung eine Rolle spielen. Je länger eine aphasische Person bereits mit ihren Problemen zurechtkommen musste, umso realistischer ist die Einschätzung. Aber das ist keineswegs notwendigerweise so, auch chronische Aphasiker verdrängen, verharmlosen, über- oder untertreiben, und akute Aphasiker können in der Beurteilung der Probleme völlig richtig liegen.

Die **Einschätzung der Therapeutin** erfolgt (zumindest am Beginn) meist nur auf Grund der sprachlichen Leistung bei diversen Tests und der eigenen (häufig nur kurzen) kommunikativen Interaktionen mit den aphasischen Personen. Vor allem die eigene Kommunikation mit dem Aphasiker ist hier aussagekräftig, aber auch auf dieser Grundlage ist es oft schwer zu beurteilen, wie sich der Aphasiker außerhalb der klinischen (therapeutischen) Situation verhält. Hier ist es aufschlussreich, aphasische Personen in der Kommunikation mit anderen zu beobachten, beispielsweise mit Angehörigen oder anderen Dritten. Da dies leider nur selten möglich ist, wird versucht, über **Testverfahren** relevante Daten zur kommunikativen Leistung zu sammeln. Zwei dieser Testverfahren (PACE-Protokoll, ANELT) sind im nächsten Abschnitt beschrieben.

4 KOMMUNIKATIVE LEISTUNG

Weitere Informationen über die kommunikative Leistung einer aphasischen Person lassen sich von den **Angehörigen** bekommen. Erfreulicherweise wird es auch immer üblicher, die Angehörigen mündlich oder schriftlich zu befragen, weil diese neben dem Aphasiker zumeist am besten über die kommunikativen Anforderungen der Patienten im Alltag Bescheid wissen und auch über kommunikative Erfolge, Misserfolge und Strategien berichten können. Eine formalisierte Möglichkeit ist der in 4.1.4 beschriebene CETI-Fragebogen, mit dem man Angehörige über die aphasischen Personen befragen kann.

Für eine Beurteilung der erhobenen Auskünfte ist es wichtig, über die prämorbiden kommunikativen Gewohnheiten und Leistungen Kenntnisse zu haben. Unter Umständen sind bestimmte Erscheinungen im Sprach- und Kommunikationsverhalten nämlich keine Folgen der Aphasie, sondern einfach prämorbide Gewohnheiten. Wer beispielsweise außer dem Ausfüllen von Lottoscheinen nichts zu schreiben hatte (oder es vielleicht gar nicht konnte), wird auch als Aphasiker nicht mehr schreiben können (oder wollen). So gesehen sind die Auskünfte der aphasischen Personen und der Angehörigen wichtig, um die Leistungen der aphasischen Person (beispielsweise bei Tests) zum Zeitpunkt der Erhebung richtig einschätzen zu können.

4.1.2   PACE-Protokoll

Ausgehend von der grundsätzlichen Überlegung, dass Kommunikation viel mehr umfasst als reine Sprachverwendung, wird unter dem PACE-Ansatz versucht, auch nichtsprachliche Mittel in die Betrachtung miteinzubeziehen. (PACE steht für **P**romoting **A**phasics' **C**ommunicative **E**ffectiveness; siehe Abschnitt 11.1.2.)

Im PACE-Protokoll (siehe Abb. 4.3) geht es darum, zum einen die verwendeten **verbalen und non-verbalen Mittel** zu erfassen und zum anderen den **Kommunikationserfolg** auf einer 6-teiligen Skala einzuschätzen. Die klassische PACE-Aufgabenstellung für den Aphasiker ist es, den Inhalt (Objekt oder Handlung) einer Bildkarte, die der Untersucher nicht sieht, dem Untersucher zu übermitteln. Der Aphasiker darf (und soll) alle ihm zur Verfügung stehenden kommunikativen Mittel ausnützen, um zum kommunikativen Ziel (Verstehen durch Untersucher) zu kommen. Das PACE-Protokoll liefert in dieser Weise interessante Hinweise für die Beurteilung der kommunikativen Mittel und des Kommunikationserfolgs vor allem bei schweren aphasischen Störungen.

	Kommunikationskanäle (Mehrfachnotierung)					Kommunikationserfolg**					
	zeichnen	schreiben/ Anfangsbuchstabe	Gestik/Mimik	auf referierenden Gegenstand zeigen	sprachl. Äußerung/ Umschreibung	0	1	2	3	4	5
1											
2											
3											
4											

** Bewertung des Kommunikationserfolges:

0 = Patient macht keinen Versuch, die Information zu übermitteln.
1 = Information konnte nicht übermittelt werden, obwohl der Patient einen oder mehrere Versuche unternahm.
2 = Information konnte nur teilweise übermittelt werden; hierzu waren allgemeine und spezielle Nachfragen und/oder Aufforderungen notwendig.
3 = Information wurde übermittelt; es waren jedoch allgemeine und spezielle Nachfragen und/oder Anforderungen notwendig.
4 = Information wurde übermittelt, es war jedoch eine allgemeine oder spezielle Nachfrage notwendig.
5 = Information wurde erfolgreich übermittelt, ohne daß Nachfragen notwendig waren.

© 1988 · Steiner-Verlag · Leverkusen

Abb. 4.3: Auszug aus dem PACE Protokoll (Steiner, 1988)

4.1.3 ANELT

Der **ANELT** (**A**msterdam-**N**ijmegen-**E**veryday-**L**anguage-**T**est) ist ein Testinstrument, mit dem über Rollenspiele versucht wird herauszufinden, „inwieweit es einem Patienten [gelingt], im täglichen Leben eine Botschaft verbal zu übermitteln, trotz syntaktischer, semantischer, phonologischer und/oder artikulatorischer Beeinträchtigungen" (Blomert/Buslach, 1994:3). Beispielsaufgaben sieht man in der Abbildung 4.4. Die sprachliche Antwort wird dann jeweils mittels einer fünfteiligen Rating-Skala auf den Ebenen **inhaltliche** und **auditive Verständlichkeit** beurteilt. Insgesamt werden 10 Situationen überprüft, die zum Teil den Einsatz von echten Objekten beinhalten.

Die Kinder spielen Fußball direkt vor der Tür. Sie haben das schon öfter verboten. Sie gehen hinaus, um die Jungen anzusprechen. Was sagen Sie?

Der Hund Ihres Nachbarn bellt den ganzen Tag. Es reicht Ihnen. Sie wollen mit ihm darüber sprechen. Was sagen Sie?

Sie haben einen Termin beim Arzt, aber es ist etwas dazwischen gekommen. Sie rufen ihn an. Was sagen Sie?

Abb. 4.4: Beispielsaufgaben aus dem ANELT

4 KOMMUNIKATIVE LEISTUNG

Grundlegende Probleme, die den ANELT in seinem Wert als Testinstrument zur Erfassung kommunikativer Leistungen einschränken, sind, dass das Verstehen der Situation bzw. Anweisungen eine Voraussetzung ist, um die Aufgabe richtig lösen zu können, und dass ein Rollenspiel nicht unbedingt die Fähigkeit widerspiegelt, im „echten" Leben mit dem Problem der Sprachschwierigkeit umzugehen. Zudem wird nur die linguistische Seite allein bewertet. Non-verbales spielt für die Beurteilung keine Rolle, es wird sogar explizit (laut Durchführungshinweis) aus der Beurteilung ausgeschlossen. Gerade der non-verbale Kanal ist aber oft der Ausweg, um kommunikative Ziele trotz sprachlicher Probleme zu erreichen. (Man denke nur an die Möglichkeit der non-verbalen Drohung mit der Faust, um den Kindern aus dem Beispiel in Abb. 4.4 eine verständliche Mitteilung zu machen.) Auch darf der Untersucher laut ANELT-Anweisung keine Rückmeldungen oder Hilfestellungen geben, um die aphasischen Personen beim Erreichen ihrer Ziele zu unterstützen, wodurch die Aufgabenstellung monologisch und somit gar kein richtiges Kommunikationsrollenspiel ist. Insgesamt erscheint der ANELT also nur sehr eingeschränkt tauglich, funktionale Leistung zu beurteilen bzw. zu messen.

4.1.4 CETI

In den letzten Jahren wurden **verschiedene Fragebögen** entwickelt, um in knapper Form von den Angehörigen wesentliche Informationen über das Kommunikationsverhalten der Aphasiker zu erheben. Eines dieser Verfahren ist der sogenannte **CETI** (**C**ommunicative **E**ffectiveness **I**ndex), bei dem Angehörige 16 Fragen im Hinblick auf die aphasische Person auf einer Skala von *„überhaupt nicht"* bis *„so gut wie vor der Erkrankung"* beantworten müssen. Die Länge der Skala, auf der die Einschätzungen einzutragen sind, ist normiert (100 mm), sodass sich mittels einfacher Arithmetik der sogenannte CETI-Index erstellen lässt (Entfernung in mm von links bis zur Markierung bei allen 16 Fragen, dann durch 16 dividieren). Je höher der Wert, umso besser die Einschätzung. Die Fragen des CETI sind in der Abbildung 4.5 aufgelistet.

Solch eine Befragung ist eine **erste Annäherung** an die sprachlichen und kommunikativen Fähigkeiten des Aphasikers aus der Sicht der Angehörigen, die den Bogen allein (ohne aphasische Personen) ausfüllen sollten. Ein wichtiger diagnostischer Hinweis ist es auf jeden Fall, wenn die Einschätzung der Angehörigen von der Einschätzung des Therapeuten stark abweicht.

Kann ....das Folgende?

1. Jemanden auf sich aufmerksam machen?
2. Sich an Gesprächen von mehreren beteiligen, die über ihn/sie sind?
3. Passende Ja/Nein-Antworten geben?
4. Seine/ihre Emotionen mitteilen?
5. Anzeigen, ob sie/er verstanden hat, was zu ihm/ihr gesagt wurde?
6. Soziale Kontakte mit Nachbarn und Freunden pflegen (z.B. gemeinsam Kaffee trinken)?
7. Mit Ihnen ein normales Zweier-Gespräch führen?
8. Die Namen von Anwesenden (direkt vor Patienten) nennen?
9. Schmerzen und körperliche Zustände mitteilen?
10. Spontan ein Gespräch beginnen und/oder das Thema in einem Gespräch wechseln?
11. Antworten und Kommunizieren ohne Wörter (inklusive Ja/Nein)?
12. Mit Personen ein Gespräch anfangen, die nicht zum engen Familien- und Freundeskreis gehören?
13. Schriftsprache verstehen?
14. An einem Gespräch teilnehmen, das schnell verläuft, und an dem mehrere Personen teilnehmen?
15. An einem Gespräch mit Fremden teilnehmen?
16. Etwas ausführlich beschreiben oder diskutieren?

Abb. 4.5: Fragen des CETI (Lomas et al., 1989)

4.2 Beobachtungsebenen

In den folgenden Abschnitten werden verschiedene **Beobachtungsebenen** besprochen, die für die Beurteilung der kommunikativen Leistung einer aphasischen Person wichtig sind. Zuerst sollte man erheben, wie eine aphasische Person mit sprachlichen Problemen (im Produzieren und Verstehen) umgeht. Weiterhin spielt es auch eine Rolle, dass zu einer gelungenen Kommunikation immer zumindest zwei Kommunikationsteilnehmer gehören. Aus diesem Grunde sind auch die sprachgesunden Kommunikationspartner der Aphasiker wichtig für eine umfassende sprachtherapeutische Bestandsaufnahme bzw. für eine Therapie, die auf möglichst große Verbesserung der Kommunikationsfähigkeit der Aphasiker zielt.

4 KOMMUNIKATIVE LEISTUNG

4.2.1 Problemlösen

Aphasische Personen bemerken oft, wenn ihnen ein sprachlicher Fehler passiert bzw. wenn sie sprachlich nicht mehr weiterkommen (so genanntes **Störungsbewusstsein**). Eine zentrale Frage ist jetzt natürlich, inwieweit bzw. wie der Aphasiker das offensichtliche Problem löst bzw. zu lösen versucht (sogenannte **Reparaturhandlungen**), denn davon hängt in starkem Maße der kommunikative Erfolg ab. In der folgenden Abbildung 4.6 sind verschiedene Möglichkeiten der Reaktion auf ein sprachliches Problem aufgelistet.

Die Art der Problemlösung(en) durch eine aphasische Person ist sehr aufschlussreich für die Beurteilung der sprachlich-funktionalen Leistungen eines Aphasikers und gibt Hinweise über eventuell therapeutisch nutzbares sprachliches Restwissen. Besonders zu beachten ist, wenn ein Aphasiker eine bestimmte Reaktionsweise häufig zeigt, beispielsweise systematisch auf Schriftsprache ausweicht, oder wenn der Aphasiker bei Wortfindungsschwierigkeiten regelmäßig Redefloskeln äußert. Man spricht bei häufig auftretenden Erscheinungen (mit oder ohne kommunikativen Zweck) von **Strategien**. Viele Aphasiker entwickeln im Laufe der Zeit Strategien (auf verschiedenen Ebenen), um mit ihren Problemen besser umgehen zu können. Andererseits kann das Fehlen von bestimmten, vielleicht sinnvollen Reparaturhandlungen die Grundlage für den Aufbau bestimmter Verhaltensweisen als Therapieziel abgeben.

Generell wichtig ist, ob und wie Aphasiker **Suchverhalten** zeigen, weil sich in der Art der Suche häufig Hinweise auf noch vorhandenes Wissen, mögliche Hilfestellungen und therapeutische Strategien verbergen. Zwei Erscheinungen, die mit Suchverhalten zu tun haben, sind **conduite d'approche** und **conduite d'ecart**, wobei Ersteres ein langsames Annähern an die Zielform beinhaltet und zweiteres ein Abdriften.

Als Grundlage für die Analyse der Problemlöseverhalten bei sprachlichen Problemen eignen sich alle expressiven Aufgabenstellungen. Typischerweise werden Spontangespräche sowie Objekt- und Situationsbenennen herangezogen. So kann man beispielsweise auf der Grundlage eines AAT, wenn man die Zahl der auftretenden Reaktionen in eine Liste wie Abb. 4.6 überträgt, zu aussagekräftigen, relevanten Erkenntnissen kommen.

Auftreten von WFS und sprachlichen Problemen:	.............mal

Der Aphasiker

bricht die Äußerung ab und schweigt	x
bricht die Äußerung ab und zeigt Ärger, Aggression, etc.	x
bricht die Äußerung ab und wechselt Thema	x
bricht die Äußerung ab und	x
macht einen Neustart	x
mit identischer Struktur (Wiederholung)	x
mit vereinfachter oder anderer Struktur	x
macht eine lange, ungefüllte Pause und sucht	x
macht eine gefüllte Pause, um Redefluss aufrecht zu erhalten	
mit Redefloskeln (*wie sagt man?*)	x
mit Kommentaren (*schon wieder wech das blöde Wort*)	x
mit Füllmaterial (*ähh, hmmm*)	x
nennt lautliche Information über Zielwort (z.B. Anfangslaut)	x
umschreibt Zielwort phonologisch	x
nennt inhaltlich verwandte Wörter	x
nähert sich dem Zielwort langsam an	x
semantisch (*Zitrone, Orange, Banane!*)	x
phonologisch (*gefen, gafenen, gefangen*)	x
umschreibt Zielwort semantisch	x
schließt Alternativen aus (*nich Mai, nich Juni*)	x
nimmt Schriftsprache zur Hilfe (schreibt Buchstaben	
oder Wort)	x
nimmt Gestik, Mimik und Pantomime zu Hilfe	x
zeichnet oder malt	x
sucht Hilfe beim Interaktionspartner (*Sag schon!*	
Wie denn?)	x

Abb. 4.6: Aphasisches Verhalten bei sprachlichen Problemen (frei nach Bongartz, 1998)

4.2.2   Reaktionen auf Nicht-Verstehen

Unter kommunikativem Gesichtspunkt relevant ist auch, wie eine aphasische Person rückmeldet, wenn sie meint, etwas nicht verstanden zu haben. Abbildung 4.7 listet verschiedene Möglichkeiten auf.

4 KOMMUNIKATIVE LEISTUNG

Auftreten von Verstehensproblemen: ....mal

Der Aphasiker / Die Aphasikerin

gibt eine verbale Rückmeldung über Nicht-Verstehen	x
zeigt gestisch-mimisch Nicht-Verstehen an	x
wünscht Wiederholung	x
wünscht langsamere Wiederholung (Sprech-geschwindigkeit)	x
wünscht Wiederholung in anderer Modalität (z.B. Schreiben)	x
stellt Fragen	x
wiederholt Frage oder Äußerung des Kommunikations-partners	x
wechselt Thema	x
lenkt ab	x
reagiert unangemessen	x

Abb. 4.7: Verhaltensmöglichkeiten bei Nicht-Verstehen

Eine genaue Bestandsaufnahme der Reaktionen zeigt, inwieweit **Problembewusstsein** aufseiten des Aphasikers besteht bzw. inwieweit und wie der Aphasiker aktiv an der Problemlösung (mit)arbeitet.

4.2.3   Sprecherwechsel

Ein wichtiger Aspekt normaler Kommunikation ist der sogenannte **Sprecherwechsel** (*turn-taking*). Normalerweise spricht man abwechselnd und signalisiert einander, wenn der andere dran ist (beispielsweise durch abfallende Intonation, Blickkontakt und vor allem Pausen). Man kann Sprecherwechsel zuweisen (beispielsweise durch Fragen oder Aufforderungen), und man kann sich Rederecht erkämpfen (beispielsweise durch Unterbrechen und Zwischenrufe). Das Verhalten der aphasischen Personen (und auch ihrer Angehörigen) im Hinblick auf Sprecherwechsel ist ein wichtiger Punkt bei der Beurteilung der aphasischen kommunikativen Fähigkeiten.

Aphasiker wissen üblicherweise um die Regeln des Sprecherwechsels, sind aber auf Grund ihrer Einschränkungen oft nicht in der Lage, sich im Rahmen vor allem der zeitlichen Üblichkeiten zu verhalten. Ein zentrales Problem ist sicherlich, dass bei vielen Aphasikern immer wieder **Pausen im Redefluss** auftreten, die von Zuhörern als Zeichen (miss)verstanden werden, selbst das Wort zu ergreifen, obwohl der Aphasiker eigentlich noch nicht mit seinem Redebeitrag fertig ist und nur nach einem Wort oder einer Formulierung sucht. (Viele Ereignisse dieser Art hintereinander ermuntern keineswegs zu weiteren sprachlichen Versuchen!) So verlieren die aphasischen Personen in den kommunikativen Interaktionen oft ihr Rederecht. Andererseits sind Aphasiker eben auch zu langsam, wenn es um die Übernahme bzw. Rückübernahme des Rederechts geht. Insgesamt bekommen Aphasiker das Rederecht viel häufiger zugewiesen als Sprachgesunde ("*Jetzt red du mal!*"), und sie "nehmen sich das Wort" auch seltener.

Generell ist bei Angehörigen immer wieder zu beobachten, dass sie den Aphasikern das Rederecht wegnehmen und auch in der Kommunikation mit Dritten für den Aphasiker sprechen. Hier ist sicherlich eine aufschlussreiche Beobachtung, wie sich Aphasiker in solchen Situationen verhalten, wenn ihnen das Wort entzogen wird bzw. wenn sie gar nicht so weit kommen, etwas zu sagen. Versuchen die aphasischen Personen beispielsweise, sich sprachlich (oder auch nicht-sprachlich) zu behaupten, oder sitzen sie einfach resigniert da und warten auf die nächste Zuweisung des Rederechts? In solch einem Falle mag sich die sprachtherapeutische Intervention auch oder besonders an die Angehörigen richten.

Der Aspekt des Sprecherwechsels gestaltet sich prinzipiell anders bei Patienten mit übersteigertem Redefluss (Logorrhoe). Hier ist es oft nötig, die Patienten zu bremsen und explizit an den Üblichkeiten des Sprecherwechsels zu arbeiten.

4.2.4 Kommunikationspartner

Äußerst wichtig für eine aphasische Person ist es, **kooperative Kommunikationspartner** zu haben, die auf die aphasischen Gegebenheiten und Probleme in der richtigen Weise eingehen. Ein Teil des kommunikativen Erfolgs aphasischer Personen hängt nämlich daran, dass sie bei ihren sprachlichen Bemühungen auch außerhalb der klinischen Situation unterstützt werden bzw. dass sich die Kommunikationspartner "aphasiefreundlich" verhalten. Aus diesem Grunde sind auch die üblichen Kommunikationspartner (zumeist Angehörige) der aphasischen Personen von diagnostischem Interesse.

Die Analyse einer Interaktion zwischen Aphasiker und Angehörigen im Hinblick auf den Sprachgesunden ist aus diesem Grund für die Therapeutin sehr aufschlussreich. Zum einen erhält man Aufschluss über die Probleme, mit denen der Aphasiker im Alltag zu kämpfen hat, zum anderen erhält man eine Grundlage für die Beratung von Angehörigen, weil man schon einen Eindruck gewinnen kann, was Angehörige ohnedies schon gut machen und wo noch Informationen und Verhaltensänderungen nötig sind. Abb. 4.8 zeigt einen Überblick interessierender Aspekte. Es ist keineswegs möglich, solch einen Bogen immer vollständig auszufüllen, wenn man die Angehörigen nicht häufig sieht. Dennoch kann das Durchgehen der einzelnen Punkte eine gute Grundlage für Angehörigenberatung darstellen.

4 KOMMUNIKATIVE LEISTUNG

I: nie	II: manchmal	III: häufig	IV: immer

Der Angehörige / Kommunikationspartner

	I	II	III	IV
hat Blickkontakt	o	o	o	o
spricht angemessen langsam	o	o	o	o
artikuliert und intoniert deutlich	o	o	o	o
spricht in einfachen Sätzen	o	o	o	o
wiederholt wesentliche Informationen	o	o	o	o
unterstützt Sprache mit non-verbalen Mitteln	o	o	o	o
versucht Verständnissicherung	o	o	o	o
lässt dem Aphasiker Zeit				
für seine Redebeiträge	o	o	o	o
für den Sprecherwechsel	o	o	o	o
toleriert Pausen und Suchverhalten	o	o	o	o
reagiert auf Rückmeldungen des Aphasikers				
angemessen				
mit Wiederholungen	o	o	o	o
mit Fragen	o	o	o	o
mit Vereinfachungen	o	o	o	o
mit Verlangsamung	o	o	o	o
unangemessen				
wird lauter	o	o	o	o
wird schneller	o	o	o	o
wird ungeduldig	o	o	o	o
hilft bei sprachlichen Problemen des Aphasikers				
mit Raten	o	o	o	o
mit Hilfestellungen	o	o	o	o
mit Fragen	o	o	o	o
mit Anweisungen	o	o	o	o
mit Übernahme der Sprecherrolle	o	o	o	o
unterstützt Aphasiker bei Dritten	o	o	o	o
spricht für den Aphasiker bei Anwesenheit Dritter				
generell	o	o	o	o
bei sprachlichen Problemen	o	o	o	o
signalisiert Ärger	o	o	o	o
reagiert unangemessen	o	o	o	o

Abb. 4.8: Beurteilungskriterien für Kommunikationspartner von aphasischen Personen

Die **Angehörigenberatung** ist ein wichtiger Schritt, um die Kommunikation für aphasische Personen zu erleichtern, den Transfer aus der Therapie in den Alltag zu ermöglichen und insgesamt eine realistische Einschätzung bei allen Beteiligten aufzubauen. Es ist auch eine Möglichkeit, Kommunikationstherapie sowohl für die aphasischen Personen als auch für die Angehörigen anzubieten. Gleichzeitig kann es die Grundlage sein, mit aphasischen Personen Themen und Fertigkeiten zu behandeln, die sie befähigen, mit schwierigen Situationen umzugehen, beispielsweise Unterbrechungen abzuwehren, sprachliche Hilfe zu suchen und Ähnliches.

4.2.5   Gemeinsames Problemlösen

Nach der Betrachtung des Aphasikers auf der einen und dem Kommunikationspartner auf der anderen Seite geht es in diesem Abschnitt um die beiden zusammen. Ausgangspunkt ist, dass das Erreichen kommunikativer Ziele ein **kooperativer Vorgang** zwischen Sprechern und ihren Gesprächspartnern ist. Im Sonderfall, wo einer der Kommunikationspartner aphasisch ist, kommt dem Miteinander noch mehr Bedeutung zu. Im Zusammenspiel von beiden Interaktionsteilnehmern können nämlich oft Inhalte ausgedrückt und kommuniziert werden, deren Übermittlung für den Aphasiker allein nicht möglich gewesen wäre. Die diagnostisch relevante Frage ist also: Wie werden Probleme (Nicht-Verstehen, Ausdrucksprobleme) generell gelöst? Vonseiten des Aphasikers allein, gemeinsam mit dem Kommunikationspartner oder durch den Kommunikationspartner allein? Zur Beantwortung dieser Fragestellungen ist es nützlich, unterschiedliche Arten der **Selbst- und Fremdkorrektur** zu unterscheiden (Abb. 4.9).

Selbst-initiierte Selbstkorrektur
    Aph: *ging gut .. ähh .. nein, ging schlecht!*

Fremd-initiierte Selbstkorrektur
    Aph: *ein Apfel*
    The: *ein Apfel?*
    Aph: *nee, Birne*

Fremd-initiierte Fremdkorrektur
    Aph: *Im Urlaub, Linz, die Berge, schön gewesen*
    The: *Sie meinen Liënz! Dort war ich auch schon.*

Selbst-initiierte Fremdkorrektur
    Aph: *Dann war da ein ... ein ...na, sag's mir*
    The: *ein Unfall?*
    Aph: *ja, Unfall und dann isses passiert*

Abb. 4.9: Reparatur-Muster (Selbst-/Fremdkorrekturen)

Bei der selbst-initiierten Selbstkorrektur findet der Sprecher selbst die Lösung, wohingegen bei der fremd-initiierten Selbstkorrektur der Gesprächspartner die richtige Lösung anstößt. Bei der fremd-initiierten Fremdkorrektur erfolgt die Verbesserung über den Zuhörer, und bei der selbst-initiierten Fremdkorrektur wird der Zuhörer aktiv eingesetzt, um die richtige Lösung zu finden.

Eine quantitative Auflistung der Zahl der Reparaturhandlungen und der Anteile der verschiedenen Arten ist eine wichtige Größe für die Beurteilung der Notwendigkeit, eventuell Kommunikationstherapie für aphasische Personen und ihre Angehörigen gemeinsam anzubieten.

4.3   Kommunikatives Profil

Infolge der Erhebungen zur kommunikativen Leistung sollte man fähig sein, ein **kommunikatives Profil** der untersuchten aphasischen Person zu erstellen, das auf der Basis des linguistischen Profils wesentliche alltagsrelevante kommunikative Leistungen und Bedürfnisse des Patienten - wenn möglich unter Berücksichtigung der Angehörigen - beinhaltet. Die folgenden (oder ähnliche) Fragen sollten mittels eines kommunikativen Profils (annähernd) beantwortet werden:

In welcher Weise werden sprachliche und nicht-sprachliche Mittel eingesetzt?
Wie verhält sich die aphasische Person in der Alltagskommunikation?
Werden kommunikative Ziele in der Therapie, in der Familie, in der Öffentlichkeit erreicht?
Gibt es auffällige Strategien, Kompensations- oder Vermeidungsverhalten?
Was passiert bei sprachlichen Problemen (in der Produktion, im Verstehen)?
Gibt es typische Reparaturhandlungen?
Wie verhalten sich die Angehörigen?
Werden Probleme gemeinsam gelöst?

In der folgenden Abbildung 4.10 finden sich die zwei Beispiele aus 3.23 als kommunikative Profile ausformuliert.

Beispiel 1 (AB)

Der Patient ist seit 7 Jahren Rentner. Als Hobbys gibt er Spazierengehen, seinen Garten und seine Familie an. Neben vielen familiären Kontakten unternimmt der Patient regelmäßig Ausflüge mit der örtlichen Schlaganfallselbsthilfegruppe. In der Kommunikation erscheint der Patient relativ unauffällig. Die semantischen und syntaktischen Probleme werden in der freien Rede durch Wiederholungen von Aussagen (in leichten Variationen) und durch vermehrten Einsatz von Floskeln und Stereotypien wettgemacht.Smalltalk ist so gut wie unauffällig, Schwierigkeiten treten aber bei propositionaler

Sprache auf (z.B. beim Erklären des Hergangs eines Verkehrsunfalls). Fragen werden ungenau oder mit Gegenfragen beantwortet. Bei Schwierigkeiten beginnt der Patient zu gestikulieren (allerdings ohne klaren Bezug zum Gemeinten) und wechselt oft das Thema, stellt an die Kommunikationspartner allgemeine Fragen und zieht sich auf Kommentieren und allgemeine Feed-back-Zeichen zurück. Zusammen mit Familienangehörigen wirkt der Patient noch unauffälliger, weil die Ehefrau (und auch die Tochter) normalerweise für Herrn AB sprechen, was vom Patienten immer mit allgemeinen zustimmenden Phrasen begleitet oder durch Aufforderungen (*sags du mal*) initiiert wird. Zu Arztbesuchen wird der Patient normalerweise begleitet, Einkäufe und andere alltägliche Tätigkeiten können problemlos ausgeführt werden.

Beispiel 2 (CD)

Frau CD ist seit ihrem Schlaganfall krankgeschrieben, wird in wenigen Wochen in Rente gehen und lebt seit zwei Jahren allein. Laut eigener Auskunft empfindet sie das Alleinsein als schrecklich, schämt sich aber auf Grund ihrer Sprachstörung, auf Menschen zuzugehen und mit ihnen zu kommunizieren. Einmal pro Tag kommt eine Nichte der Patientin und erledigt Einkäufe, kocht und kümmert sich um die Wohnung. Nach Auskunft der Nichte beschränkt sich Frau CD auf Gesten, Mimik und einfache, kurze Äußerungen. Die Nichte bietet die einzige regelmäßige Gelegenheit zum Kommunizieren außerhalb der Sprachtherapie. In der Therapie zeigt die Patientin ein gut ausgeprägtes Störungsbewusstsein für Wortfindung; die lautlichen Abweichungen führen oft zu Korrekturverhalten, die typischerweise in Perseverationen enden. Frau CD reagiert darauf oft sehr ungehalten und flucht, wenn sich sprachliche Probleme zeigen.

Abb. 4.10: Beispiele für kommunikative Profile

Übungen (Kapitel 4)

Ü 4-1 Im folgenden Fragebogen zur Alltagskommunikation sind die Einschätzungen der Therapeutin, der Ehefrau und des Sohnes eines Aphasikers eingetragen. Die Therapeutin betreut den Aphasiker seit zwei Wochen im Rahmen eines Reha-Aufenthaltes. Die Aphasie besteht seit zwei Jahren, und die Ehefrau lebt im Haushalt des Aphasikers. Der Sohn wohnt in einer anderen Stadt. Überlegen Sie, welchen Hintergrund die zum Teil widersprüchlichen Angaben haben könnten.

| | I: nie | II: manchmal | III: häufig | IV: immer |

Name: _Herr K._____

□ Therapeutin
X Ehefrau
● Sohn

	I	II	III	IV
sucht sprachliche Kommunikation	o	●	□X	o
beginnt sprachliche Kommunikation	●	□	⊠	o
beteiligt sich an sprachlicher Kommunikation	o	●	□X	o
gibt kommunikative Versuche auf	o	□	●X	o
vermeidet sprachliche Kommunikation	□	⊠	●	o
bevorzugt non-verbale Kommunikation	◉	⊠	o	o
überlässt anderen die Initiative	o	□X	●	o
verhält sich rein reaktiv	o	◉X	o	o
zieht sich auf automatisierte Aspekte zurück (z.B. Grüßen, Phrasen)	⊠	□	●	o
hat regelmäßige kommunikative Anlässe				
mit Angehörigen	o	o	◉	⊠
außerhalb der Familie (Stammtisch, etc.)	●	□	⊠	o
mit anderen Aphasikern (z.B. Selbsthilfe)	●	□X	o	o
mit Unbekannten und Fremden	●X	□	o	o
erreicht kommunikative Ziele im allgemeinen	o	●	⊠	o
teilt einfache Bedürfnisse /Wünsche erfolgreich mit	o	●	□	⊠
teilt Emotionen erfolgreich mit	o	◉	o	⊠
teilt einfache Sachverhalte erfolgreich mit	o	●	□	⊠
teilt komplexe Sachverhalte erfolgreich mit	●	□	⊠	o
kann länger bei einem Thema bleiben	●	□	⊠	o
kann kommunikative Unklarheiten klären	●	□	o	o
nimmt Telefonate entgegen	●	⊠	o	o
liest und versteht Zeitung, Bücher	o	◉	⊠	o
kann Schriftsprache verarbeiten (z.B. Kataloge, Bankauszüge)	o	◉	o	⊠
erledigt einfache schriftliche Aufgaben (z.B. Einkaufslisten, Formulare ausfüllen)	●X	□	o	o
erledigt komplexe schriftliche Aufgaben (z.B. Geschäftsbriefe, Tagebuch)	◉X	o	o	o
versteht Radio/Fernsehen	o	□	●	⊠
kann mit Geld umgehen	o	o	□	●X
kann mit Zahlen umgehen	o	o	□	●X

Ü 4-2 Beurteilen Sie, ob sich aus den folgenden Beobachtungen Strategien, Kompensationsverhalten und/oder Vermeidungsverhalten ableiten lassen.

Auftreten von WFS und sprachlichen Problemen: .....*32*......mal

Der Aphasiker
bricht die Äußerung ab und schweigt x
bricht die Äußerung ab und zeigt Ärger, Aggression, etc. ......*12*..x
bricht die Äußerung ab und wechselt Thema x
bricht die Äußerung ab und x
  macht einen Neustart x
    mit identischer Struktur (Wiederholung) x
    mit vereinfachter oder anderer Struktur x
  macht eine lange, ungefüllte Pause und sucht x
  macht eine gefüllte Pause, um Redefluss aufrecht zu erhalten
    mit Redefloskeln (*wie sagt man?*) ......*2*..x
    mit Kommentaren (*schon wieder wech das blöde Wort*) ......*4*..x
    mit Füllmaterial (*ähh, hmmm*) ......*2*..x
nennt lautliche Information über Zielwort (z.B. Anfangslaut) x
umschreibt Zielwort phonologisch x
nennt inhaltlich verwandte Wörter ......*2*..x
nähert sich dem Zielwort langsam an x
  semantisch (*Zitrone, Orange, Banane!*) x
  phonologisch (*gefen, gafenen, gefangen*) x
umschreibt Zielwort semantisch x
schließt Alternativen aus (*nich Mai, nich Juni*) x
nimmt Schriftsprache zur Hilfe (schreibt Buchstaben
oder Wort) x
nimmt Gestik, Mimik und Pantomime zu Hilfe ......*4*..x
zeichnet oder malt x
sucht Hilfe beim Interaktionspartner (*Sag schon!*
Wie denn?) ......*6*..x

4   KOMMUNIKATIVE LEISTUNG

Ü 4-3 Überlegen Sie, in welcher Weise sich aus dem folgenden Beurteilungsbogen für Kommunikationspartner von aphasischen Personen Beratungsbedarf für den Angehörigen ergibt.

I: nie   II: manchmal   III: häufig   IV: immer

Der Angehörige / Kommunikationspartner

	I	II	III	IV
hat Blickkontakt	o	o	⊠	o
spricht angemessen langsam	o	⊠	o	o
artikuliert und intoniert deutlich	o	⊠	o	o
spricht in einfachen Sätzen	⊠	o	o	o
wiederholt wesentliche Informationen	⊠	o	o	o
unterstützt Sprache mit non-verbalen Mitteln	o	⊠	o	o
versucht Verständnissicherung	⊠	o	o	o
lässt dem Aphasiker Zeit				
für seine Redebeiträge	o	⊠	o	o
für den Sprecherwechsel	o	⊠	o	o
toleriert Pausen und Suchverhalten	o	⊠	o	o
reagiert auf Rückmeldungen des Aphasikers				
angemessen				
mit Wiederholungen	o	⊠	o	o
mit Fragen	o	⊠	o	o
mit Vereinfachungen	⊠	o	o	o
mit Verlangsamung	⊠	o	o	o
unangemessen				
wird lauter	o	o	⊠	o
wird schneller	o	o	⊠	o
wird ungeduldig	o	o	⊠	o
hilft bei sprachlichen Problemen des Aphasikers				
mit Raten	⊠	o	o	o
mit Hilfestellungen	⊠	o	o	o
mit Fragen	o	⊠	o	o
mit Anweisungen	o	o	⊠	o
mit Übernahme der Sprecherrolle	o	o	⊠	o
unterstützt Aphasiker bei Dritten	o	o	⊠	o
spricht für den Aphasiker bei Anwesenheit Dritter				
generell	o	o	⊠	o
bei sprachlichen Problemen	o	o	⊠	o
signalisiert Ärger	o	o	⊠	o
reagiert unangemessen	o	⊠	o	o

Ü 4-4 Vergleichen Sie die beiden kommunikativen Profile aus Abb. 4.10 im Hinblick auf (i) das Verhältnis verbal/non-verbal, (ii) Anforderungen in der Alltagskommunikation, (iii) Strategien, Kompensation und Vermeidungsverhalten, (iv) Selbstkorrekturverhalten und Reparaturhandlungen.

Literaturhinweise (Kapitel 4)

Zu den Grenzen der linguistisch-sprachlichen Diagnostik mit dem AAT siehe Bauer & Kaiser (1989), Pollow (1993), Tesak (1997:94f), Springer (1996:57f) und Pulvermüller (1990). Zu alltagsrelevanten Inhalten der Datenerhebung siehe Steiner (1993). Nonverbales Verhalten bei Aphasie ist übersichtlich dargestellt in Herrmann (1991). Der PACE-Protokollbogen ist von Steiner (1988). Lesser & Milroy (1993) bieten einen interessanten Überblick über pragmatische Diagnostik und Therapie. Eine umfangreiche Übersicht über pragmatikorientierte Testverfahren findet sich auch in Stark (1997). Zur pragmatischen Diagnostik auf der Grundlage von Gerber & Gurland (1989) siehe Bongartz (1997, 1998). In Bongartz (1998) werden auch Fragebögen über das Wissen der Angehörigen über Aphasie und die Auswirkungen der Sprachstörungen auf die Alltagskommunikation vorgestellt. Die deutsche Version des ANELT ist noch nicht erschienen (Blomert, im Druck), kursiert aber in einer Projektform. Hinweise und Erläuterungen finden sich in Blomert & Buslach (1994) und in Blomert et al. (1994). Der CETI wird in Lomas und Kollegen (1989) vorgestellt. Für eine deutsche Version (samt vollständigem Fragebogen) mit Kurzbeschreibung siehe Schlenck & Schlenck (1994). Byng (1993:14ff) empfiehlt sich zur Analyse der Interaktion zwischen Therapeut und Patient. Zum Sprecherwechsel siehe Glindemann (1990). Zu Verbesserungshandlungen mit Beispielen siehe Bauer & Kaiser (1989).

5 PSYCHO-SOZIALE FOLGEN

Die Folgen einer chronischen Aphasie sind für die Betroffenen und ihre Angehörigen enorm. Wenn man also den Blickwinkel der rein sprachlich und kommunikativ orientierten Sprachdiagnostik erweitert, ergeben sich ganz andere rehabilitative Perspektiven und Notwendigkeiten.

5.1 Psycho-soziale Veränderungen

Die folgende Abbildung 5.1 zeigt den Gesamtbereich der psycho-sozialen Veränderungen mit Stichworten im Überblick.

Psycho-soziale Veränderungen

Berufliche Veränderungen
    Arbeitsmöglichkeiten
    Finanzen
    Kontakte
    Beruf der Angehörigen
    häusliche Aufgaben
    Verwaltung

Soziale Veränderungen
    soziale Kontakte
    Nachbarschaft
    Freizeit
    Gesellschaft
    Isolation
    Urlaub
    Abhängigkeit

Familiäre Veränderungen
    Aufgabenbereiche
    neue Probleme
    Spannungen/Konflikte
    Aggression auf Patienten
    Partnerschaft
    Eltern-Kind(er)

Erziehung/Fürsorge
Familienkommunikation
Depression bei Angehörigen

Psychische Veränderungen
Depression
Verwirrung
Belastbarkeit
Aggressionen
Reizbarkeit
kognitive Beeinträchtigungen
Konzentration
Resignation

Abb. 5.1: Bereiche psycho-sozialer Veränderungen bei Aphasie (nach Herrmann, 1987:72)

Häufig sind **berufliche Veränderungen** bzw. Ende der Erwerbstätigkeit die Konsequenz einer Aphasie, sofern der Betroffene noch im Berufsleben stand. Die Lebensplangestaltung ganzer Familien muss neu überdacht werden, die finanziellen Möglichkeiten verändern sich, berufliche Karrieren sind zu Ende, berufliche Wiedereingliederung ist zumeist nicht mehr erreichbar, ein Leben „wie vorher" ist selten möglich. Gesunde Ehepartner müssen unter Umständen „zwangsweise" wieder ins Berufsleben einsteigen.

Auch die **sozialen Beziehungen** der Aphasiker verändern sich; Freunde bleiben aus, übliche Sozialaktivitäten (Freizeit, Hobbys, Urlaub) müssen eingeschränkt werden, Vereinsamung und soziale Isolation sind nicht selten die Folge. Oft bieten die Gänge zur Sprachtherapeutin die einzigen Gelegenheiten zur sprachlichen Kommunikation. Allein Verreisen oder allein etwas unternehmen wird erschwert, die Abhängigkeit von anderen steigt.

Oft wird Aphasie als **„Familienkrankheit"** bezeichnet. Und tatsächlich verändern sich oft die Konstellationen in der Familie. Die Aphasiker leiden unter Einschränkungen ihrer Selbstständigkeit und Unabhängigkeit, die Angehörigen unter zusätzlicher Verantwortung und Überlastung. Auftretende Konflikte und Aggressionen können auch wegen der eingeschränkten Kommunikationsmöglichkeiten weniger gut gelöst werden. Depressionen aufseiten der Angehörigen sind nicht selten.

Die **psychischen Veränderungen** bei Aphasikern können umfangreich sein, wobei eine zentrale Größe sicherlich das Auftreten von Depression ist. Depressionen nach Hirnschädigungen können zum einen rein organisch bedingt sein, sind aber andererseits

5 PSYCHO-SOZIALE FOLGEN

auch als psychische Reaktion eines Menschen auf veränderte Zustände zu verstehen. Ein kritischer Punkt in der Entwicklung von depressiven emotionalen Reaktionen ist sicherlich, wenn Aphasiker bei umfangreicher Testung (z.B. in einer Reha-Einrichtung) das volle Ausmaß ihrer Probleme erkennen. Weiterhin ist ein kritischer Zeitabschnitt, wenn Patienten und Angehörige realisieren, dass aus der plötzlichen Krankheit (behandelt im Krankenhaus oder in der Reha-Einrichtung) ein dauerhafter Zustand, eine „Behinderung", wird.

Psycho-soziale Folgen können die rein sprachlichen und kommunikativen Probleme überlagern bzw. sogar das **Hauptproblem** für die Betroffenen und ihre Angehörigen darstellen. Der **Leidensdruck** für viele Aphasiker ist enorm, und die Probleme liegen für die Aphasiker subjektiv gesehen gar nicht in der Beeinträchtigung der Sprache an sich, sondern in den oben genannten Bereichen.

Nicht zu unterschätzen sind die **Erwartungen** der Aphasiker und ihrer Angehörigen an die Aphasietherapie. Häufig werden nämlich große Hoffnungen in die Sprachtherapeutinnen gesetzt, dass „alles wird wie früher". Leider ist die Aussicht mit zunehmender Dauer der Aphasie immer geringer, zu einem prämorbiden Sprachzustand zurückkehren zu können. Depressive Erscheinungen, Enttäuschung, Resignation und Anschuldigungen an die Sprachtherapeuten sind möglich. Sachliche Informationen über Aphasie, ihren Verlauf und die Möglichkeiten und Grenzen der Therapie für Angehörige und Aphasiker sind allein aus diesem Grund geboten und helfen oft, bestimmte Reaktionen in ihrem Auftreten zu verhindern bzw. realistische Erwartungen aufzubauen.

5.2   Code-Müller-Protokolle

Eine Sachverhaltsklärung im Hinblick auf die psycho-soziale Situation der Patienten und der Angehörigen ist ein wichtiger Teil der sprachtherapeutischen Diagnose. Die Patienten und ihre Angehörigen sollten im Hinblick auf **die Einschätzung der Sachlage, ihre Erwartungen, ihre eigene Befindlichkeit und den Umgang mit den Problemen** befragt werden. Dies passiert zum Teil natürlich im Anamnesegespräch mit aphasischen Personen bzw. mit ihren Angehörigen. Allerdings sollte diese Abklärung in einem zeitlich vertretbaren Rahmen passieren, möglichst von Fachpersonal durchgeführt werden und nicht den Schwerpunkt der sprachtherapeutischen Diagnose ausmachen. Eine verbreitete, formalisierte Methode der Erhebung ist nach den beiden Entwicklern benannt: die Code-Müller-Protokolle (CMP). Diese sind sozusagen ein „Messgrad der Hoffnung" und liefern eine Einschätzung des Optimismus bzw. Pessimismus der aphasischen Person und der Angehörigen.

In diesem Fragebogen (siehe Abb. 5.2) sollen 10 Bereiche auf einer fünfteiligen Rating-Skala beurteilt werden, wobei die Skala von der Erwartung „WIRD SICH SEHR VERSCHLECHTERN" bis zur Erwartung „WIRD SICH SEHR VERBESSERN" reicht.

CODE-MÜLLER PROTOKOLLE					
Kreuzen Sie bitte die am ehesten zutreffende Antwort an. Beantworten Sie bitte alle Fragen.				Datum	
Patientenname:		Name des Therapeuten:			
Name des Ausfüllenden:		CMP-Summenscore:			
1. Glauben Sie, daß die **Fähigkeit zu arbeiten** sich					
sehr verschlechtern	ein wenig verschlechtern	gleich- bleiben	ein wenig verbessern	sehr verbessern	wird
2. Glauben Sie, daß sich die **sprachlichen Fähigkeiten** durch mehr Sprachtherapie					
sehr verschlechtern	ein wenig verschlechtern	gleich- bleiben	ein wenig verbessern	sehr verbessern	werden
3. Glauben Sie, daß die **Unabhängigkeit von anderen** sich					
sehr verschlechtern	ein wenig verschlechtern	gleich- bleiben	ein wenig verbessern	sehr verbessern	wird
4. Glauben Sie, daß sich die Fähigkeit, **Freunde in geselliger Weise** zu treffen					
sehr verschlechtern	ein wenig verschlechtern	gleich- bleiben	ein wenig verbessern	sehr verbessern	wird
5. Glauben Sie, daß sich die Fähigkeit, **Depressionen** infolge der Sprachprobleme zu bewältigen					
sehr verschlechtern	ein wenig verschlechtern	gleich- bleiben	ein wenig verbessern	sehr verbessern	wird
6. Glauben Sie, daß sich die Fähigkeit, **Interessen und Hobbys** auszuüben					
sehr verschlechtern	ein wenig verschlechtern	gleich- bleiben	ein wenig verbessern	sehr verbessern	wird
7. Glauben Sie, daß sich die Fähigkeit, **mit Fremden zu sprechen**					
sehr verschlechtern	ein wenig verschlechtern	gleich- bleiben	ein wenig verbessern	sehr verbessern	wird
8. Glauben Sie, daß sich die Fähigkeit, **Frustrationen** infolge der Sprachprobleme zu bewältigen					
sehr verschlechtern	ein wenig verschlechtern	gleich- bleiben	ein wenig verbessern	sehr verbessern	wird
9. Glauben Sie, daß sich die Fähigkeit, **neue Bekanntschaften** zu schließen					
sehr verschlechtern	ein wenig verschlechtern	gleich- bleiben	ein wenig verbessern	sehr verbessern	wird
10. Glauben Sie, daß sich die Fähigkeit, mit **Verlegenheitssituationen** infolge der Sprachprobleme umzugehen					
sehr verschlechtern	ein wenig verschlechtern	gleich- bleiben	ein wenig verbessern	sehr verbessern	wird

Abb. 5.2: Code-Müller-Protokolle (CMP; Herrmann et al., 1997:18)

5 PSYCHO-SOZIALE FOLGEN

Solch ein Fragebogen kann von verschiedenen Personen ausgefüllt werden. Primär richtet sich der Fragebogen zwar an **Angehörige von aphasischen Personen**, allerdings können auch Mitarbeiter der Einrichtung und auch die Aphasiker selbst die CMP ausfüllen. Bei den aphasischen Personen ist allerdings oft viel Hilfe vonseiten des Therapeuten nötig, um den Fragebogen ausfüllen zu können. In den CMP wird der Einsatz von Bildern (traurige, lachende Gesichter; Bergbilder für aufwärts/abwärts, etc.) empfohlen, wenn die sprachliche Ausdrucksfähigkeit der aphasischen Personen zu stark eingeschränkt ist.

Angehörige (und Mitarbeiter) können den Fragebogen alleine ohne Zeitdruck ausfüllen. Aus den Ergebnissen an sich und dem Vergleich von verschiedenen Aussagen erfährt man sehr viel über die **psycho-soziale Anpassung der Patienten bzw. der Angehörigen**. Formal gesehen wird für den gesamten Fragebogen ein „Optimismus-Wert" errechnet, wobei einfach die einzelnen Punktwerte addiert werden. Je höher der Wert, umso größer der Optimismus. Auch die Vergleiche zwischen verschiedenen Beurteilern können formal erfasst werden, indem man die absoluten Abweichungen in den Punktwerten addiert. Diese Art der Betrachtung fußt allerdings auf der Annahme, dass alle Fragen den gleichen Wert und das gleiche Gewicht für die Beurteiler haben. Tatsächlich ist dem aber nicht so: Jeder misst den unterschiedlichen Fragen unterschiedliches Gewicht bei. Aus diesem Grund wird bei der vollständigen Durchführung der CMP auch noch die individuelle Gewichtung der einzelnen Items erhoben.

Besonders zu beachten ist, (i) wenn die Einschätzungen der Befragten stark voneinander abweichen, (ii) wenn fast ausschließlich große Verbesserungen erwartet werden oder (iii) fast ausschließlich große Verschlechterungen erwartet werden. Im ersten Fall birgt die Differenz sicherlich Konfliktstoff, wenn Therapeuten, Aphasiker und Angehörige die Sachlage völlig unterschiedlich einschätzen. Im zweiten Falle muss man von einer wahrscheinlich unrealistischen positiven Einschätzung ausgehen, die Angehörige auch oft noch nach bereits jahrelanger Erkrankung haben. Im dritten Fall sind depressive Erscheinungen nicht auszuschließen. Optimal sind wohl Werte, die durchgehend leichten Optimismus anzeigen.

Inwieweit eine Sprachtherapeutin auf dem psycho-sozialen Felde ein genuines Tätigkeitsgebiet hat, ist umstritten. Die Begleitung von Menschen in Krisen und bei Depressionen ist nicht leicht und bedarf spezieller Ausbildung und Erfahrung. Bei Zeichen von Depression aufseiten der Aphasiker und ihrer Angehörigen ist eine psychologische oder medizinische Behandlung dringend geraten.

In diesem Umfeld spielt die Diskussion um **Lebensqualität** eine große Rolle. Es wird seit vielen Jahren versucht, auf der Grundlage von Fragebögen die Lebensqualität von kranken Menschen zu erheben. Eines dieser Verfahren, das Aachener Lebensqualitätinventar (ALQUI), wurde für aphasische Personen adaptiert und versucht, über bildliche Darstellungen (Abb. 5.3) zu einer Aussage über die Einschätzung der Lebensqualität für Aphasiker zu kommen. Inwieweit solche Verfahren Routine für Sprachtherapeuten werden, bleibt abzuwarten.

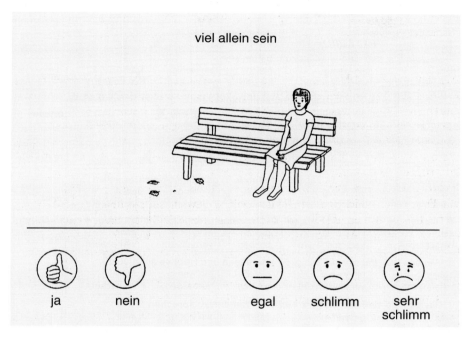

Abb. 5.3: Befragung durch Bilder (aus Engell, 1995:37)

Übungen (Kapitel 5)

Ü 5-1 Nachfolgend finden Sie die CMP-Einschätzungen zweier Aphasiker durch ihre jeweiligen Ehepartner. Überlegen Sie für jedes Beispiel, ob sich eventuell ein Bedarf an psychologischer Intervention ergeben könnte, und was sich über die psycho-soziale Anpassung der betreffenden Personen sagen lässt.

CODE-MÜLLER PROTOKOLLE

Kreuzen Sie bitte die am ehesten zutreffende Antwort an.
Beantworten Sie bitte alle Fragen.   Datum

Patientenname: *Frau Müller*   Name des Therapeuten:

Name des Ausfüllenden: *Herr Müller*   CMP-Summenscore:

---

1. Glauben Sie, daß die Fähigkeit zu arbeiten sich

| sehr verschlechtern | ein wenig verschlechtern | gleich-bleiben | ein wenig verbessern | X sehr verbessern | wird |

---

2. Glauben Sie, daß sich die sprachlichen Fähigkeiten durch mehr Sprachtherapie

| sehr verschlechtern | ein wenig verschlechtern | gleich-bleiben | ein wenig X verbessern | sehr verbessern | werden |

---

3. Glauben Sie, daß die Unabhängigkeit von anderen sich

| sehr verschlechtern | ein wenig verschlechtern | gleich-bleiben | ein wenig verbessern | X sehr verbessern | wird |

---

4. Glauben Sie, daß sich die Fähigkeit, Freunde in geselliger Weise zu treffen

| sehr verschlechtern | ein wenig verschlechtern | gleich- X bleiben | ein wenig verbessern | sehr verbessern | wird |

---

5. Glauben Sie, daß sich die Fähigkeit, Depressionen infolge der Sprachprobleme zu bewältigen

| sehr verschlechtern | ein wenig verschlechtern | gleich- ? bleiben | ein wenig verbessern | sehr verbessern | wird |

---

6. Glauben Sie, daß sich die Fähigkeit, Interessen und Hobbys auszuüben

| sehr verschlechtern | ein wenig verschlechtern | gleich-bleiben | ein wenig verbessern | X sehr verbessern | wird |

---

7. Glauben Sie, daß sich die Fähigkeit, mit Fremden zu sprechen

| sehr verschlechtern | ein wenig verschlechtern | gleich-bleiben | ein wenig verbessern | X sehr verbessern | wird |

---

8. Glauben Sie, daß sich die Fähigkeit, Frustrationen infolge der Sprachprobleme zu bewältigen

| sehr verschlechtern | ein wenig verschlechtern | gleich- ? bleiben | ein wenig verbessern | sehr verbessern | wird |

---

9. Glauben Sie, daß sich die Fähigkeit, neue Bekanntschaften zu schließen

| sehr verschlechtern | ein wenig verschlechtern | gleich- X bleiben | ein wenig verbessern | sehr verbessern | wird |

---

10. Glauben Sie, daß sich die Fähigkeit, mit Verlegenheitssituationen infolge der Sprachprobleme umzugehen

| sehr verschlechtern | ein wenig verschlechtern | gleich-bleiben | ein wenig verbessern | X sehr verbessern | wird |

CODE-MÜLLER PROTOKOLLE

Kreuzen Sie bitte die am ehesten zutreffende Antwort an.
Beantworten Sie bitte alle Fragen.   Datum

Patientenname: *Herr Berger*   Name des Therapeuten:

Name des Ausfüllenden: CMP-Summenscore:
                Frau Berger

1. Glauben Sie, daß die Fähigkeit zu arbeiten sich

| sehr verschlechtern [X] | ein wenig verschlechtern | gleich- bleiben | ein wenig verbessern | sehr verbessern | wird |

2. Glauben Sie, daß sich die sprachlichen Fähigkeiten durch mehr Sprachtherapie

| sehr verschlechtern | ein wenig verschlechtern | gleich- bleiben | ein wenig [X] verbessern | sehr verbessern | werden |

3. Glauben Sie, daß die Unabhängigkeit von anderen sich

| sehr verschlechtern | ein wenig verschlechtern | gleich- [X] bleiben | ein wenig verbessern | sehr verbessern | wird |

4. Glauben Sie, daß sich die Fähigkeit, Freunde in geselliger Weise zu treffen

| sehr verschlechtern [X] | ein wenig verschlechtern | gleich- bleiben | ein wenig verbessern | sehr verbessern | wird |

5. Glauben Sie, daß sich die Fähigkeit, Depressionen infolge der Sprachprobleme zu bewältigen

| sehr verschlechtern | ein wenig verschlechtern | [X] gleich- bleiben | ein wenig verbessern | sehr verbessern | wird |

6. Glauben Sie, daß sich die Fähigkeit, Interessen und Hobbys auszuüben

| sehr verschlechtern | ein wenig verschlechtern | gleich- bleiben | ein wenig verbessern | sehr [X] verbessern | wird |

7. Glauben Sie, daß sich die Fähigkeit, mit Fremden zu sprechen

| sehr verschlechtern | ein [X] wenig verschlechtern | gleich- bleiben | ein wenig verbessern | sehr verbessern | wird |

8. Glauben Sie, daß sich die Fähigkeit, Frustrationen infolge der Sprachprobleme zu bewältigen

| sehr verschlechtern | ein wenig verschlechtern | [X] gleich- bleiben | ein wenig verbessern | sehr verbessern | wird |

9. Glauben Sie, daß sich die Fähigkeit, neue Bekanntschaften zu schließen

| sehr verschlechtern | ein wenig [X] verschlechtern | gleich- bleiben | ein wenig verbessern | sehr verbessern | wird |

10. Glauben Sie, daß sich die Fähigkeit, mit Verlegenheitssituationen infolge der Sprachprobleme umzugehen

| sehr verschlechtern | ein wenig verschlechtern | gleich- [X] bleiben | ein wenig verbessern | sehr verbessern | wird |

Literaturhinweise (Kapitel 5)

Zu Schlaganfall und Depression siehe Diller & Bishop (1995), die u.a. feststellen, dass zirka die Hälfte aller Patienten von depressiven Erscheinungen betroffen sind. Das Thema Depression bei Aphasie ist gut dargestellt in Herrmann, Bartels & Wallesch (1992). Herrmann & Wallesch (1989) bieten interessante Informationen zur psycho-sozialen Verarbeitung und Anpassung. Tanner (1996) ist eine Möglichkeit, sich über (tiefen-) psychologische Aspekte bei Aphasie zu informieren. Wenz & Herrmann (1990) berichten über die Einschätzung der Folgen einer Aphasie aus Patienten- *und* Angehörigensicht (im Vergleich). Code & Müller (1992) bieten die vollständigen Code-Müller-Protokolle und Bilder für non-verbale Unterstützung. Herrmann (1987) beinhaltet eine deutsche Version der CMP mit schönen Übersichten und eine klare Darstellung der Problematik. Zu einer deutschen Version der CMP siehe Herrmann, Hogan, Müller & Code (1997). Eine Diskussion zur Lebensqualität bei Aphasie und viele Literaturangaben findet man in Engell (1997). Die aktuelle Diskussion psycho-sozialer Probleme bei Aphasie kann man in Code (1999) verfolgen. Das „Leben mit dem Sprachverlust" wird eindrücklich (aus der Sicht der Betroffenen) in Parr et al. (1999) dargestellt.

III THERAPIE

Im dritten Teil dieses Buches werden verschiedene Aspekte des therapeutischen Prozesses von der Therapiezielfindung über Übungsvorschläge bis hin zur Therapieerfolgsmessung vorgestellt.

Im Kapitel 6 „Therapieziele" wird zuerst versucht, den Prozess der Therapiezielfindung nachvollziehbar zu machen. Mit den bereits beschriebenen sprachtherapeutischen Diagnosevorgehensweisen kann man zwar sehr viel und auch Relevantes der aphasischen Person erfassen, aber leider ergeben sich aus diesem Wissen keineswegs automatisch Therapieziele. Es bedarf zusätzlicher Überlegungen und des Abwägens verschiedener Faktoren, um zu einer Auswahl aus den vielen Möglichkeiten zu kommen, die man normalerweise hat.

Im darauffolgenden Kapitel 7 „Therapiedurchführung" werden – ausgehend von allgemeinen Prinzipien und Überlegungen – konkrete Aspekte der Therapiedurchführung thematisiert. Ziel dieses Kapitels ist es, ein Verständnis für den Aufbau einer Sprachtherapie insgesamt und im Hinblick auf die einzelne Sitzung aufzubauen.

In den Kapiteln 8 bis 12 werden sprachtherapeutische Übungen vorgestellt. Die Vorstellung dieser Übungen erfolgt unter dem heute noch gültigen Vorbehalt, den Rosenbek et al. (1989:162) formulieren: „Most of the work on relative effectiveness of different treatment strategies is yet to be done, so we present these without endorsement or evaluation but rather in the spirit of shared clinical suggestions that sorely need testing. We leave it to the judiciousness and clinical sense of the reader to pick and choose those which may be useful and discard those which prove to be unworkable."

Übungen kann man in verschiedenen Einteilungen vorstellen. Ich habe mich in den Kapiteln 8 bis 10 für die Grobeinteilung nach Modalitäten entschieden: Verstehen, Produzieren und Schriftsprache. Innerhalb der Modalitäten sind die einzelnen linguistischen Ebenen das Gliederungsprinzip.

Die meisten vorgestellten Übungen (wie häufig in der Aphasiethe-rapie) sind multimodale Aufgabenstellungen, an denen viele Ver-arbeitungsprozesse beteiligt sind. Als Beispiel kann eine beliebte Übung zur Wortfindung unter semantischer Orientierung dienen, nämlich das Suchen von Oberbegriffen (Mantel/Hose/Hemd sind ....?). *Voraussetzung zur Lösung ist das Verstehen der erstge-nannten Items. So gesehen ist die Zuteilung einzelner Übungen zu einzelnen Großbereichen nicht immer eindeutig. Die Kapitelein-teilung ist also nur eine grobe Orientierung, die auch vielleicht einen falschen Eindruck erwecken könnte, denn viele Übungen las-sen sich quer zu den Modalitäten durchführen, wenn beispielswei-se auf der Einzelwortebene semantische Aspekte beübt werden. Die Zusammenfassungen der verschiedenen Übungstypen in den Mo-dalitäten sind also als eine Art „Steinbruch" gedacht, aus dem man sich geeignete „Brocken" holen kann. Orientiert habe ich mich bei den Aufgaben an üblichen Aufgabensammlungen, wobei der Vorbehalt des einleitenden Zitats von Rosenbek und Kollegen al-lerdings voll zutrifft.*

In den Kapiteln 8 bis 10 befinden wir uns im Wesentlichen auf der Ebene der Symptome und ihrer Behandlung. Viele der im folgen-den genannten Übungen sind „kontextlose" Strukturübungen, ge-dacht zur Symptomverbesserung. Manchmal muss man sich natür-lich fragen, wie bestimmte Übungstypen mit kommunikativen An-forderungen zusammenhängen. Wie bereits mehrfach erwähnt, ist es nicht so einfach, von den Symptomen auf die kommunikative Leistung zu schließen, wodurch es eventuell fragwürdig ist, streng symptomorientiert zu behandeln. Die grundlegende Idee für die meisten Übungen ist daher eine Hypothese, nämlich dass die Leis-tungen in den Strukturübungen eine Grundlage sind, auf welcher kommunikative Leistungen aufbauen. Zudem sollte man sich als gewissenhafter Therapeut ohnedies immer überlegen, wie man Wege für den Transfer der Leistungen in den Alltag bahnen könnte.

Kapitel 11 widmet sich Übungen, die näher an kommunikativen Situationen sind als die Übungen der vorhergehenden Kapitel. Sprachtherapeutisches Handeln hat ja die Verbesserung der Kom-munikationsfähigkeit der Aphasiker zum Ziel. So sind Übungen, die natürlichen Kommunikationssituationen näher kommen, oder welche die Bewältigung von kommunikativen Anforderungen er-möglichen (unabhängig von der grammatischen Korrektheit von

Äußerungen) ein zentraler, wenn nicht der wichtigste Aspekt der sprachtherapeutischen Intervention.

Im Kapitel 12 schließlich geht es zusammenfassend um Ansätze und Materialien. Zuerst werden grundlegende Vorgehensweisen und auch spezielle Ansätze in der Aphasietherapie (zum Teil in wiederholender Weise) vorgestellt. Am Ende des Kapitels werden in Kurzform noch Therapiematerialien besprochen, um eine Orientierung auf dem kommerziellen Markt zu erleichtern.

Die für aphasische Personen wichtige Angehörigenberatung ist Thema von Kapitel 13. Dieser Aspekt sprachtherapeutischer Arbeit fließt in zunehmendem Maße in die normale Arbeit von Sprachtherapeuten ein, sodass grundlegende Anliegen der Angehörigen und sprachtherapeutische Möglichkeiten jedem Therapeuten vertraut sein sollten.

Zum Abschluss wird im Kapitel 14 der Therapieerfolg bzw. die Messung des Therapieerfolgs diskutiert. Der Erfolg der therapeutischen Tätigkeit unterliegt in zunehmendem Maße dem Gedanken der Messbarkeit und der Nachweispflicht. Da es bekanntermaßen schwierig ist, sprachliche und kommunikative Leistung zu quantifizieren, soll dieses Kapitel auf übliche Vorgehensweisen und die damit verbundenen Schwierigkeiten vorbereiten. Ein Exkurs zum wissenschaftlichen Nachweis therapeutischer Erfolge beschließt das letzte Kapitel des Therapieteils.

6 THERAPIEZIELE

6.1 Erstellen von Therapiezielen

Auch die Therapieziele der Sprachtherapie lassen sich nach der WHO-Klassifizierung aus dem Jahre 1980 einteilen. Die Ursachenebene ist eine Domäne der Medizin, sodass auf dieser Ebene keine sprachtherapeutische Intervention stattfindet. Auf der Ebene der Schädigung finden sich Sprachtherapieziele, die auf eine Minimierung oder Beseitigung von Symptomen zielen. Auf der Ebene der Alltagsbeeinträchtigung betreffen die Ziele kommunikative und pragmatische Funktionen, und auf der psycho-sozialen Ebene geht es um die Minimierung psycho-sozialer Folgen.

Die Sprachtherapie im engeren Sinne befasst sich vor allem mit den Ebenen der Schädigung und der Alltagsbeeinträchtigung, die aus bekannten Gründen eng miteinander verzahnt sind. Andererseits spielt auch die psycho-soziale Situation eine wichtige Rolle, sodass es insgesamt oftmals auf eine Zweiteilung hinausläuft: **Sprach- und Kommunikationstherapie** auf der einen und **psycho-soziale Arbeit** auf der anderen Seite. Erstere Ziele werden primär mit den Mitteln der Logopädie, Sprachtherapie oder klinischen Linguistik angestrebt, zweitere gehören zwar primär in die Hände der Psychologen, der Selbsthilfegruppen und diverser Einrichtungen, spielen aber auch für Sprachtherapeuten eine „zentrale Rolle am Rande". In den folgenden Kapiteln steht die eng definierte sprachtherapeutische Arbeit zwar im Vordergrund, die Rehabilitation unter Einbezug der psycho-sozialen Domäne steht aber notwendigerweise immer mit im Raum, selbst wenn es um „reine" Sprachtherapie geht.

Bei chronischer Aphasie ist die Wiederherstellung der prämorbiden sprachlichen und kommunikativen Leistungsfähigkeit üblicherweise *nicht* das Ziel sprachtherapeutischer Bemühungen. Unter diesem Aspekt ist das übergeordnete Ziel immer die optimale **Vorbereitung der aphasischen Person auf ein Leben mit Aphasie**. Damit ist schon klar, dass es neben der Akzeptanz einer lebenslangen Beeinträchtigung durch den Patienten (ganz klar eine psycho-soziale Zielsetzung) um die **maximale Verbesserung bzw. Nutzung verbliebener kommunikativer Fähigkeiten** geht.

Die Verbesserung der sprachlichen Leistung und die Erhöhung der Kommunikationsfähigkeit gelten als allgemeine Therapieziele immer. Solch eine Therapiezielformulierung ist aber zu allgemein und zu unspezifisch, um eine Therapie konkret planen zu können. Aber auch die Bezugnahme allein auf die Modalitäten (*Wir arbeiten am mündlichen Ausdruck! Wir verbessern das Verstehen!*) ist zu allgemein und gibt bestenfalls eine einleitende Bemerkung für die Beschreibung der Therapieziele ab. Was aber sind

„gute" Therapieziele in der Sprachtherapie? Und wie wählt man sie aus? Einflussfaktoren auf diesen Auswahlprozess werden im nächsten Abschnitt besprochen.

6.2 Einflussfaktoren

Konkrete Formulierungen von **Therapiezielen** können auf verschiedenen Fakten und Überlegungen aufbauen. In der Abbildung 6.1 sind Faktoren der Therapiezielsetzung aufgelistet.

1 medizinisch-biologische Fakten
2 Symptome
3 Pragmatik/Funktion
4 Wünsche, Bedürfnisse der aphasischen Person
5 psycho-soziale Situation / Angehörige
6 Rahmenbedingungen des Therapeuten

Abb. 6.1: Faktoren der Therapiezielsetzung

Diese Faktoren betreffen zuerst die medizinisch-biologischen Fakten, weiterhin die aphasischen Symptome bzw. pragmatische und funktionale Überlegungen. Ebenfalls wichtig sind die Wünsche und Bedürfnisse der aphasischen Personen sowie die psycho-soziale Situation unter Einbeziehung der Angehörigen. Ein letzter einflussreicher Faktor ist der Therapeut; seine Rahmenbedingungen bestimmen ebenfalls darüber, was als konkretes Therapieziel ausgewählt wird bzw. ausgewählt werden kann.

6.2.1 Medizinisch-biologische Fakten

Die **medizinisch-biologischen Aspekte** sind die erste relevante Faktorengruppe zur Therapiezielbestimmung. Alter der betroffenen Person, Ätiologie sowie Dauer der Krankheit müssen berücksichtigt werden. Der wichtigste Punkt ist sicher der Zeitraum, der seit dem verursachenden Ereignis verstrichen ist. In der akuten Phase stehen Stimulierung und maximale sprachliche Anregung ohne spezielle Bezugnahme auf einzelne Symptome im Vordergrund, weil diese sich in kurzer Zeit ohnedies schnell verändern können, womit spezielle, eng gefasste Therapieziele (im Sinne der nachfolgenden Erläuterungen) nicht formuliert werden müssen. Erst bei Vorliegen einer chronischen Aphasie mit einem relativ stabilen Erscheinungsbild versucht man, therapeutisch spezifisch auf die Symptomatik des Patienten einzugehen.

Die Ätiologie an sich spielt zwar für die Prognose eine gewisse Rolle, aber nicht so direkt für die Therapieziele, es sei denn, es handelt sich um dementielle Ursachen, wo man eher auf leistungserhaltende Therapie setzt denn auf leistungsverbessernde. Nichtaphasische Begleitsymptome und andere therapeutische Maßnahmen (z.B. Physiotherapie) spielen eine einschränkende Rolle für Übungsdurchführung, sie bestimmen für sich aber typischerweise nicht die Festlegung sprachtherapeutischer Therapieziele.

6.2.2   Symptomatik

Die meisten Therapieziele werden auf der Grundlage der **aphasischen Symptomatik** festgemacht. Typischerweise stehen dahinter Testergebnisse (z.B. AAT), Einschätzungen des linguistischen Profils oder auch aphasische Syndrome. (Wahrscheinlich sind auch die meisten der Übungen und Vorschläge aus der Aphasietherapieliteratur auf diese Ebene bezogen.) Liegen beispielsweise starke Wortfindungsstörungen vor, die zu sehr langen Pausen führen, kann ein Ziel die Verkürzung der Pausen sowie eine schnellere Wortfindung sein. Bei Agrammatismus in der Produktion kann man einen vollständigeren Satzbau anstreben. Bei Verstehensproblemen auf der Wortebene kann die Verbesserung des auditiven Wortverständnisses ein Ziel sein. Weitere Beispiele dieser Art finden sich in Abbildung 6.2.

> **Verbesserung/Aufbau**
> *der syntaktischen Leistung (einfache Aussagesätze)*
> *der Wortfindung (in der freien Rede)*
> *der Benennleistung für Alltagsgegenstände*
> *des Situationsbenennens*
> *des auditiven Wortverstehens (einfache Nomina)*
> *des auditiven Satzverstehens (Passiv-Sätze)*
> *des Schreibens (Wortlisten)*
> *des Lesesinnverstehens auf Textebene*
> *des Lesesinnverstehens auf Wortniveau*
> usw.

Abb. 6.2: Beispiele für Therapieziele auf Grundlage der aphasischen Symptomatik

Man nennt solche Ziele **sprachstrukturelle oder sprachsystematische Ziele**, und man kann bei so gut wie jeder aphasischen Person viele Ziele in dieser Art formulieren. Eine erste grobe Orientierung kann vielleicht eine Tabelle bringen, in der man zum einen die Modalität (oder die konkrete Aufgabenstellung), zum anderen die linguistische Ebene oder Größe einträgt (Abb. 6.3). Solch eine Tabelle ist natürlich recht unspezifisch und damit vielleicht das Ende differenzierter Betrachtung. Dennoch kann sie helfen, Schwerpunkte festzulegen.

	Phonologie	Semantik/Wort	Semantik/Satz	Syntax	....
Produzieren					
Benennen					
Verstehen					
Schreiben					
Lesesinn					
....					
....					

Abb. 6.3: Matrix für symptomorientierte Therapieschwerpunkte

Es muss aber klar sein: **Aus der aphasischen Symptomatik allein ergibt sich niemals automatisch ein Therapieziel**. Ein wichtiger, wenn auch nicht der einzige Grund dafür ist, dass es keineswegs klar ist, ob die angestrebten (und vielleicht später erreichten) symptombezogenen Ziele auch tatsächlich dem Patienten helfen, seine **kommunikative Leistung im Alltag** zu verbessern, um die es schlussendlich immer geht. Man denke an einen Patienten mit schlechten Leseleistungen und stark eingeschränkter Benennleistung. Therapiert man diese beiden Aspekte mit Erfolg, ist es damit nicht garantiert, dass sich die Alltagskommunikation für den Betreffenden zum Positiven verändert. In diesem Kontext ist es auch erhellend, an langjährige Aphasiker zu denken, die mit ihrer kommunikativen Situation in Einklang leben und kein Interesse an sprachtherapeutischer Intervention haben, selbst wenn die aphasische Symptomatik (z.B. bei globaler Aphasie) stark ausgeprägt ist.

In den Kontext symptomorientierter Therapieziele gehören auch Ziele, welche der **Reduzierung bzw. Hemmung „unerwünschter Verhaltensweisen"** bzw. dem Aufbau von **Selbstwahrnehmung und Selbstkontrolle** dienen (Abb. 6.4). Diese beiden Größen schaffen oft erst die Voraussetzung für zielgerichtetes therapeutisches Handeln. Unerwünschte Verhaltensweisen sind vor allem Perseverationen, Jargon, Logorrhoe, Automatismen und begleitende Symptome wie Sprachanstrengungszeichen oder das sich Festhaken an Problemen (lange Suchphasen, etc.). Ein Weg zur Reduzierung oder Beseitigung von unerwünschten Symptomen ist sicherlich das Aufbauen von Störungsbewusstsein und Fehlerwahrnehmung. Beides spielt eine besonders wichtige Rolle bei Automatismen, Jargon und Logorrhoe, da sie Selbstkorrekturen ermöglichen, aber auch sonst sehr wichtig sein können.

6 THERAPIEZIELE

> *Verringerung / Abbau von*
> *Automatismen*
> *Jargon*
> *Perseverationen*
> *Sprech-/Sprachanstrengung*
> *Aufbau von*
> *Störungsbewusstsein*
> *Fehlerwahrnehmung*
> *Selbstkorrekturverhalten*

Abb. 6.4: Therapieziele auf der Grundlage von Selbstwahrnehmung und unerwünschter Verhaltensweisen

6.2.3 Funktion und Kommunikation

Auch sprachstrukturelle Therapieziele sollte man immer unter dem Gesichtspunkt der **Funktion** bzw. **Kommunikation** überlegen und festlegen. Die sprachstrukturellen Fähigkeiten sind immer nur **Mittel**, bestimmte funktionale Ziele anzustreben bzw. bestimmte kommunikative Funktionen zu erfüllen. Es sollte also ein Zusammenhang zwischen symptomspezifischem Ziel und kommunikativer Funktion der angestrebten Leistungsverbesserung bestehen. Manche sprachstrukturellen Ziele (z.B. Erarbeitung des sächlichen Artikels bei Agrammatismus) sind zwar von der Symptomatik her nachvollziehbar, ergeben aber unter funktionalem Gesichtspunkt oft nur wenig Sinn.

Das Zauberwort in diesem Zusammenhang ist die sogenannte **Alltagsrelevanz**, womit gemeint ist, dass die entsprechende Funktion sich im alltäglichen Leben des Therapierten wiederfindet und auch gebraucht wird. Um eine funktionale Begründung von Therapiezielen mit Alltagsrelevanz machen zu können, braucht man natürlich die Kenntnisse aus der Erhebung der pragmatischen und kommunikativen Leistung des Aphasikers bzw. die Kenntnisse über die kommunikativen Bedürfnisse des Patienten (und seiner Angehörigen oder seiner Umgebung). Das Problem an der Sache ist, dass man (auch trotz diverser Bemühungen) oft nur wenig darüber weiß, wie der Aphasiker tatsächlich kommuniziert, und was tatsächlich auf ihn zukommt, wenn er die Einrichtung verlässt, in der er therapiert wird. Wenn man in einer Reha-Einrichtung einen Patienten am Tag nach seiner Anreise kennen lernt und gleich therapeutisch loslegen soll (*das erwarten auch die Aphasiker!*), dann ist es schwer, das Richtige auszuwählen, und eine Orientierung an der sprachlichen Symptomatik ist ein sicherer, oft schnell feststellbarer Anhaltspunkt für Therapieziele. Allerdings kann man sich auch in dieser Situation (*neuer Patient, wenig Zeit, keine Angehörigen*) einige funktionale, alltagspraktische Ziele im

Zusammenhang mit dem klinischen Alltag vorstellen, wie sie in Abbildung 6.5 genannt sind.

Ausdrücken einfacher Wünsche
Veränderungen im Krankenzimmer
Fernseher aus/ein, lauter/leiser, etc.
Wortfindung für Alltagsgegenstände
Mitteilen von Befindlichkeit, Schmerzen, Problemen oder Gefühlen
Verstehen einfacher Aufforderungen
Verstehen einfacher Fragen
Schreiben von Postkarten
Lesen des Speiseplans
Lesen der Fernsehzeitschrift
Ausfüllen von Formularen
etc.

Abb. 6.5: Beispiele für Therapieziele unter funktionaler Orientierung

Wenn man den Hintergrund der aphasischen Person nicht kennt, auch über die Angehörigen und Bezugspersonen nicht die relevanten Fakten herausfinden kann, dann sollte man zumindest versuchen, sprachstrukturelle Ziele über den **gesunden Menschenverstand** zu begründen. Man muss halt überlegen, wozu ein normaler Mensch die in der Therapie geübten Strukturen und angestrebten Leistungen brauchen könnte: beispielsweise zum Einkaufen, zum Listenschreiben, zur Orientierung im Alltag.

Für viele Aphasiker ist es ein wichtiger Motivationsfaktor, über die Therapieziele - und zwar unter funktionaler Orientierung - Bescheid zu wissen. **Geben Sie dem Aphasiker eine Perspektive!** Man muss einer aphasischen Person deutlich machen (können), wozu sie die Übungen macht; das Lösen einer bestimmten Übung an sich macht oft wenig Sinn. Und eine Perspektive kann man nur glaubhaft vermitteln, wenn man selbst eine Vorstellung davon hat, wohin die gemeinsame Reise geht.

Typischerweise erlauben Zeit und externe Faktoren es nicht, *alle* möglichen und sinnvollen Ziele zu verfolgen. Man muss in der Aphasietherapie immer eine **Auswahl** aus verschiedenen möglichen Therapiezielen treffen. Auch aus diesem Grunde führt das Vorliegen eines bestimmten Symptoms nicht notwendigerweise zu einem Therapieziel, denn es gibt immer mehr Symptome, als man therapieren kann. Therapieziel sollte immer werden, was den **größten funktionalen Zugewinn** bringt. Das schreibt und liest sich leicht, und man kann es mit gutem Gewissen auch noch einmal schreiben: Therapieziel sollte immer werden, was den größten funktionalen Zugewinn bringt. Doch dieses auch richtig zu machen, ist schwer. Warum? Zum einen fehlen oft die entschei-

6 THERAPIEZIELE

denden Informationen über den Patienten: Was macht er wirklich „draußen in der Welt"? Zum anderen gibt es noch keinen klaren Weg, aphasische Personen dazu zu bringen, das in der Therapie Wiedererlernte auch in der Wirklichkeit der alltäglichen Kommunikation anzuwenden. Selbst wenn Sie das Richtige an Übungen auswählen, ist es immer noch der Aphasiker selbst, der dann über die alltagskommunikative Barriere steigen muss. Da spielen Aspekte wie Persönlichkeit, Scham, Selbstbewusstsein, etc. eine wichtige Rolle, die man nur bedingt oder gar nicht sprachtherapeutisch beeinflussen kann.

Aus dem Gesagten ergibt sich, dass man **Schwerpunkte** setzen muss. Als Begründungshilfe für die Auswahl aus sprachsystematischen Zielen wurde der funktionale Zugewinn schon genannt. Man kann das Auswahlproblem auch noch anders lösen, indem man auf die **größtmögliche kommunikative Unabhängigkeit** im Rahmen der noch verbliebenen Möglichkeiten zielt. Die chronischen Aphasiker müssen auf ein lebenslanges Problem vorbereitet werden, und dieses Leben sollen sie möglichst unabhängig führen können. Sollte man sich einmal zwischen zwei funktional sinnvollen Zielen entscheiden müssen, die beide in der Alltagskommunikation sinnvoll sind, nimmt man das, welches den Aphasiker unabhängiger macht.

Wenn man seine therapeutischen Ziele funktional bestimmt, kann und muss man auch über **Umwegleistungen, Strategien, Kompensation** und **nicht-sprachliche kommunikative Mittel** insgesamt nachdenken. Schlussendlich ist es egal, ob man ein gewünschtes Objekt gereicht bekommt, weil man eine höfliche sprachliche Formulierung verwendet hat, oder weil man schlicht zuerst darauf gezeigt und dann mittels einer „Herbring"-Geste erbeten hat.

Unter funktionalen, kommunikativen Überlegungen ist das **Erreichen der kommunikativen Ziele** viel wichtiger als das Verwenden sprachlich korrekter Äußerungen. Wortfindungsstörungen (für konkrete Objekte und Tätigkeiten) lassen sich beispielsweise durch gestisch-(panto)mimische Darstellung oft erfolgreich kompensieren, was ja viele Aphasiker ohnedies als selbstdachte Strategie machen. Generell sollte man bereits benutzte Strategien aufgreifen und auf ihre Ausbaufähigkeit prüfen bzw. überlegen, ob bestimmte Strategien eine sinnvolle Ergänzung der Therapieziele sein könnten. Strategien können helfen, bestimmte wiederkehrende Probleme zu umgehen oder kommunikativ angemessen zu lösen, beispielsweise selbstgesteuerte Suchprozesse anzuwenden. Strategien setzen häufig an noch vorhandenen Fähigkeiten der Aphasiker an; wer beispielsweise gut auf Anlauthilfen reagiert, kann für sich selbst ein Anlauthilfesystem entwickeln. In Abbildung 6.6 finden sich einige Strategien der Produktion und des Verstehens aufgelistet, die als Therapieziele eventuell auf- oder ausgebaut werden können.

Aufbau/Ausbau von Strategien

1. *Produktion*
   non-verbale Strategien
   Umschreiben
   Hinweise geben
   Wiederholen
   einfache, reduzierte Strukturen verwenden
   Schriftsprache unterstützend einsetzen
   Zeichnen, Malen
   usw.

2. *Verstehen*
   Nicht-Verstehen anzeigen (verbal/nicht-verbal)
   Verständnis sichern =) *Rückfragen, evtl. anders formuliert*
   Rückfragen
   Wiederholen
   Wiederholungen erbitten
   usw.

Abb. 6.6: Therapieziele im Bereich Strategien und Kompensation

Bei schweren Aphasien mag der systematische **Aufbau nicht-sprachlicher Kommunikationssysteme** insgesamt eine Alternative zur verbalen Kommunikation sein. Man kann die Erarbeitung gestischer Systeme, die Verwendung von Bild- und/oder Schriftkarten, das Erstellen von Kommunikationsbüchern als Therapieziel aufstellen. Ob allerdings die Akzeptanz für Kommunikationshilfen generell durch die Aphasiker sehr groß ist, ist ziemlich unklar. Häufig werden die mühsam erarbeiteten Kommunikations- *Umbruch fehlt!* bücher außerhalb der Therapie oder des klinischen Settings einfach nicht verwendet. (Für den Rest des vorliegenden Buchs gilt, dass der Schwerpunkt auf der *Sprach*therapie im engeren Sinne unter Vernachlässigung schwerster Aphasien und non-verbaler Mittel liegt.)

6.2.4 Wünsche der aphasischen Personen

Eine wichtige Entscheidungshilfe bei der Auswahl von Therapiezielen können die **Wünsche des Patienten** sein, die auf jeden Fall erfragt werden sollten (so weit möglich). Was möchten oder erwarten aphasische Personen in der Therapie? Viele beantworten Fragen dieser Art mit allgemeinen Modalitätenangaben (*Möchte wieder schreiben können! Wieder sprechen!*). Solche allgemeinen Wünsche sollten versuchsweise im Gespräch auf kleinere, bewältigbare Aufgabenstellungen eingeschränkt werden. Und so kommt man oft (spontan oder durch therapeutische Lenkung) zu ganz unterschiedlichen, aber spezifischen Wünschen: *Telefongespräche mit der Tochter in Amerika führen. Das Lesen der Fernsehzeitschrift. Das Schreiben von Einkaufslisten. Das Erledigen von schriftlichen Katalog-Bestellungen. Das Wiederabrufenkönnen der Namen der nächsten Verwandten. Das Ausfüllen von Toto/Lotto-Scheinen. Umgang mit Rechnungen (Geld). Ansichtskartenschreiben. Essen bestellen im Restaurant. Usw.*

So weit wie möglich sollten solche Wünsche berücksichtigt werden. Häufig ergeben sich daraus gute Therapieziele und die entsprechenden Übungen und Therapiematerialien quasi von selbst. Und der Gewinn ist für alle Beteiligten groß: Der funktionale Nutzen ist für die aphasische Person (fast) garantiert, sie ist motiviert, und die Therapeutin braucht nicht verzweifelt gute Therapieziele suchen.

6.2.5 Psycho-soziale Aspekte

Wie bereits eingangs erwähnt, ist es für viele aphasische Personen wichtig, die **Aphasie und ihre Folgen als bleibendes Problem zu erkennen und zu akzeptieren**. Den Sprachtherapeuten kommt häufig die Aufgabe zu, den Betroffenen diese Einsicht zu vermitteln. So ist ein psycho-soziales Ziel sicherlich immer, die Akzeptanz der neuen Lebensumstände aufzubauen, vor allem in den ersten Monaten der Erkrankung. Es ist aber festzuhalten, dass dieses ein sehr schwieriges Unterfangen ist, weil viele Personen noch sehr lange sehr viel Hoffnung haben, wieder einen prämorbiden Zustand erreichen zu können.

Ein wichtiger Aspekt des Therapeutenverhaltens ist, dass man **keine unrealistischen Erwartungen und Ziele** aufbaut (*Das wird schon wieder! Das geht vorbei! Sie müssen nur brav in die Therapie kommen!*). Die genaue Formulierung der (oft kleinen) Therapieziele ist ein wichtiger Schritt, diesen Gedanken, dass es nur langsam vorwärts gehen kann, auch indirekt zu vermitteln.

Der **Leidensdruck** eines Patienten ist sicherlich eine Entscheidungshilfe, ob sprachtherapeutische Intervention überhaupt angezeigt ist oder nicht. Wer mit seiner Situation in Harmonie lebt und sich von kleinen Fortschritten in der Sprach- und Kommunikationsleistung nichts verspricht, benötigt auch keine Sprachtherapie. Wer hingegen mit seiner Situation nicht zufrieden ist (oder nicht zurande kommt), braucht Hilfe. Hier gilt es zu unterscheiden, ob das Problem mit klassischer Sprachtherapie zu beheben ist, oder ob es um tiefer liegende Probleme geht, die außerhalb der Sprachtherapie gelöst werden müssen. Die Frage der **psychischen Begleitumstände** spielt sicherlich eine wichtige Rolle. Wie bereits mehrfach erwähnt, haben aphasische Personen (und auch deren Angehörige) häufig depressive Erscheinungen. Bei depressiven Patienten eine

Therapie zu planen, die stark defizitorientiert ist, ist sicherlich keine besonders gute Idee. Hier empfiehlt es sich, Ziele und Übungen anzustreben, die den kommunikativen Erfolg deutlich machen, den der Aphasiker (noch) erreichen kann.

Die Sprachtherapie ist natürlich häufig der Ort, wo die Probleme des Aphasikers thematisiert werden, wo innere Befindlichkeit, Ängste und Sorgen ausgedrückt werden. Nur zu oft wird man zum Vertrauten seiner Patienten. Hier sind zwei Punkte wesentlich: Es besteht aufseiten der Therapeuten Schweigepflicht, und es sollte genau überlegt werden, inwieweit sich daraus Handlungsbedarf aufseiten der Sprachtherapeutin ergibt. Es muss klar sein, dass **(tiefen-) psychologische Betreuung, Familientherapie, Partnerberatung, Aufarbeitung von Kindheitstraumata u.Ä. nicht in die Hände von Sprachtherapeuten** (ohne Zusatzausbildung) gehören. Wenn es also nötig erscheint, sollte man relevante Kontakte zu Psychologen, Familientherapeuten oder anderen Berufsgruppen herstellen oder vermitteln, was also ein relevantes Ziel im psycho-sozialen Bereich sein könnte.

Auf jeden Fall sollte man den Betroffenen nahe legen, sich mit der jeweils räumlich nächsten **Selbsthilfegruppe „Aphasie"** in Verbindung zu setzen. Für viele ist das eine gute Möglichkeit, sozialer Isolation zu entkommen, wichtige Hinweise und Hilfen zur Bewältigung des Alltags und diverser Schwierigkeiten (z.B. mit Krankenkassen) zu bekommen und generell vielleicht eine neue sinnvolle Tätigkeit zu beginnen.

Die **Angehörigenberatung** gehört zu einer vollständigen, sinnvollen Aphasietherapie unbedingt dazu, ist also (zumindest theoretisch) immer auch ein Therapieziel. Die Auseinandersetzung mit den Angehörigen mag die Auswahl von Therapiezielen durchaus beeinflussen. Manchmal bekommt man eine Anregung, was vonseiten der Angehörigen besonders verbesserungswürdig oder wünschenswert ist, vielleicht kommt man aber auch zu dem Schluss, dass - was immer man auch macht - die Übertragung des Erarbeiteten in den Alltag für den Aphasiker gar nicht möglich sein wird.

6.2.6   Rahmenbedingungen des Therapeuten

Die Rahmenbedingungen und **Möglichkeiten des Therapeuten** und seiner Institution (Klinik, Praxis, etc.) sind ein letzter Faktor, der die Auswahl von Therapiezielen beeinflusst. Der Unterschied von stationärer und ambulanter Versorgung wäre ein erster Aspekt. Ein dreiwöchiger Kuraufenthalt in einer REHA-Klinik mit einmal oder zweimal täglicher Therapie schafft andere Voraussetzungen als eine logopädische Praxis, die (auf Grund einer langen Warteliste) nur eine Sitzung jede Woche bieten kann, was therapeutisch wahrscheinlich gar keinen rechten Sinn macht, weil ein intensives und strukturiertes Arbeiten kaum möglich ist. Wenn man zudem eine Heilmittelverordnung über 10 Sitzungen zu Grunde legt, dann sind die Möglichkeiten der sprachtherapeutischen Diagnostik bereits stark eingeschränkt, was wiederum zur Formulierung von nur vagen Therapiezielen führt. Zudem hat man oft wenig Zeit für genaue Analysen der Daten, und die Qualität der mitgelieferten Berichte (sofern sie überhaupt vorliegen) ist oft zweifelhaft.

6.3 Konkrete Auswahl von Therapiezielen

Am Beginn sollte das **grundsätzliche Vorgehen** im Hinblick auf die Therapieziele überlegt werden: Wiederaufbau und Verbesserung bestimmter sprachlicher Leistungen, Optimierung noch vorhandener Fähigkeiten, Aufbau bestimmter funktionaler Fähigkeiten, Betonung von alternativen Kommunikationsmitteln, Aufbau von Störungsbewusstsein, Abbau und Hemmung unerwünschter Verhaltensweisen, Beratung des Aphasikers und/oder der Angehörigen.

Für den Beginn empfiehlt es sich dann, **drei bis vier relativ spezielle, erreichbare Ziele** auszuwählen. Wer zu allgemeine und unerreichbare Ziele aufstellt, wird am Ende immer wieder Enttäuschung und Frustration erreichen (bei sich und bei den Therapierten). Erreicht man die kleinen, speziellen Ziele im Rahmen der Therapie, ist das ein tolles Signal für die aphasische Person. Erreicht man die Ziele sogar „vor Zeit", freut das alle Beteiligten, und man kann weitere, neue Ziele dazunehmen. Zudem wird mit den kleinen Zielen auch der aphasischen Person signalisiert, dass die Sprachrehabilitation ein langsamer und in kleinen Schritten verlaufender Prozess ist. Erweisen sich die zuerst ausgewählten Ziele aus irgendwelchen Gründen als ungünstig, oder es verschiebt sich auf Grund zusätzlicher Informationen die Zielsetzung, kann man einzelne kleine Ziele schnell ändern. Ziele dürfen sich nämlich ändern: Im Lauf der Zeit und auch abrupt, sie dürfen enger und weiter gefasst werden, sie können auch aufgegeben werden. Die speziellen Ziele haben noch einen anderen Zweck; sie erleichtern es, den aphasischen Personen **erreichbare Perspektiven** aufzuzeigen.

Als weiteres Kriterium empfiehlt sich, dass zumindest **bei einem Teilziel** eine vom Patienten als noch **gut empfundene Leistung** betont wird. Wer beispielsweise gut erhaltene schriftsprachliche Fähigkeiten hat, sollte ein Ziel auch dort angesiedelt haben. Dies ist zum einen für die Motivation gut, zum anderen lassen sich aus guten Leistungen oft schöne Brücken in Defizitbereiche bauen.

Die Therapieziele für die bereits bekannten Fälle, Herrn AB und Frau CD (siehe Abb. 3.23 und 4.10), sind in der folgenden Abbildung 6.7 zusammen mit ihrer Begründung dargestellt.

Fall 1 (Herr AB)

Ziel 1: <u>Verbesserung Wortsemantik (Benennen / auditives Verstehen)</u>

Begründung: Die Wortsemantik ist ein zentrales Problem des Patienten im Verstehen und Produzieren, und die Leistung bildet die Grundlage für höhere Ebenen wie Syntax, die trotz Paragrammatismus gut erhalten ist. Generell soll damit eine Steigerung der propositionalen Ausdrucksfähigkeit für Herrn AB erreicht werden. Das Benennen als nicht-kommunikative Aufgabenstellung erlaubt es außerdem nicht, dass der Patient mit seinen geschickten kommunikativen Strategien den Problemen ausweichen kann. Zudem steht mit der deutlich besseren schriftsprachlichen Leistung auf Wortebene eine starke Hilfestellung zur Verfügung, die genutzt werden kann. Auf Wunsch des Patienten werden die Wortfelder Garten (Werkzeuge, Blumen, Bäume, etc.) und Verwandtschaftsbezeichnungen besonders betont, womit der Bezug zum Alltag des Patienten hergestellt werden kann.

Ziel 2: <u>Textproduktion: Erarbeiten einer Geschichte</u>

Begründung: Längere Zusammenhänge darzustellen ist für Herrn AB sehr schwierig. Mit dem Erarbeiten eines Textes (anhand *einer* Bildergeschichte) kann die textuelle Zielstruktur kontrolliert werden. Die Bildgeschichte bildet auch ein konkretes Ziel, sodass man nicht abstrakt an einer allgemeinen Fähigkeit arbeitet. Zielstellung für den Patienten ist es, die Geschichte monologisch mit nur wenigen semantischen Paraphasien ohne Floskeln zu erzählen. Unterstützt wird das Vorgehen wiederum mit Wortkärtchen, die der Patient selbst anfertigen soll. Die Textebene soll auch einen Ausgleich zur Wortebene bilden, die für den flüssig sprechenden Aphasiker oft „zu wenig" ist.

Ziel 3: <u>Angehörigenberatung</u>

Begründung: Herr AB hat interessierte und zugängliche Angehörige, die (zu) viel für ihn machen. Das Ziel der Beratung ist, dass sich die Angehörigen den Strategien des Patienten etwas entziehen und ihn sanft dazu bringen, häufiger propositionale Äußerungen zu produzieren. Zudem hat die Ehefrau nachgefragt, was sie konkret an Aufgabenstellungen mit ihrem Ehemann machen könnte.

Fall 2 (Frau CD)

Ziel 1: Ausbau der Benennleistung auf Wortebene

Begründung: Die Benennleistung auf der Wortebene ist an sich eine gut erhaltene Leistung der Patientin. Dieses Ziel wird gewählt, weil eine Motivationssteigerung der Patientin dringend notwendig scheint: Im häuslichen Umfeld zieht sich Frau CD auf non-verbale Ausdrucksmittel zurück, bei erfolglosen Korrekturversuchen und bei Perseverationen zeigt sie Aggression. Zwei weitere Gründe für dieses Therapieziel sind: Erstens kann man vom Objektbenennen auf das Tätigkeitsbenennen (Verben) übergehen, was - wenn die therapeutische Arbeit einmal auf Satzniveau kommen sollte - eine gute Vorarbeit wäre. Zweitens kann man mit den einzelnen Inhaltswörtern Dialogübungen machen, die für die Patientin gut lösbar sind und (hoffentlich) motivierende Erfolgserlebnisse erbringen.

Ziel 2: Abbau der Perseverationen

Begründung: Die Perseverationen sind besonders lästig, weil sie zum einen die Wortfindung und den positiven Abschluss der Selbstkorrekturen stören und zum anderen die Patientin in starke Erregung versetzen bzw. zur Frustration führen.

Ziel 3: Sprachverstehen auf Satzebene

Begründung: Das Satzverstehen ist nur über Schlüsselwortstrategie möglich, sodass sich hier ein Defizit der syntaktischen Verarbeitung zeigt. Syntaktische Probleme bestehen für die Patientin ja auch in der Produktion, sodass auditives Verstehen eine Vorbereitung zu möglichen Satzproduktionsaufgaben sein könnte, so man dahin kommt. Außerdem bieten Satzverstehensaufgaben den Vorteil, dass man - wenn es nötig sein sollte - durch einfache Aufgabenstellungen (eben über Schlüsselwortstrategie lösbar) Erfolgserlebnisse zur Motivationssteigerung planen kann bzw. sich die Frustration der Patientin beim Zeigen eines Ablenkers sehr in Grenzen hält (ist aus Diagnostik bekannt).

Ziel 4: Beratung (Patientin, Angehörige)

Begründung: Ein Hauptproblem für Frau CD ist sicherlich, dass sie allein ist, kaum Kontakt hat und kommunikative Gelegenheiten sehr selten sind.

In der Beratung der Patientin und der Angehörigen sollen zwei Themen angesprochen werden. Zum einen sollten die Patientin und ihre Nichte mehr *sprachlich* miteinander kommunizieren. Dazu wird die Angehörige allgemein über Aphasie und speziell über Gesprächsstrategien informiert werden, und Frau CD wird aufgefordert, sich zumindest im häuslichen Umfeld mehr zuzutrauen. Weiterhin wird Frau CD die Kontaktvermittlung zur örtlichen Selbsthilfegruppe angeboten, um Frau CD eine Möglichkeit zu eröffnen, ihr Sozialleben zufriedenstellender zu gestalten.

Abb. 6.7: Beispiele für Therapieziele

Übungen (Kapitel 6)

Ü 6-1 Klassifizieren Sie die nachfolgenden Therapieziele im Hinblick auf die WHO-Ebenen Schädigung (I), Alltagsbeeinträchtigung (II) und psycho-soziale Folgen (III).

	I	II	III
Aufbau auditives Wortverstehen	o	o	o
Angehörigenberatung	o	o	o
Aufbau der Akzeptanz der chronischen Aphasie	o	o	o
Stoppen der Logorrhoe	o	o	o
Anfertigen eines Kommunikationsbuches	o	o	o
Gestentraining	o	o	o
Verbesserung Lesesinnverstehen (Satzebene)	o	o	o
Aufbau von Strategien	o	o	o
Briefschreiben	o	o	o

Ü 6-2 Wählen Sie für die nachfolgend beschriebene Aphasikerin drei (und nur drei) Therapieziele aus und begründen Sie diese.

Frau WE (54 Jahre) leidet seit drei Jahren an einer Aphasie auf Grund eines SHT nach einem Verkehrsunfall. Sie ist Hausfrau und führt trotz diverser körperlicher Einschränkungen den Haushalt weitgehend selbstständig. Dies ist notwendig, weil der Ehemann der Patientin auf Grund seines Berufs viel ortsabwesend ist. Frau WE hat zwei Kinder, die beide in Übersee leben.

6 THERAPIEZIELE

Frau WE ist aktiv in der Selbsthilfegruppe Schlaganfall, zu deren Treffen sie einmal in der Woche geht.

Frau WE spricht flüssig und leicht logorrhoeisch. Die freie Rede ist gekennzeichnet durch viele phonematische und einige semantische Paraphasien. Frau WE hat ein gutes Fehlerbewusstsein und versucht normalerweise, abweichende Produktionen zu korrigieren, was in ca. der Hälfte der Fälle zum Ziel führt. Sie ist bemüht, grammatisch möglichst perfekt zu sprechen; dies wird erschwert durch Satzabbrüche, Satzverschränkungen und viele Redefloskeln und Automatismen. Insgesamt ist Frau WE nur eingeschränkt in der Lage, Informationen in angemessener Zeit zu übermitteln. Wenn sprachliche Reparaturversuche scheitern, nimmt die Sprechgeschwindigkeit der Patientin zu. Im auditiven Sprachverstehen ist Frau WE sowohl auf Wort- wie auf Satzebene auf Grund phonologischer Diskriminierungsschwäche stark eingeschränkt und wählt auf der Wortebene phonologische, aber auch semantische und auf der Satzebene unrelationierte Ablenker. Das phonologische Problem wird zudem durch die Schwerhörigkeit der Patientin verstärkt. Lautes Vorlesen ist durch phonologische Paraphasien eingeschränkt. Lesesinnverstehen (nur ohne Vorlesen!) ist auf Wort- und Satzniveau unauffällig. Als besonders unangenehm empfindet Frau WE die Schwierigkeiten beim Telefonieren.

▬▬▬ Literaturhinweise (Kapitel 6) ▬▬▬

Byng (1995) eignet sich zur Einführung in das komplexe Thema, was Aphasietherapie alles umfasst, und was man eigentlich alles berücksichtigen müsste. Zudem wird die Frage thematisiert: Was will die aphasische Person eigentlich erreichen? Aufschlussreich sind Rosenbek et al. (1989:131ff) zu allgemeinen Zielen, vor allem zu dem Aspekt, dass aphasische Personen primär mit ihren Problemen umgehen (lernen) müssen. Über den relativen Misserfolg alternativer Methoden siehe Code & Müller (1989:7). Vier Fallbeispiele für Therapiezielplanung mit Betonung der Alltagsrelevanz beinhalten Glindemann & Maurer (1997:126), Glindemann (1997:156), Glindemann, Höfer & Krug (1997:173f), Glindemann & Mebus (1997:143f). Zu psycho-sozialen Zielen (vor allem zusammen mit den Angehörigen) siehe Lyon (1998:45-300).

7 THERAPIEDURCHFÜHRUNG

7.1 Allgemeine Prinzipien

Bevor spezielle Aspekte wie Therapieplan, Aufbau einer Sitzung und Durchführung einzelner Übungen im Verlaufe dieses Kapitels behandelt werden, sind allgemeine **Prinzipien professioneller Sprachtherapie** das Thema (Übersicht in Abb. 7.1). Einige der genannten Prinzipien sind bereits in den ersten Kapiteln genannt worden, werden der Vollständigkeit halber aber noch einmal erwähnt.

fundierte Kenntnisse
sprachtherapeutische Diagnose
Begleiterscheinungen beachten
individuelle Leistungsprofile
patientenspezifische Planung
Selbsteinschätzung der Aphasiker berücksichtigen
prämorbide Sprachleistung beachten
funktionale Therapieziele
Funktion kommt vor Form
Förderung der Selbstkontrolle
Förderung von Strategien
Stärken ausnützen
Aphasiker sind erwachsen
möglichst früher Beginn der Therapie
Einzeltherapie
rationale Planung der Therapie
Struktur und Intensität
hierarchisierter Übungsaufbau
Variation und Abwechslung
Wiederholung, Wiederholung, Wiederholung
Übungen von eingeschränkt zu frei
multi-modale Aufgabenstellungen
Patient soll möglichst viel sprachlich handeln
Vorbereitung von Generalisierung und Transfer
Angehörigenarbeit
Flexibilität
Humor (regional unterschiedlich)

Abb. 7.1: Aspekte professioneller Sprachtherapie

Sprachtherapeuten sollten **fundierte und aktuelle Kenntnisse** über Aphasie und Aphasietherapie haben. Neben einer fachspezifischen Ausbildung und praktischer Erfahrung bedarf es ständigen kritischen Austausches mit Kolleg(inn)en und ständigen Lesens von Fachlektüre. Transparenz der eigenen Tätigkeit, Effektivität und Effizienz der sprachtherapeutischen Arbeit, Wissenschaftlichkeit und Selbstkritik sollten normaler Teil sprachtherapeutischen Tuns sein.

Grundlage einer professionellen Therapieplanung ist eine **ausführliche sprachtherapeutische Diagnostik**, die neben der linguistischen Symptomatik auch die funktionellen Folgen und pragmatischen Aspekte des Sprachgebrauchs berücksichtigt. Ein Symptomenmuster allein ergibt weder Behandlungsziele noch Behandlungspläne.

Kognitive, soziale und psychische **Begleiterscheinungen** der Aphasie müssen berücksichtigt werden. Neuropsychologische Probleme mit dem Gedächtnis, dem Sehen, der Wahrnehmung sind zum einen für die Sprachtherapie hinderlich, zum anderen können sie unter Umständen für den Patienten das primäre Problem darstellen. Die sozialen, familiären und psychischen Veränderungen sollten berücksichtigt werden und in die Therapie miteingehen, diese aber nicht dominieren. Aphasietherapeut(inn)en müssen sich auch zurückhalten können: Ehe- und Partnerberatung, Trauerarbeit, Depressionen und Ähnliches gehören in die Hände von Expert(inn)en.

Im Zentrum jeder Therapie stehen das individuelle Leistungsprofil und die individuellen kommunikativen Bedürfnisse des Aphasikers. **Aphasietherapie ist patientenspezifisch!** Man sollte Schubladen-Denken vermeiden. Medizin-Etiketten wie Broca-Aphasie und Ähnliches sind keine ausreichende Basis für eine gute Therapieplanung. Das fertige, im Reha-Versand bestellbare Therapiepaket („Fast Talk für Broca-Aphasiker") existiert nicht. Man muss Übungen selbst zusammenstellen; auch die Durchführung gleicher Übungen ist patientenspezifisch unterschiedlich ausgeprägt.

Therapieziele sollen immer unter funktionalem und individuellem Gesichtspunkt ausgewählt werden. Dazu sollte man, wenn möglich, in der Anamnese auch die prämorbiden sprachlichen Leistungen und Anforderungen berücksichtigen. Die Einschätzung der Sachlage durch den Aphasiker, seine Wünsche und Bedürfnisse sollten sich in den Therapiezielen widerspiegeln. Häufig wissen Aphasiker um die Probleme Bescheid, wissen, wo das Problem liegt, wissen, was nützlich wäre. Der zentrale Aspekt ist natürlich die Berücksichtigung des Kommenden: Wo geht der Aphasiker nach der Behandlung hin? Was sind dort die Bedürfnisse?

In diesem Zusammenhang passt die oft genannte Forderung „**Funktion kommt vor Form".** Mit anderen Worten, Ziel der sprachtherapeutischen Arbeit ist üblicherweise die Ausstattung der Aphasiker mit kommunikativen Mitteln und nicht die Produktion bestimmter, sprachlich korrekter Formen an sich.

Selbstständigkeit, Selbstkontrolle und Strategien zur Problemlösung (z.B. bei Wortfindungsstörungen) sollten gefördert werden, weil die aphasischen Personen in den Kommunikationssituationen „draußen" ja auch allein sind und sich nicht auf die Geduld und Hilfestellungen der Therapeutin verlassen können. Überspitzt formuliert heißt das: *„Aphasiker müssen ihre eigenen Therapeuten werden".* =) *eigene Deblockierungsstrategie*

Das **Ausnützen von Stärken** der Patienten ist wichtig. Sie geben der aphasischen Person das Gefühl, dass sie trotz Einschränkungen auch etwas leisten kann. Dies ist besonders wichtig für die akute Phase (wo vieles durcheinander geht) bzw. für demoralisierte Patienten. Wenn man nur die Defizite betont, kann dies zu einer starken psychischen Belastung der aphasischen Personen führen. Stärken können unter Umständen auch dazu genutzt werden, Schwächen abzubauen oder zu deblockieren.

Aphasiker sind erwachsene Menschen und möchten als solche behandelt werden. Das Therapiematerial muss also erwachsenenadäquat sein. Kindermaterialien und Baby-Sprache sind unpassend. Man sollte auch nicht vergessen, dass ältere Menschen durchaus Lebenserfahrung, Wissen und Können in einem Umfang mitbringen, der den der Therapeuten unter Umständen weit übersteigt. (Das nicht seltene Alters- und Erfahrungsgefälle zwischen älteren Aphasikern und Sprachtherapeuten in den ersten Berufsjahren birgt so manchen Konfliktstoff.)

Aphasiker behalten üblicherweise auch ihr eigenes Wesen. Fürsorgliche Menschen bleiben fürsorglich, und Rassisten bleiben Rassisten. Wer fünfzig Jahre zu wenig Bewegung gemacht hat, wird nicht notwendigerweise ein Trainingschampion in der Physiotherapie, auch wenn es nötig wäre. Daran sollte man auch denken, wenn man selbst hochmotiviert die Patienten mit Dutzenden Hausaufgabenblättern wegschickt.

Die **sprachtherapeutische Behandlung** sollte **möglichst früh** beginnen. In der Akutphase empfiehlt sich Stimulierung und Betonung der Stärken. In der Phase der Chronifizierung sollte man den Schwung der Spontanremission nutzen und die oft beachtlichen Leistungsverbesserungen in den ersten sechs Monaten nach Ereignis unterstützen. (Außerdem tut es auch den Sprachtherapeut(innen)en gut, wenn ihre Therapie von rapiden Fortschritten der Patienten begleitet ist, selbst wenn es streng betrachtet unklar bleibt, ob es sich um einen Therapieeffekt oder um Spontanremission handelt.)

Die übliche Therapieform ist die **Einzeltherapie**. Aphasietherapie findet also in Zweierkonstellation (Aphasiker-Therapeut) statt. (Dies ist auch der Ausgangspunkt für die meisten Übungen in den nachfolgenden Übungskapiteln.) Zur Einzeltherapie können aber Gruppentherapien dazukommen, wo es um gemeinsames Üben bzw. um die Verfolgung psycho-sozialer Zielsetzungen geht. (Gruppentherapie soll nie dazu dienen, sich ein paar Einzeltermine vom Hals zu schaffen.)

7 THERAPIEDURCHFÜHRUNG

Aphasietherapie (Ziele, Auswahl der Übungen, Ablauf) muss **rational** begründet sein. Die Warum-Frage darf nicht sprachlos - „a-phasisch" - machen! (*A-phasie* hieß im Altertum die Sprachlosigkeit, die einen bei einem schrecklichen oder kaum fassbaren Ereignis überkam.) Man muss erklären können, warum man bestimmte Ziele ausgewählt hat, warum bestimmte Übungen gemacht werden, warum bestimmte und nicht andere Hilfestellungen gegeben werden. Wenn man etwas zum ersten Mal ausprobiert, sollte man dies auch zugeben.

Aphasietherapie muss **intensiv** sein. Vereinzelte Therapiestunden über Monate verteilt haben typischerweise nicht viel sprachtherapeutischen Sinn. Therapien müssen auch **strukturiert** sein. Wesentliche Aspekte einer strukturierten Therapie sind Einzelschritte und sequenzieller Aufbau, hierarchisierte Übungen, Variation und Abwechslung (eine Übung reicht nie aus) sowie Wiederholung. Die typische Aphasietherapie nutzt verschiedene Methoden und Übungstypen, um ihre Ziele zu erreichen.

Eine grundlegende Organisationsform von Therapien sind **im Schweregrad hierarchisierte Übungen**. Ausgehend von leichten Aufgaben wird das Niveau im Verlauf der Therapie gesteigert. Ein verwandter Aspekt ist die Steigerung von **eingeschränkten zu freien Reaktionen**. Die Therapie innerhalb eines Zielbereichs sollte von sehr strukturierten Aufgaben (mit nur einer Lösungsmöglichkeit) zu immer freieren Aufgaben für den Aphasiker gehen.

Die verwendeten Aufgaben sollten **Variation** und **Abwechslung** beinhalten. Damit ist gemeint, dass man bestimmte Übungen nicht einfach in der gleichen Weise immer wieder verwendet, sondern variiert, selbst wenn (s.u.) Wiederholungen wichtig sind. Abwechslung ist ein wichtiger Aspekt, um die Motivation aufrecht zu erhalten und um neue Aspekte einbringen zu können.

Trotz aller Variation ist **Wiederholung** ein wesentlicher Wirkfaktor der Aphasietherapie. Der Grundsatz ist schlicht: 5-mal ist besser als 3-mal, 10-mal ist besser als 5-mal, 100-mal ist besser als 10-mal. Es muss sich nicht sklavisch um identische Wiederholungen handeln, und es können durchaus „alte Weine in neue Schläuche" gepackt werden. Rosenbek et al. (1989:136) sagen in diesem Zusammenhang: *„If a single exposure or a few exposures during a day or a week were therapeutic, few patients would visit the clinical aphasiologist, because even severe patients are greeted, queried, entreated, disciplined, and cajoled. Normally they nod, fume, point, and even talk in response. But they do not necessarily get better."*

Wie auch immer man eine konkrete Sitzung plant, im Hintergrund sollte die Forderung stehen, dass die aphasischen Personen in jeder Sprachtherapiesitzung <u>**möglichst viel sprachlich und kommunikativ handeln**</u>.

Viele Übungen, die man in der Therapie durchführt, sind keine kommunikativen Aufgaben der Alltagskommunikation: Benennen, Nachsprechen, Lückensätze ergänzen, Wortfelder bauen, Bilder zu Sätzen zuordnen, etc. Es geht bei den Übungen darum, die sprachliche Leistung zu fördern, Sprachwissen zu reaktivieren oder eventuell neu zu lernen. Die **Übungen sind nicht Selbstzweck** oder das Ziel an sich, sondern nur eine Zwischenstufe, ein Mittel zum Zweck. Es ist daher notwendig, dass Generalisierung und Transfer vorbereitet werden. **Generalisierung** bezieht sich auf die Verfügbarkeit von Regeln und Fähigkeiten auch bei ungeübten Material; **Transfer** bezieht sich auf die Fähigkeit, Leistungen aus der therapeutischen Situation auf andere Situationen zu übertragen. Für uns zentral ist der Transfer in die Alltagssprache bzw. in den Alltag. Man sollte daran denken, auf welche Bereiche sich geübte sprachliche Leistungen übertragen lassen bzw. in welchen echten Kommunikationssituationen die geübte sprachliche Leistung für den Aphasiker brauchbar sein könnte.

Angehörigenarbeit und **Beratung** sind wesentliche Bestandteile zielführender Aphasietherapie. Andere als der Aphasiker sollten in die Therapie miteinbezogen werden. Aphasie betrifft ja auch die Familie (*„Aphasie ist eine Familienkrankheit"*), und wenn die Möglichkeit besteht, Angehörigenberatung und/oder Kommunikationstherapie mit Angehörigen *und* Aphasikern anzubieten, sollte es gemacht werden. Angehörige sollten von Beginn an eingeplant werden; Auskünfte der Angehörigen über prämorbides Sprach- und Kommunikationsverhalten sind auch wichtige Quellen für die Einschätzung der aphasischen Leistungen. (Aber bitte beachten Sie: Angehörigenarbeit nur mit Einverständnis der Patienten.) Wichtig ist es, bei allen Beteiligten realistische Erwartungen aufzubauen, was die Möglichkeiten der Therapie und die zu erwartende Sachlage betrifft. Zudem sollte Informationsvermittlung (über Selbsthilfegruppen, Beratungszentren, etc.) routinemäßig angeboten werden.

Eine notwendige Grundhaltung für Therapeuten ist die **Flexibilität.** Langzeit- und Kurzzeitziele können sich verändern. Es gibt viele Gründe, warum man seine ursprünglichen Ziele, seine Methoden und sein Vorgehen verändern muss. Falsche Ersteinschätzungen, ungenügender Wissensstand, neue Erkenntnisse, rasche Verbesserungen, externe Faktoren wie Verlängerung der Therapie oder plötzliche Depression können ausschlaggebend dafür sein, dass man spontan und kurzfristig anders handeln muss.

Lachen Sie ab und zu. Eine fröhliche und entspannte Atmosphäre erleichtert die Arbeit, und Humor hilft dabei. Wer die schwere Verantwortung seiner Tätigkeit permanent auf seinem Gesicht trägt, wird die Zwänge strukturierter Therapie und diverse Begleiterscheinungen (Wiederholungen, langsames Vorwärtskommen, wenig Fortschritte, Ermüdbarkeit, etc.) nicht leichter machen.

7.2 Der Therapieplan = Behandlungsplan

Nach Erstellung der Therapieziele ist der nächste Schritt, einen vollständigen Therapieplan zu erstellen, um bestimmte Aspekte festzulegen (Abb. 7.2).

Therapieziele	Methoden
Therapiedauer	Übungen
Therapiefrequenz	Beratung
Sitzungsdauer	Abschluss

Abb. 7.2: Aspekte des Therapieplans

Die **Therapiedauer** ist häufig durch externe Faktoren bestimmt (z.B. Aufenthalt in Reha-Einrichtung oder ambulante Versorgung). Üblicherweise hat man in einer Reha-Einrichtung konkret eine drei- bis sechswöchige Dauer vor sich. Aus wissenschaftlicher Sicht wäre es günstig, wenn die Therapien eine Dauer von zumindest sechs Wochen hätten, denn nur dann lässt sich die Effektivität von Aphasietherapie zweifelsfrei nachweisen.

Bei der **Frequenz** sind sinnvolle Größen von 2-mal täglich (an 5 Wochentagen) bis 3 mal pro Woche. Bei Heilmittelverordnungen im ambulanten Bereich sind es initial oft Therapien mit 10 Sitzungen, die dann bei Ansprechen der Therapie verlängert werden können. Bei ambulanter Versorgung sollte man zumindest 3 Sitzungen pro Woche anstreben, eine darunter liegende Frequenz ist nicht effektiv. Bei zurzeit gängigen dreiwöchigen Reha- und Kuraufenthalten ist es üblich, dass eine aphasische Person zumindest einmal pro Tag Einzeltherapie bekommt, die durch Gruppentherapien und Computertherapiestunden ergänzt wird. Somit stehen typischerweise 15 bis 20 Sitzungen zur Verfügung.

Es ist davon auszugehen, dass Aphasietherapien auch noch nach Jahren positive Ergebnisse erbringen, sodass sich die Therapiedauer im konkreten Kontext nur auf eine zu verplanende Therapie bezieht. Generell wird oft empfohlen, **intensive Aphasietherapien** in Halb- oder Ganzjahresabständen zu wiederholen. Wenn man nach einer Intensivtherapie die aphasische Person weiter begleiten bzw. die Konsolidierung des Erreichten im Alltag überprüfen möchte, kann die Frequenz sogar auf einmal im Monat absinken. So gesehen sind auch **Therapiepausen** bzw. **Phasen mit niedriger Frequenz** in die Überlegungen miteinzubeziehen.

Die durchschnittliche **Einzelsitzung** bei einer stabilen und belastbaren aphasischen Person dauert ungefähr 45 bis 60 Minuten (bzw. sollte so lange dauern). Wenn Sitzungen zweimal am Tage stattfinden, sind auch kürzere Sitzungslängen möglich.

Die Auswahl der **Methoden** und **Übungen** ist kompliziert und individuell ausgeformt. Man ist als Sprachtherapeut frei in seiner Methoden- und Übungsauswahl, typischerweise hat man mehrere Möglichkeiten zur Auswahl, ein bestimmtes Therapieziel anzustreben. Grundsätzlich sollte man überlegen, in welche Richtung die sprachtherapeutische Intervention geht: Defizite verkleinern, Unerwünschtes hemmen und reduzieren, Strategien aufbauen, Alternativen und Kompensationen erarbeiten, Kommunikationstherapie, Beratung und Angehörigenarbeit. Da es zu den unterschiedlichen Methoden kaum Effektivitätsuntersuchungen (*Wirkt die Methode überhaupt?*) oder vergleichende Effizienzuntersuchungen gibt (*Welche Methode erreicht das Ziel schneller?*), spielen persönliche Erfahrung und Kenntnisse, vorhandene Therapiematerialien und äußere Zwänge (Zeitdruck, etc.) oft die entscheidende Rolle, was unter Umständen bis zur Beliebigkeit in der Auswahl der Mittel führen kann.

Eine wichtige Entscheidung ist sicherlich, ob **Angehörigenarbeit** (Beratung und/oder Kommunikationstherapie) dazukommen. Die Bandbreite in diesem Bereich ist groß. Zum einen können Angehörige einfach an den Sitzungen teilnehmen, es kann aber auch eine aktive Kommunikationstherapie mit Aphasikern und Angehörigen zusammen sein. In vielen Einrichtungen werden begleitend noch Gruppensitzungen vereinbart, an denen Angehörige allein oder zusammen mit den aphasischen Personen teilnehmen.

Am Schluss der Therapie sollte eine **Abschlussdiagnostik** eingeplant werden, um die Ergebnisse der Therapie erfassen und dokumentieren zu können. Für die Abschlussdiagnostik sollte man zwei Sitzungen vorsehen, wenn dies zeitlich möglich ist.

Therapieziele, Therapiedauer, Frequenz sowie grundlegende Methodenwahl werden oft als **Grobplan** bezeichnet, wohingegen der Aufbau einzelner Sitzungen, die konkreten Übungen, Hilfestellungen und sonstige Spezifika zusammen **Feinplan** genannt werden.

7.3 Die einzelne Sitzung

Eine durchschnittliche konkrete **Einzelsitzung** hat in etwa immer den gleichen Rahmen: (i) *Anfang*: Begrüßung, Smalltalk oder Spontangespräch, Orientierung; (ii) *Mittelteil*: Übungen, Übungen, Übungen, mit Pausen und Abwechslung; (iii) *Abschluss*: Zusammenfassung, eventuelle Hausaufgabe, Terminvereinbarung, Verabschiedung.

Das am **Anfang** fast jeder Sitzung stehende mehr oder weniger lange „**Spontangespräch**" ist eine Chance, mit dem Aphasiker quasi „echt", außerhalb einer engen therapeutischen Übung, kommunizieren zu können. (*Nutzen Sie jede Chance zur Kommunikation!*) Am Rande der Sitzungen erfährt man auch so manche interessante Information, die vielleicht für die weitere Therapieplanung wichtig ist. Für viele aphasische Personen ist es ein wichtiger Aspekt der Sprachtherapie, über diverse Probleme und Ereignisse des persönlichen Lebens zu sprechen. Zum anderen kann das initiale Gespräch auch als **„Aufwärmphase"** dienen, die den Aphasiker auf die Therapie einstimmt und die der Therapeutin erste Rückschlüsse auf die Tagesverfassung des Aphasikers erlaubt. Schlussendlich kann man im Sinne therapiebegleitender Diagnostik eventuell Rückschlüsse auf die Fähigkeit des Aphasikers ziehen, neue Inhalte zu versprachlichen, wenn es beispielsweise darum geht, über das vergangene Wochenende zu berichten, an dem die Aphasikerselbsthilfegruppe einen Ausflug gemacht hat.

Bevor die Sitzung in den Mittelteil übergeht, ist es angebracht, der aphasischen Person eine **Orientierung** für den kommenden Verlauf der Sitzung zu geben (Zweck, Art, Zahl der Übungen, etc.), sodass für die therapierte Person eine Perspektive entsteht.

Der **Mittelteil** der Sitzung (mit den Übungen) ist üblicherweise zeitlich der längste. Bei der Planung der Einzelsitzung (beim Feinplan) sollte man darauf achten, dass der Übungsblock eine gute **Struktur** hat, dass der **Schweregrad** der Übungen variiert wird, dass die Übungen **aufeinander abgestimmt** und **Pausen** und **Abwechslung** vorgesehen sind.

Eine wichtige Größe der Übungsauswahl ist der <u>**Schweregrad**</u> einer Aufgabenstellung. In diesem Zusammenhang ist die sogenannte <u>**Schweregradhierarchie**</u> relevant. Damit ist zum einen ganz allgemein gemeint, dass Übungen in einer bestimmten hierarchischen Ordnung von *leicht* bis *schwer* zueinander stehen: zuerst Benennen von Nomina und Verba auf Wortebene, dann Lückensätze mit den geübten Wörtern, dann freie Sätze mit geübten Wörtern, dann Sätze mit ungeübten Wörtern. Andererseits muss man beachten, dass der Schweregrad von Übungen eine **relative Größe** ist. Aphasiker haben **individuelle Schwierigkeitshierarchien**. Was für den einen eine schwere Aufgabenstellung ist, mag für den anderen eine leichte Aufgabenstellung sein. Das ist nicht zuletzt durch das komplexe Zusammenspiel unterschiedlich beeinträchtigter und erhaltener Teilleistungen bedingt. Die Zahl der Fehler zu bestimmen sowie die Zeit zu messen, die für die korrekte Lösung gebraucht wird, sind einfache Möglichkeiten, den Schweregrad einer Übung für einen bestimmten Patienten festzumachen.

Hilfen shus kunieren !

Am **Beginn des Übungsblocks** sollte eine für den Aphasiker **gut bewältigbare Übung** stehen, die den Patienten (nach dem Spontangespräch) weiter auf die Übungssituation einstimmt (noch immer „Aufwärmphase"), weil dies einen **positiven Einstieg** erlaubt. Dafür eignen sich gut Aufgabenstellungen, die bereits mit gutem Erfolg durch den Aphasiker bewältigt wurden. Zudem empfiehlt es sich, mit der Einstiegsübung einen Bezug zur unmittelbar vorangegangenen Sitzung herzustellen. Dies kann beispielsweise über das Durcharbeiten einer Hausaufgabe geschehen, die eine klassische „Brückenübung" darstellt. Im Laufe der Zeit wird man versuchen, das Eingangsniveau auf (im Vergleich zueinander) immer schwerere Aufgabenstellungen anzuheben.

Generell gilt, dass sich die Übungen im Schweregrad zuerst steigern und im letzten Drittel der Sitzung wieder leichter werden sollten. Am Ende der Sitzung sollte eine leichte oder wiederholende Aufgabe stehen, um einen **positiven Abschluss** der Sitzung zu erreichen. Die folgende Abbildung 7.3 zeigt einen idealisierten Gesamtaufbau einer Sitzung im Hinblick auf den Schweregrad (wobei die Annahme von 6 Übungsschritten willkürlich ist). Am Beginn und am Ende stehen leichte Aufgabenstellungen. Übung 3 geht unter das Niveau der Übung 2 zurück, um eine Phase der Entspannung in die Sitzung zu bringen. Übung 4 bildet die schwerste Übung, wonach der Schweregrad bis zum Ende der Sitzung wieder abfällt.

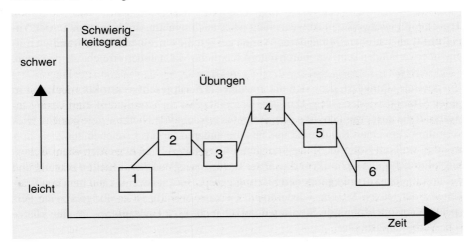

Abb. 7.3: Übungsaufbau im Hinblick auf Schweregrad

Häufig ergibt sich die Hierarchie bzw. der Übungsaufbau aus dem **Zerlegen komplexer Aufgaben in Einzelschritte**. Wenn das Ziel beispielsweise im Situationsbenennen gegeben ist, so kann man zuerst Gegenstände (Nomen) und Tätigkeiten (Verben) benennen, dann Sätze gleich bleibender Struktur (Subjekt - Verb - Objekt) mit den geübten Wörtern bilden, um schließlich Situationen zu benennen, die nur zum Teil geübtes Material enthalten. Viele Einzelübungen machen auch nur im Hinblick auf übergeordnete Aufgabenstellungen Sinn. Es ist eine sinnvolle Strategie, aus verschiedenen, einzeln beübten Einzelschritten immer komplexere Aufgabenstellungen zu erstellen, bis die gewünschte komplexe Leistung erbracht werden kann.

Neue Übungen bzw. Aufgabenstellungen gehören weder an den Anfang einer Sitzung noch an das Ende. Günstig ist es, neue Aufgabenstellungen ca. in der Mitte einer Sitzung zu platzieren, sie anzukündigen und behutsam einzuführen.

Eine wichtige Rolle für den Aufbau einer Sitzung spielt auch die **Abwechslung**, die durch verschiedene Aspekte erreicht werden kann: Wechsel von aktiven und passiven

Phasen, Variation im Schweregrad sowie in der beanspruchten Modalität (Verstehen, Schreiben, etc.). **Aktive und passive Phasen** kann man insofern variieren, als man dem Patienten Aufgaben mit viel und wenig Eigenaktivität anbietet, beispielsweise eigene Produktion im Vergleich zu Verstehensaufgaben, bei denen die Lösung durch Zeigen erreicht werden kann. Die Variation im **Schweregrad** wurde oben kurz besprochen; vielleicht sei noch einmal auf die Abfolge der Übungen 1 bis 6 aus Abbildung 7.3 verwiesen. Für viele Therapeuten besteht ein wesentlicher Punkt der Sprachtherapie darin, dass in jeder Sitzung möglichst **viele Modalitäten** aktiviert werden, sodass es schon aus diesem Grunde wichtig ist, die Aufgabenstellungen in den Modalitäten zu variieren.

Trotz allen Feuerwerks an Abwechslung ist es auch wichtig, die **Konstanz in der Variabilität** anzustreben. Mit anderen Worten gesagt, die einzelnen Übungen sollten miteinander verbunden sein, was durch unterschiedliche Maßnahmen erreicht werden kann.

Ein zentraler Punkt ist, dass sich die einzelnen **Therapieschwerpunkte** möglichst **in jeder Sitzung** wiederfinden. Damit ist gemeint, dass sich zumindest eine Übung jeweils auf die ausgewählten (und dem Patienten bekannten!) Therapieziele bezieht. Dies vermittelt zum einen Kontinuität und ist zum anderen für das Erreichen der Ziele notwendig, weil mit isolierten Einzelübungen selten ein Ziel erreicht werden kann. Weiterhin sollte es für den Aphasiker erkennbare Bezüge zwischen der **aktuellen Sitzung** und der unmittelbar **vorangegangenen Sitzung** geben. Beispielsweise kann man neu Erarbeitetes der letzten Sitzung wiederholen. Genauso wichtig ist es übrigens, eine Perspektive auf **nachfolgende Sitzungen** aufzubauen. Eine Hausaufgabe ist eine klassische Verbindungsübung.

Die einzelnen Übungen können thematisch, strukturell oder über die Modalitäten miteinander verbunden sein. Eine **thematische Verbindung** kann beispielsweise ein Thema wie Urlaub sein, aus dem sich Wortmaterial, Sätze und Aufgabenstellungen speisen. Eine **strukturelle Verbindung** kann über die behandelte Ebene (*„Es geht wieder um Sätze!"*) entstehen, wenn ähnliche Aufgaben in verschiedenen Modalitäten geübt werden. Beispielsweise kommt zuerst das auditive Verstehen, dann das Formulieren und schließlich das Schreiben von Sätzen oder bestimmten Satzstrukturen an die Reihe. Eine **modalitätsmäßige Beziehung** kann darin bestehen, dass eine bestimmte Aufgabenstellung immer wiederkehrt (z.B. *Benennen* von Objekten, Tätigkeiten, Farben, Situationen).

Konstanz erreicht man auch über **Wiederholung** von Aufgaben. Es ist durchaus legitim, Aufgaben gleich oder leicht variiert zu wiederholen. Zum einen kann damit der Fortschritt des Patienten bzw. die Wirksamkeit therapeutischen Tuns überprüft werden, zum anderen ist - wie bereits erwähnt - Wiederholung ein wesentlicher Teil der Therapie. Die Mehrfachnutzung von **Therapiematerialien** (z.B. bestimmte Bildkarten) in verschiedenen Aufgaben ist eine weitere Möglichkeit, Konstanz zu erzeugen. Es hat oft den Nebeneffekt, dass man nicht so viele Materialien vorbereiten muss.

Der **Abschluss einer Sitzung** sollte eine **Zusammenfassung der Ergebnisse** der Übungen beinhalten. Ob man die Vorbereitung einer eventuellen Hausaufgabe als letzten Abschnitt des Mittelteils oder als Teil des Abschlusses betrachtet, sei dahingestellt. Üblicherweise wird am Ende einer Sitzung auch noch einmal der nächste Termin thematisiert. In der folgenden Abbildung 7.4 findet sich eine kommentierte Übersicht einer Sitzung mit Herrn AB (cf. Therapieziele in Abb. 6.7).

1. Begrüßung, Spontangespräch

Kommentar: Der Therapeutin war bekannt, dass Herr AB am Wochenende vor der Sitzung eine große Familienfeier hatte. Die Familienfeier sollte das Thema sein. Da in der Woche davor auch an Verwandtschaftsnamen gearbeitet wurde, sollte das Spontangespräch auch ein Test sein, inwieweit der Transfer der isoliert geübten Verwandtschaftsnamen in die freie Rede gelungen ist.

2. Lesesinnverstehen (Wortebene)

Kommentar: Verbesserung der Wortsemantik ist eines der übergeordneten Therapieziele. Lesesinnverstehen ist für den Patienten leichter als das auditive Verstehen, ist also für den Einstieg geeignet. Es werden Zuordnungen von Bildern und Schriftkärtchen vorbereitet. Als Thema sind Gartengeräte und Tätigkeiten beim Gärtnern vorbereitet, was einem Patientenwunsch entspricht. Zudem wird in der Übung vonseiten des Patienten keine Produktion verlangt, was nach dem Spontangespräch angemessen erscheint.

3. Auditives Verstehen (Wortebene)

Kommentar: Die aus Übung 2 bekannten Bilder werden noch einmal für auditives Verstehen verwendet. Diese Aufgabe ist an sich schwerer für den Patienten, weil auditives Verstehen stärker beeinträchtigt ist als Lesesinnverstehen. Durch die Übernahme des Bildmaterials aus Übung 2 wird dieser Aspekt jedoch relativiert.

4. Aufforderungen produzieren

Kommentar: Nach den Verstehensaufgaben ist wieder eine Produktionsaufgabe angebracht. Allgemeine Floskeln etc. sind für den Patienten nicht schwierig. In dieser Übung sollen die vorher geübten Werkzeuge in die Aufforderungen eingefügt werden. Als Stimuli dienen wieder die Bildkarten der Werkzeuge. Der Patient muss mittels einer Aufforderung das jeweils abgebildete

Werkzeug verlangen. Mit dieser Übung wird ein Transfer in den Alltag vorbereitet, weil es sich um eine realistische Alltagsaufgabe aus dem Leben des Patienten handelt. Insgesamt ist diese Übung als relativ leicht einzustufen.

5. Bildergeschichte

Kommentar: Das präzise Formulieren von Aussagen ist für Herrn AB schwierig. Die Erarbeitung *einer* konkreten Bildergeschichte ist ein übergeordnetes Therapieziel. Die Bildergeschichte ist dem Patienten bereits bekannt und wurde bereits mehrfach (in Abschnitten) bearbeitet. Zwei Bilder werden vorbereitet. Zuerst sollen die notwendigen Wörter benannt und aufgeschrieben werden. Danach soll der Inhalt der Abbildungen in wenigen Sätzen zusammengefasst werden. Zur Kontrolle werden die Äußerungen des Patienten aufgenommen und ihm zur Beurteilung vorgespielt. Damit soll die Selbstkorrekturfähigkeit verstärkt werden. Im Hintergrund besteht auch die Hoffnung, bei Fortschritten eine objektive Kontrollmöglichkeit zu haben. Insgesamt ist Übung 5 voraussichtlich die schwerste für Herrn AB und bildet den Schwierigkeitshöhepunkt dieser Sitzung.

6. Lesesinnverstehen/Wortordnen

Kommentar: In dieser Übung sollen Wortkarten zu inhaltlichen Gruppen geordnet werden. Die Gruppen werden nicht vorgegeben. Herr AB kennt diese Art von Übungen bereits. Nach der Textproduktionsaufgabe ist diese Übung leicht und kann vom Patienten ohne eigenes Sprechen durchgeführt werden. Zudem ist diese Übung eine Vorbereitung auf die nächste Übung.

7. Hausaufgabe vorbereiten

Kommentar: Hausaufgaben sind Routine für Herrn AB. Im konkreten Fall ist ein Arbeitsblatt zur Wortsemantik vorbereitet, in dem über Lesesinnverstehen Gegenteile zu suchen und zu markieren sind. Diese Art der Aufgabenstellung ist für Herrn AB (auf Grund bereits durchgeführter ähnlicher Übungen) als leicht einzustufen. Für die Hausaufgabe ist es deshalb eine geeignete Übung, weil es nicht wahrscheinlich ist, dass Herr AB große Schwierigkeiten und damit Misserfolgserlebnisse haben wird. Außerdem erlaubt diese Aufgabe einen guten Einstieg in die nächste Sitzung. Einige leichte Beispiele werden zum Abschluss der aktuellen Sitzung durchgeführt. Das somit partiell ausgefüllte Arbeitsblatt wird dem Patienten mitgegeben.

Abb. 7.4: Aufbau einer Sitzung (Beispiel)

7.4 Die einzelne Übung

Es gibt viele Möglichkeiten, Übungen zu gestalten und durchzuführen, doch sind einige **Grundcharakteristika** typischerweise konstant. Am Beginn einer Übung steht eine Erklärung der Aufgabenstellung sowie ein Übungsbeispiel, dann kommen mehrere Aufgaben (Items) der gleichen Art, und irgendwann kommt das letzte Item und der Abschluss der Übung.

Der **Beginn einer Übung** setzt sich aus allgemeiner und spezieller Erklärung und Übungsbeispiel zusammen. Da es wichtig ist, der aphasischen Person eine Perspektive aufzuzeigen, steht am Beginn häufig eine **allgemeine Erklärung**, wozu eine bestimmte Übung dient. Eine Bezugnahme auf die **übergeordneten Therapieziele** ist angebracht. Man sollte aber beachten, dass wortreiche und komplizierte Erklärungen oft nicht verstanden werden, und daher nicht zu viel und nicht zu lange reden. Danach wird speziell die **Aufgabenstellung erklärt**, was für die aphasische Person zu tun ist. Auf diese Erklärung folgt üblicherweise ein **Übungsbeispiel**. Der Ablauf an dieser Stelle kann verschiedene Formen annehmen. Eine erste Entscheidung ist, ob man im Übungsbeispiel auch die Rolle des Therapierten mit übernimmt, also das gewünschte Verhalten *modelliert*. Im Folgenden werden drei Möglichkeiten des Beginns einer Übung (A, B, C) anhand des Bildbenennens vorgestellt.

Im **Typ A** (Abb. 7.5) wird nach der Aufgabenerklärung **sofort in den Übungsablauf** übergegangen, der Stimulus präsentiert, und die aphasische Person muss im Sinne der Aufgabenstellung handeln. Die Antwort wird vom Therapeuten beurteilt, und die Übung wird fortgesetzt.

Therapeut erklärt Aufgabenstellung:
  „Heute sagen Sie bitte die Wörter für die Objekte!"

Therapeut legt Bild vor (Tisch):
  „Was ist das?"

Aphasiker antwortet:
  „Tisch"

Therapeut beurteilt:
  „richtig"

Therapeut legt nächstes Bild vor *usw.*

Abb. 7.5: Beginn einer Übung ohne Modellierung (Typ A)

• durch Handlungen zeigen!

Im **Typ B** (Abb. 7.6) wird die gewünschte Reaktion durch den Therapeuten **zuerst modelliert** und somit dem Aphasiker gezeigt, was zu tun ist. Dann wird mit dem nächsten Stimulus die Übung angefangen, und der Aphasiker soll die gewünschte Lösung generieren.

Therapeut erklärt Aufgabenstellung:
 „Heute sagen Sie bitte die Wörter für die Objekte!
 Ich mache es zuerst."

Therapeut legt Bildkarte (Haus) vor.

Therapeut modelliert Antwort:
 „(Das ist ein) Haus"

Therapeut legt nächste Bildkarte vor.

Patient antwortet:
 „(Das ist ein) Tisch"

Therapeut beurteilt und legt nächste Bildkarte vor *usw.*

Abb. 7.6: Beginn einer Übung mit Modellierung (Typ B)

Im **Typ C** (Abb. 7.7) schließlich wird die **modellierte Antwort** durch den Patienten **wiederholt** und dann durch den Therapeuten beurteilt.

Therapeut erklärt Aufgabenstellung:
 „Heute sagen Sie bitte die Wörter für die Objekte! Ich
 mache es zuerst und Sie wiederholen es bitte."

Therapeut legt Bildkarte (Apfel) vor.

Therapeut modelliert Antwort:
 „(Das ist ein) Apfel"

Patient wiederholt die Antwort:
 „(Das ist ein) Apfel"

Therapeut beurteilt und legt nächste Bildkarte vor *usw.*

Abb. 7.7: Beginn einer Übung mit Modellierung und Wiederholung (Typ C)

Wenn Übungen wiederholt vorkommen, kann man die Erklärungen natürlich kürzen und die Übungsbeispiele eventuell weglassen. Man kann oft darauf vertrauen, dass Aphasiker wissen, worum es geht und wie der Ablauf einer Übung ist. Man sollte aber keinen Übungsautomatismus aufbauen, wo der Patient schon anfängt, Lösungen zu generieren, bevor die erste Bildkarte die Oberfläche der Tischplatte erreicht hat.

Jede Übung ist darauf zu prüfen, ob **Vorgabe- und Zielebene identisch** sind oder nicht, um zu klären, ob eine bestimmte Aufgabenstellung tatsächlich auf die Ebene oder Größe zielt, die man therapieren möchte. Wenn man beispielsweise Sätze zu Bildern zuordnen lässt, wo es ausreicht, die Inhaltswörter mit den Bildern abzugleichen, hat man zwar Sätze auf der Vorgabeebene, aber nicht auf der Zielebene, die in diesem Fall die Wortebene wäre. Man sollte sich immer fragen: Auf welche Weise, mit welchen Hinweisen kann man die Übung noch lösen? Eine aphasische Person möchte schließlich - wie jeder Mensch - die vorgelegten Aufgaben richtig lösen! Vor allem Berufsanfänger stehen oft vor dem Problem, therapieerfahrene Aphasiker zu behandeln, die zum Teil sprachliche Defizite mit Intelligenz wettmachen können und auch komplizierte sprachliche Aufgabenstellungen lösen, quasi ohne es zu können. Es ist zwar motivierend und positiv für die Patienten, aber nicht ganz im Sinne einer Therapie, dass der Patient die zu übenden Aspekte umgeht, außer es geht darum, Kompensationsstrategien gezielt aufzubauen.

Bei jeder Übung ist der **Schweregrad** zu beachten. Jede Unter- oder Überforderung der therapierten Personen sollte vermieden werden. Dies klingt leicht, ist aber oft schwer zu erfüllen. Zur Orientierung seien ein paar einfache Faustregeln genannt. Bei einer Übung mit ca. 10 Items ist der **geeignete Schweregrad** für den Beginn bei **50 bis 75% Erfolg ohne Hilfestellungen** durch den Therapeuten, wobei in der Anfangsphase einer Therapie oder am Beginn einer Sitzung eher 75% das Ausgangsniveau bilden sollten. Natürlich kann man auch Aufgabenstellungen wählen, wo jede einzelne Lösung in Teilschritten erarbeitet werden muss, aber dann sind 5 Items die Obergrenze innerhalb einer solchen Übung. Übungen, in denen jedes Item einzeln erarbeitet werden muss, empfehlen sich nicht in den ersten Tagen der Therapie oder als Ein-/Ausstieg einer Sitzung.

Eine Übung ist **zu schwer**, wenn zufällige Antworten überwiegen, wenn die Aufgabenstellung trotz mehrfacher Wiederholung der Erklärung und trotz mehrerer Übungsbeispiele missverstanden wird, wenn Neologismen oder Perseverationen überwiegen oder wenn Frustration und Unwillen aufseiten des Patienten deutlich werden. Bei ständigem Misserfolg muss man im Niveau zurückgehen, bis eine für den Aphasiker bewältigbare Aufgabenstellung erreicht ist. Dies kann man auch - wenn nötig - innerhalb einer laufenden Übung machen.

Eine Aufgabenstellung ist **zu leicht**, wenn der Aphasiker alle Aufgaben schnell und ohne Zögern lösen kann und/oder Zeichen der Unterforderung zeigt (*Was soll das hier?*

Kindische Aufgabe!). Als Einstiegs- und Abschlussaufgaben sind Übungen, die von der aphasischen Person zu 100% gelöst werden können, aber legitim. Sie sind auch in der Festigungsphase angebracht, bzw. wenn es um Motivation der aphasischen Person geht.

Innerhalb einer Übung, die im Schnitt 5 bis 10 Items umfasst (aber auch deutlich mehr Items umfassen kann), sollte die **Aufgabenstellung eindeutig** und vor allem **gleich bleibend** sein. Dazu gehören eine gute Erklärung, ein klares erstes Beispiel und eine durchdachte Stimulusauswahl, sodass sich innerhalb der Übung nicht plötzlich die Anforderungen ändern. Man sollte deutlich machen, wenn sich die Erwartung vonseiten des Therapeuten oder die Leistungsanforderung ändert. Auch bei kombinierten Aufgabenstellungen müssen der rote Faden und der Ablauf für den Aphasiker klar sein.

Für eine fundierte Beurteilung der Leistung bzw. der Fortschritte ist das **Erstellen eines Protokolls** der Übungsergebnisse von großem Vorteil. Dennoch ist dieser Aspekt umstritten. *Gegen* das Protokollführen spricht, dass die aphasische Person dauernd unter starkem Leistungsdruck steht, dass die Therapeutin ständig mit Notizenmachen beschäftigt ist und dass somit die Arbeitsatmosphäre beeinträchtigt wird. *Für* das Protokollführen hingegen spricht, dass subjektive Eindrücke relativiert werden, dass man Verläufe objektiver einschätzen kann und dass man die Ergebnisse besser in zukünftige Planungen einbauen kann. Es empfiehlt sich also, regelmäßig, aber nicht immer, Protokoll über die Leistungen zu führen. Manchmal erhellen sich Protokolle über Leistungsprofile ja auch erst später, wenn man neue Erkenntnisse dazugewonnen hat.

· objektive Leistungen beurteilen! (ohne Hilfen)

Das **Ende einer Übung** ergibt sich quasi natürlich, wenn man nämlich alle vorbereiteten Items durchgeübt hat. Das Ende der Übung wird üblicherweise thematisiert (*So, das wars jetzt mit Sätzen!*), zur **Motivation** und zum **Lob** genutzt (*Das haben Sie super hingekriegt!*) oder zur **Selbsteinschätzungen** durch den Patienten herangezogen (*Wie sind Sie denn zufrieden mit Ihrer Leistung?*). Vor allem der letzte Aspekt ist in seiner Wichtigkeit nicht zu unterschätzen, weil er der aphasischen Person Gelegenheit gibt, zum einen eigene Leistungen einschätzen zu lernen und zum anderen an der Metaebene der Therapie teilzuhaben.

Eine andere Frage ist, wie oft man eine bestimmte **Übung wiederholen** soll (kann). Diese Frage ist schwer zu beantworten, hängt vom therapeutischen Selbstverständnis und der aphasischen Person ab und ist mit dem Schweregrad einer Übung verknüpft. Es gibt Therapieprogramme, bei denen man erst auf die nächste Stufe oder zur nächsten Übung darf, wenn man 95-100% Leistung in einer bestimmten Aufgabenstellung erreicht hat. Somit ist es zum Teil notwendig, dass man bestimmte Aufgabenstellungen sehr oft wiederholen muss. Andere Therapeuten wiederum lehnen Wiederholungen von Übungen ab, weil ihnen der Aspekt der Abwechslung sehr wichtig ist. Wie so häufig, kann man beiden Positionen etwas abgewinnen, und auch aphasische Personen reagieren unterschiedlich auf gleich bleibende Übungen. Die einen sehen darin einen Grund zur Frustration (*Es geht nicht weiter!*), die anderen schätzen die klare Perspektive und die Voraussagbarkeit der erwarteten Leistung.

An der Grenze zur Besprechung des Einzelschritts passen die Begriffe **Erarbeitung**, **Festigung** und **Transfer** (einer Leistung). In der Phase der Erarbeitung kann der Therapierte die Leistung noch nicht in vollem Umfange erbringen und braucht zur Lösung der Aufgaben noch therapeutische Hilfe. In der Phase der Festigung wird die Leistung mit geübtem Material vollständig korrekt erbracht und man versucht, die Aufgabenstellung mit ungeübtem Material durchzuführen (Transfer).

7.5 Der Einzelschritt

Der **Einzelschritt** in einer typischen Übung besteht aus einem einfachen Grundaufbau (Abb. 7.8). Normalerweise muss der Therapierte auf eine Vorgabe (Stimulus) hin etwas machen (Zeigen, Sprechen, etc.). Danach wird die Leistung des Therapierten beurteilt. Meistens weiß der Therapeut die Lösung, oder er ist zumindest in der Lage, Erfolg oder Misserfolg der Leistung zu beurteilen.

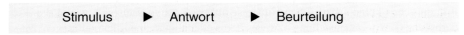

Abb. 7.8: Grundmodell Übungsaufgabe

Die **Beurteilung** der aphasischen Leistung hat die Eckpunkte „richtig" und „falsch". In beiden Fällen (und auch dazwischen) ist therapeutisch angemessenes Verhalten notwendig.

Das **Erreichen der korrekten Lösung** durch den Aphasiker und die angemessene therapeutische **Reaktion** darauf ist immer wieder Anlass zur Diskussion. Die **Verstärkung** positiver Leistungen gehört zum Grundhandwerkszeug therapeutischen Arbeitens. Übliche Mittel sind positive Rückmeldung, Bestätigung, Lob, Belohnung. Aber was ist in der Aphasietherapie bei einem bestimmten Menschen angemessen? Die Bandbreite des Lobs beispielsweise ist groß. Ein knappes „*Richtig*", ein überschwängliches „*Ja, Klasse! Super! Mensch! Herr Berger! Einfach phänomenaaaaaaal! Ach, dass ich das erleben durfte!*" oder etwas dazwischen? Man sollte da auf die aphasischen Personen individuell eingehen - man merkt ja schnell, wie jemand auf ein „*Suuuuuuuuuuuu-uper!*" reagiert. Vielleicht sollte man „besonderes" Lob für wirklich außergewöhnliche, überraschende oder originelle Leistungen aufheben. Die **positive Rückmeldung** an sich muss auf jeden Fall gegeben werden, und die meisten Menschen warten darauf. (Wer die frustrierten Gesichter kennt, wenn man mit dem vorgeschriebenen Pokerface [*Keine Rückmeldungen geben!*] den AAT durchgeführt hat, weiß, wovon die Rede ist.)

Schwieriger und therapeutisch noch relevanter ist das Verhalten des Therapeuten, wenn der aphasischen Person die **richtige Lösung nicht oder nur teilweise gelingt.** Bei einem Teil der Items ist das ja „vorprogrammiert", weil man die Übungen ja gerade so konzipiert, dass ein Teil der Lösungen eben nicht im spontanen Vermögen des Aphasikers ist, sodass die aphasische Person eigentlich in permanenter leichter Überforderung agiert.

An dieser Stelle kommt es nun darauf an, wie man diese Situation meistert, und sie ist wahrscheinlich das **Kernstück des therapeutischen Handelns** in normaler Übungstherapie. **Man muss die aphasische Person dahin bringen, dass sie quasi über ihr Niveau hinaus sprachliche Leistungen vollbringt.** Die zentrale Größe in diesem Zusammenhang ist die sogenannte **Hilfestellung.** Hilfestellungen gehen vom Therapeuten aus, und die grundlegende Idee ist es, dass durch verbale und non-verbale Hinweise oder Nachfragen durch den Therapeuten die aphasische Person in der Lage ist, die vorher nicht mögliche Leistung zu erbringen. Hilfestellungen sind natürlich **modalitäten- und aufgabenabhängig**; je nach Aufgabenstellung sind daher die Möglichkeiten, Hilfestellungen anzubieten, unterschiedlich.

Hilfestellungen kann man unterschiedlich klassifizieren. Eine erste Unterscheidung trennt allgemeine und spezifische Hilfestellungen. **Allgemeine (oder generelle) Hilfestellungen** geben keine spezifischen Hinweise auf die Lösung. Beispiele wären die Wiederholung der Aufgabenstellung bzw. des Items oder allgemeine Rückmeldungen (*Nein! Fast! Man könnte auch anders sagen!*). Eine weitere sehr allgemeine Hilfestellung, die im Grundaufbau einer Übung bereits integriert sein kann, ist **Aufmerksamkeitslenkung** (beispielsweise mit orientierenden Bemerkungen wie *„und das Nächste!"*). Manchmal wird mit allgemeinen Hilfestellungen schon erreicht, dass die aphasische Person die richtige Lösung generiert. Aber häufig reichen allgemeine Hilfestellungen nicht, und spezifische Hilfestellungen sind erforderlich. **Spezifische Hilfestellungen** bieten für die Lösung der Aufgabe konkrete Hilfen an. Das Prinzip lässt sich durch die sogenannte **Anlauthilfe** illustrieren, wenn bei einer Wortfindungsstörung die Vorgabe des Anlautes des gesuchten Wortes durch den Therapeuten das gesamte Wort für die aphasische Person abrufbar macht. Verbreitet ist die Einteilung der spezifischen Hilfestellungen in formale, semantische und Kontext-Hilfen. Im Folgenden seien diese drei Typen anhand des *Benennens* kurz illustriert.

Bei **formalen Hilfen** werden Teile des Zielworts vorgegeben oder abgefragt. Dies können phonologische (lautliche) oder prosodische Informationen (*Beginnt das Wort mit „k"? Hat das Wort zwei Silben? Das Wort beginnt mit „t"!*) aber auch Informationen über Morphologie sein (*Das Wort besteht aus zwei Teilen!*). **Phonologische Hilfestellungen** sind die wichtigste Gruppe der formalen Hilfen. **Semantische Hilfestellungen** beinhalten Informationen zur Bedeutung des Zielwortes. Dies können Fragen zum gesuchten Item (z.B. *Stein*) sein (*Ist es schwer?*) oder die Vorgabe verwandter Wörter

(*Felsen*). Beliebt sind auch Gegenteile, Ober- und Unterbegriffe, Gesten und non-verbale Hilfsmittel. **Kontexthilfen** (oder syntaktische Hilfen) sind solche, wo das Zielwort in einen syntaktischen Kontext eingebunden wird, z.B. können dies Lückensätze sein (*Heute scheint wieder die..............*) oder die Vorgabe eines Artikels.

Verwendet werden auch die Begriffe automatisierte und aufgabenreduzierende Hilfestellungen. **Automatisierte Hilfen** sind solche, bei denen das Zielwort über „automatische" Abläufe abgerufen wird, beispielsweise bei Lückensätzen (s.o.), Gegensatzpaaren (*schwarz und........*) oder bei Kollokationen (häufig zusammen auftretende Wortverbindungen: *Zähne...........*). Bei **aufgabenreduzierenden Hilfestellungen** wird ein Teil der Lösung angeboten oder vorweggenommen, wie beispielsweise bei phonologischen Hilfestellungen.

In der englischen, auch in den deutschsprachigen Ländern verbreiteten Terminologie unterscheidet man drei Begriffe: „cue(s)" sind ganz allgemein Hilfestellungen, „prompt(s)" sind phonologische Hilfen und „facilitation(s)" sind semantische Hilfen, wobei insgesamt gilt, dass „facilitations" typischerweise eine länger anhaltende Wirkung haben als „prompts".

Bei der Durchführung von Übungen sollte man unbedingt darauf achten, dass **jeder Einzelschritt mit einer patientenseitigen Leistung abschließt**. Die Hilfestellungen sind das wichtigste Mittel, um dieses Ziel zu erreichen.

Übungen (Kapitel 7)

Ü 7-1 Erläutern Sie die folgenden fünf Aussagen: (i) Aphasietherapie ist patientenspezifisch. (ii) Aphasietherapie muss strukturiert sein. (iii) Wiederholung ist ein wesentlicher Faktor der Therapie. (iv) Aphasietherapie soll funktional orientiert sein. (v) Angehörigenberatung ist ein wesentlicher Teil der Aphasietherapie.

Ü 7-2 Welche Aspekte des Therapieplans (siehe Abb. 7.2) gehören in den Grobplan, und welche Aspekte sind Teil der jeweiligen Feinpläne?

Ü 7-3 Erläutern Sie die Relevanz des Begriffs „Schweregrad einer Übung" für die Planung einer einzelnen Sitzung.

Ü 7-4 Mit welchen Mitteln kann man aktive und passive Phasen innerhalb einer Sitzung erreichen?

Ü 7-5 Erläutern Sie Möglichkeiten, Konstanz zwischen verschiedenen Sitzungen zu erreichen.

7 THERAPIEDURCHFÜHRUNG

Ü 7-6 Beschreiben Sie verschiedene Möglichkeiten, den Anfang einer Übung zu gestalten.

Ü 7-7 Woran kann man erkennen, dass Übungen zu leicht bzw. zu schwer sind?

Ü 7-8 Warum ist die Hilfestellung durch den Therapeuten eine zentrale Größe jeder Sprachtherapie?

Ü 7-9 Erläutern Sie die folgenden Begriffe: formale Hilfestellung, semantische Hilfestellung, phonologische Hilfestellung, Kontexthilfe, automatisierte Hilfestellung, Aufgaben reduzierende Hilfestellung.

Literaturhinweise (Kapitel 7)

Die oben genannten allgemeinen Grundprinzipien der Aphasietherapie sind zum Teil wissenschaftlich belegt, andere gelten ohne Nachweis als unter Therapeuten gültige Prinzipien, und manche sind umstritten. Eine Quelle von Einsichten in grundlegende Aspekte der Aphasietherapie findet sich im Buch von Rosenbek, LaPointe & Wertz (1989:131-141), das auch vielen oben genannten Punkten Pate stand, und wo auch der wichtige Aspekt der Wiederholung diskutiert wird. Allgemeines zur Therapie findet sich auch in Hegde (1994: 183-218) und nicht zu vergessen ist die Arbeit von Lutz (1989:254-311). Was alles zum Gesamtkomplex der logopädischen Intervention bei Aphasie gehört, fasst Byng (1993) eindrücklich zusammen, wobei vor allem die Betonung des prämorbiden Sprachgebrauchs und die Schaffung von Transfermöglichkeiten aus der Therapie in den Alltag interessant sind. Wichtige Sammelbände zur Aphasietherapie sind Chapey (1994) und Code & Müller (1989, 1995). Besonders für Allgemeines interessant ist die Arbeit von Hatfield & Shewell (1995). In Byng (1995:7) findet sich thematisiert, dass der Aspekt der Durchführung einer Therapie in den Studien zur Aphasie typischerweise vernachlässigt ist (auf Kosten von Materialbeschreibung und numerischer Leistung). Danz & Lauer (1997) bieten eine übersichtliche und knappe Zusammenfassung von Hilfestellungen in der Aphasietherapie (geordnet nach Modalitäten). Zum Durchführen der sprachsystematischen Therapie siehe Engl, Kotten, Ohlendorf & Poser (1989).

8 VERSTEHEN

In diesem Kapitel ist das Thema Verstehen gesprochener Sprache. Die Verbesserung der Verstehensleistung ist in vielen Fällen ein wichtiges Therapieziel. Am Beginn werden Einflussfaktoren für Verstehen dargestellt. Im Anschluss daran werden Übungen auf den Ebenen Wort, Satz und Text vorgestellt.

8.1 Einflussfaktoren für Verstehen

Das **Verstehen gesprochener Sprache ist ein komplexer Prozess**, der vielen Einflüssen unterliegt. In der folgenden Übersicht (Abb. 8.1) sind wesentliche Faktoren aufgelistet, die sich auf die Verstehensleistung gesprochener Sprache auswirken können. Die Betrachtung der Faktoren ist aus unterschiedlichen Gründen wesentlich. Zum einen beinhalten sie Möglichkeiten der Steigerung und Erleichterung im Übungsaufbau, und zum anderen sind in dieser Übersicht die Grundlagen für Strategien enthalten, mit denen Sprecher das Verstehen für aphasische Personen erleichtern können.

Linguistische Faktoren
 Frequenz
 Wortart =) N vor V , 1-W vor 7-W
 Abbildbarkeit
 Eindeutigkeit
 Satzlänge
 Syntax
 Plausibilität
 Direktheit

Darbietungs-/ Sprecherfaktoren
 Aussprache
 Sprechgeschwindigkeit
 Pausen
 Betonung
 Hörerzugewandtheit
 Redundanz
 Wiederholung
 visuelle Unterstützung
 Hintergrundgeräusche
 Aufmerksamkeitslenkung
 Auswahlmöglichkeiten

> *Zuhörerfaktoren*
> persönliche Eigenschaften
> Hörvermögen
> persönlicher Bezug
> Aufmerksamkeit
> Tagesverfassung
> Emotionaler Zustand

Abb. 8.1: Einflussfaktoren auf Verstehensleistung (nach Schulte & Brandt, 1989)

Linguistische Faktoren beziehen sich direkt auf Eigenschaften des sprachlichen Signals. Häufige Items sind leichter zu verstehen als weniger häufige. Im Hinblick auf Wortarten gilt generell für Aphasiker als Gruppe, dass Nomina besser verstanden werden als Verba oder Adjektiva. Innerhalb aller Wortarten sind abbildbare und konkrete Inhalte besser verstehbar als nicht-abbildbare und abstrakte Inhalte. Eindeutige Items werden besser verstanden als zwei- und mehrdeutige. Satz- und Äußerungslänge spielen eine wichtige Rolle: je länger die Äußerung, umso schwerer das Verstehen. Zunehmende syntaktische Komplexität (passive, topikalisierte Sätze) erschwert das Verstehen ebenfalls. Plausibilität von Aussagen und leichte Integrierbarkeit in Vorwissen erleichtern das Verstehen. Ebenso werden direkte Äußerungen (*Hier ist es warm! Öffne doch das Fenster!*) leichter verstanden als indirekte (*Hier wäre ja sogar einem Gnu nicht kalt!*). Aus den linguistischen Faktoren lassen sich natürlich Hinweise zum Steigern und Vereinfachen innerhalb von Verstehensübungen ableiten.

Aus den **Darbietungs- und Sprecherfaktoren** lassen sich zum einen Hinweise für die Durchführung von Übungen ableiten, zum andern sind die Aspekte auch relevant für die Beratung von Angehörigen, die oft durch Berücksichtigung gewisser Grundregeln das Verstehen für die aphasischen Personen erleichtern können. Deutliche Aussprache, langsame Sprechgeschwindigkeit, ausreichende Pausen und klare Betonung erleichtern das Verstehen. Ebenso ist die Hörerzugewandtheit wesentlich: Man sollte der aphasischen Person beim Sprechen ins Gesicht schauen. Redundant bedeutet so viel wie „überflüssig"; und mit dem Faktor der Redundanz ist gemeint, dass eine mehrfache Enkodierung einer zu verarbeitenden Information zu einer besseren Verstehensleistung führt. In ähnlicher Weise führt Wiederholung einer Äußerung (oder Aufgabenstellung) zu besseren Leistungen im Vergleich zu nur einfacher Darbietung. Visuelle Unterstützung (Gestik, Mimik, Bilder, Schrift, etc.) kann auch zur Erleichterung des Verstehens beitragen. Hintergrundgeräusche lenken stark ab; günstig für Aphasiker ist daher eine ruhige Atmosphäre ohne Hintergrundlärm. Für einzelne Verstehensaufgaben hat sich die Aufmerksamkeitslenkung (*Das nächste!*) als leistungssteigernd erwiesen. Auch die Reduzierung von Auswahlmöglichkeiten erleichtert das Verstehen.

Mit den **Zuhörerfaktoren** kommen persönliche Eigenschaften des Zuhörers ins Spiel. Bei älteren Menschen spielt das Hörvermögen eine Rolle. Durch reine Lautstärkesteigerung wird *aphasisches* Verstehen nicht erleichtert, allerdings mag es sein, dass Sie auf ein mehr oder weniger reduziertes Hörvermögen Rücksicht nehmen müssen. Ein persönlicher Bezug zum Sprachmaterial erhöht normalerweise die Verstehensleistung. Die Aufmerksamkeit des Zuhörers ist wichtig, und die Rolle von Aufmerksamkeitslenkung wurde bereits erwähnt. Tagesverfassung und emotionaler Zustand können die Verstehensleistungen ebenfalls beeinflussen.

• *Kognitive Beeinträchtigung !*

8.2 Übungen zum Verstehen

Verstehensaufgaben sind insofern kompliziert, als das **Verstehen an sich *nicht* direkt beobachtet** werden kann. Was man beobachten kann, sind nur Reaktionen (auf sprachliche Äußerungen), die wir als Ausdruck des Verstehens beurteilen. Daher ist gerade bei Verstehensaufgaben ein systematischer und nachvollziehbarer Übungsaufbau wichtig.

Vor jeder Aufgabe muss man entscheiden, in welcher Weise eine **Reaktion** des Patienten erfolgen soll: **non-verbal** (z.B. Zeigen) oder **verbal**. Wenn verbale Antworten erwartet werden, muss man zwischen verbal eingeschränkten Äußerungen (z.B. Ja/Nein-Antworten) und offenen (freien) Äußerungen unterscheiden. Man muss auch berücksichtigen, dass Verstehensaufgaben ohne Schriftsprachunterstützung oft nur eingeschränkte Stimuluszahlen für Darbietung von Auswahlmöglichkeiten zulassen.

Im Folgenden wird in Übungen auf der Wort-, Satz- und Textebene unterteilt. Allerdings ist die Grenze zwischen den Ebenen oft fließend. Beispielsweise ist das Verstehen von Sätzen (oder Satzaufgaben) oft über ein oder mehrere Inhaltswörter möglich (Schlüsselwortstrategie), wodurch *Satz*verstehensaufgaben manchmal im Kern *Wort*verstehensaufgaben sind. Zum anderen werden auch reine Wortverstehensaufgaben oft mit Sätzen eingeleitet, beispielsweise „Zeigen Sie Banane". Unter solcher Betrachtung wird der Unterschied zwischen Vorgabe- und Zielebene relevant. Wichtig ist, dass man weiß, was man beüben möchte bzw. dass man weiß, mit welchem sprachlichen (und nicht-sprachlichen!) Wissen Aufgaben lösbar sind.

8 VERSTEHEN

8.2.1 Wortebene

Typische Wortverstehensaufgaben sind in Tab. 8.2 aufgelistet.

> Zeige-Aufgaben
> Wort-Objekt-Zuordnung
> Wort-Bild-Zuordnung
> Wort-Bild-Verifikation
> Semantisches Diskriminieren
> Phonologisches Diskriminieren

Abb. 8.2: Grundtypen von Verstehensaufgaben (Wortebene)

Zeige-Aufgaben beziehen sich auf Übungstypen, in denen der Therapierte auf die Vorgabe eines sprachlichen Stimulus hin etwas zeigen muss. Eine Basisaufgabe ist es, Objekte der Umgebung zu zeigen (**Wort-Objekt-Zuordnung**): *(Zeigen Sie den) Tisch! (Zeigen Sie die) Lampe! (Zeigen Sie das) Bett!* In ähnlicher Weise kann man mit Körperteilen oder Objekten des Alltags verfahren.

Wort-Bild-Zuordnungen sind ähnlich aufgebaut. Auf einen verbalen Stimulus hin muss man ein Bild zeigen, das typischerweise aus verschiedenen Bildern ausgewählt werden muss. Die Wahl der sogenannte **Ablenker,** die das Zielbild umgeben, ist ein wesentlicher Faktor zur Bestimmung des Schweregrads einer Aufgabenstellung. Auf einem leichten Niveau werden Wörter (bzw. die entsprechenden Bilder dazu) verwendet, die keinen semantischen (inhaltlichen) oder phonologischen (lautlichen) Bezug zueinander aufweisen. Abbildung 8.3 zeigt eine solche Aufgabe mit sogenannten *unrelationierten Ablenkern*. Die jeweilige sprachliche Vorgabe besteht in einer Aufforderung (*Zeigen Sie 'Katze'!*), einer Frage (*Wo ist (die) Tasche?*) oder einfach in der Nennung des Zielworts (*Kirche*).

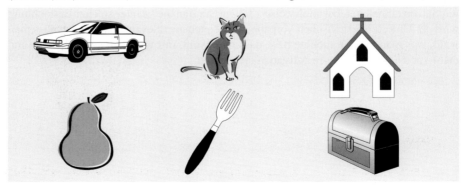

Abb. 8.3: Stimuli für eine einfache Wort-Bild-Zuordnungsaufgabe

Klassische Wort-Bild-Zuordnungsaufgaben mit gezielten Ablenkern zeigen die beiden nachfolgenden Abbildungen, wobei in Abbildung 8.4 zwei *phonologische Ablenker* und in Abbildung 8.5 fünf *semantische Ablenker* beinhaltet sind. Das Zielwort ist in beiden Fällen /vase/.

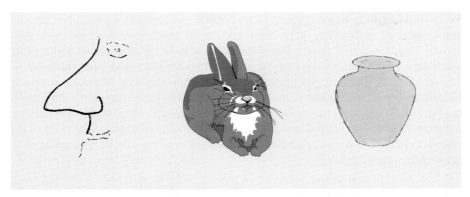

Abb. 8.4: Wort-Bild-Zuordnung mit phonologischen Ablenkern

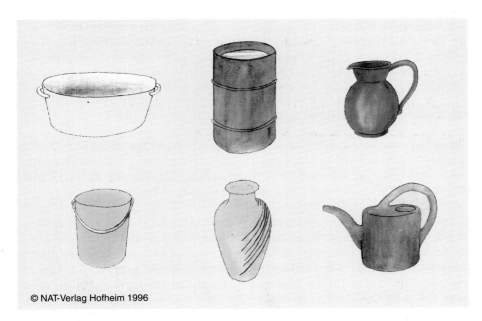

Abb. 8.5: Wort-Bild-Zuordnungsaufgabe mit semantischen Ablenkern (aus Blanken, 1996; Original in Farbe)

Je nach grundlegendem Problem der aphasischen Person werden eben Übungen mit phonologischen oder semantischen Ablenkern gewählt. Wenn in Aufgaben auch unrelationierte Ablenker enthalten sind und diese häufig vom Aphasiker gewählt werden, ist die Aufgabenstellung zu schwer.

Wort-Bild-Verifikationsaufgaben bestehen darin, dass aphasische Personen bei nur einem vorgelegten Bild entscheiden müssen, ob das angebotene Wort dem Bild entspricht. Die Antwort bei diesem Typus von Aufgabe kann verbal oder non-verbal (z.B. mit Nicken oder Kopfschütteln) erfolgen. Der Vorteil der Wort-Bild-Verifikation ist es, dass es keine Möglichkeit gibt, indirekt über Ausschluss anderer Bilder zur richtigen Lösung zu kommen (*Das kann es nicht sein, das auch nicht, es muss das sein!*). Auch bei Wort-Bild-Verifikationsaufgaben lassen sich phonologische und/oder semantische Schwerpunkte setzen. In Abbildung 8.6 sieht man mögliche Fragen (Vorgaben) zu einem Bild, in der linken Spalte sind diese semantisch orientiert und in der rechten phonologisch.

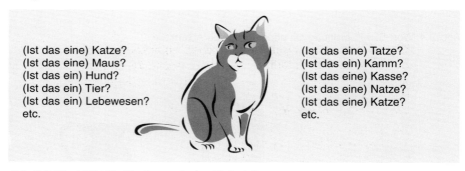

Abb. 8.6: Wort-Bild-Verifikationsaufgabe (Beispiel)

Für die semantische Dimension ist es möglich, auch übergeordnete Begriffe (z.B. *Tier*) anzuwenden. Wenn das Erarbeiten einzelheitlicher Verarbeitung auf dem Phonemniveau ein Ziel ist, kann man auch Nicht-Wörter (z.B. *Natze*) einsetzen. Dies setzt allerdings ein gutes Instruktionsverstehen durch die aphasische Person voraus.

Die bisher genannten Übungstypen auf der Wortebene lassen sich in vielfältiger Weise im **Schweregrad** variieren (siehe Abb. 8.7). Nomina werden besser verstanden als Verba und Adjektiva, der Übergang von Nomina zu Verba ist also eine Steigerung. Wörter können auch im Hinblick auf formale Komplexität (Lautzahl, Silbenzahl, Morphologie) gesteigert werden. Ebenso kann man die Häufigkeit variieren. Wesentlich ist auf jeden Fall die Auswahlmenge an Bildern - je mehr Bilder, umso schwieriger ist die Lösung. Zudem wirkt sich die Ähnlichkeit der Inhalte oder Wortformen aus: Je ähnlicher sich die Elemente in der Auswahlmenge sind, umso schwieriger wird die korrekte Auswahl.

> Wortart
> Wortkomplexität
> Häufigkeit
> Auswahlmenge
> Ähnlichkeit innerhalb der Auswahlmenge

Abb. 8.7: Variationsmöglichkeiten bei Wortverstehensaufgaben

Übungen zur **semantischen Diskrimination** dienen dazu, die Fähigkeit zur Unterscheidung semantisch verwandter Wörter zu stärken bzw. die Grenzen zwischen semantisch verwandten Wörtern klar zu machen. Zum Teil wurden Übungen mit diesem Zweck schon genannt (Wort-Bild-Zuordnungen mit semantischen Ablenkern). In Abbildung 8.8 sind Übungstypen zur semantischen Diskrimination auf Wortebene bei auditiver Vorgabe aufgelistet.

> **Wort-Bild-Zuordnen (mit semantischen Ablenkern)**
> Zuordnen zu Oberbegriff (*Tier - Hund, Katze, Tisch,...*)
> Zuordnen Teil/Ganzes (*Auto - Motor, Lenkrad, Klingel, ...*)
> Beurteilen (*Katze - Tier; Katze - Möbel*)
> Was gehört nicht dazu? (*Maus/Katze/Auto*)
> Gegenteile suchen (*groß -......*)
> Eigenschaften suchen (*Löwe/Büffel - ....*)
> Oberbegriffe suchen (*Hund/Katze/Kuh - ....*)

Abb. 8.8: Übungen zur semantischen Diskrimination (Wortebene)

Zu beachten sind verschiedene Aspekte. Zuerst muss den aphasischen Personen klar gemacht werden, was konkret von ihnen erwartet wird. Das ist bei einigen Aufgabenstellungen leichter, bei anderen schwerer. Das Zuordnen von Wörtern zueinander kann man immer auch als Beurteilungsaufgabe durchführen, indem man die Beziehung zweier vorgegebener Wörter (z.B. Oberbegriffe) beurteilen lässt (*Katze - Tier; Katze - Möbel*). Damit kann man bei der Aufgabenstellung sowohl die produktive Leistungsanforderung als auch die Belastung der auditiven Merkfähigkeit gering halten. Schlussendlich muss man beachten, dass bei diesen Aufgabenstellungen zum Teil bereits produktive Leistungen erforderlich sind, die auch bei gutem Verstehen zu falschen, unzureichenden oder gar keinen Reaktionen führen können.

Die genannten Übungen zum semantischen Diskriminieren lassen sich überwiegend besser als Lesesinnverstehensaufgaben durchführen, weil es dann möglich ist, mehrere

8 VERSTEHEN

Wörter zur gleichen Zeit präsent zu haben, was bei auditiver Vorgabe zum Teil nur schwer möglich ist, sodass man oft nur mit zwei bis drei Wörtern agieren kann.

Übungen zur **phonologischen Diskrimination** listet die Abbildung 8.9 auf. Bei diesen Übungen ist die Zielsetzung, das einzelheitliche Verarbeiten auf dem Lautniveau zu stärken.

Wort-Bild-Zuordnungen (mit phonologischen Ablenkern)
Minimalpaar-Aufgaben
Vergleichsaufgaben
Reimurteile
Wortentscheidungsaufgaben

Abb. 8.9: Übungen zur phonologischen Diskrimination (Wortebene)

Bei Wort-Bild-Zuordnungen werden phonologische Ablenker angeboten (Zielwort: *Kanne*, Ablenker: *Wanne, Pfanne*). Für die phonologische Diskrimination sind Minimalpaare, Reime und Nicht-Wörter wichtig. Minimalpaare nennt man Wortpaare, die sich nur in einem Laut unterscheiden (*Hut/Mut; tragen/traben*). Reime sind Wörter, die sich am Wortende gleichen (*brüten/hüten; laufen/Schlaufen*). Nicht-Wörter sind Lautketten, die keine Wörter des Deutschen sind (*natse, püten*). Minimalpaaraufgaben sind zum einen Vergleichen (*Sind die folgenden Wörter gleich? katse - katse; katse - natse*), zum anderen auch Wort-Bild-Zuordnungen. Bei Reimurteilen ist die Frage, ob sich zwei vorgegebene Wörter reimen (*Maus - Haus / Maus - Mauer*). Bei Wortentscheidungsaufgaben geht es darum, auditiv vorgegebene Lautketten auf ihren Wortstatus im Deutschen hin zu prüfen. Bei ganzheitlichem Vorgehen werden Nicht-Wörter oft fälschlich als Wörter klassifiziert.

formale Aspekte erkennen → Lautstruktur

8.2.2 Satzebene

Auf der Ebene des Satzes können Übungen in verschiedener Weise konstruiert werden. In Abbildung 8.10 finden sich unterschiedliche Möglichkeiten aufgelistet.

Satz-Bild-Zuordnungen
Satzverifikationen
Handlungsanweisungen
Fragen
Phrasenbeurteilungen
Satzbeurteilungen

Abb. 8.10: Übungstypen zum Sprachverständnis (Satzebene)

Satz-Bild-Zuordnungen funktionieren nach dem Muster der Wort-Bild-Zuordnungen. Auf eine mündliche Vorgabe hin muss der Therapierte ein Bild aus mehreren Bildern auswählen (und darauf zeigen). Oft ist es allerdings möglich, das richtige Bild auf Grund von Teilen der sprachlichen Information auszuwählen, beispielsweise über die Schlüsselwortstrategie. Ein Beispiel zeigt Abbildung 8.11 (Zielsatz: *Der Junge spielt Ball*), wo über die Begriffe <JUNGE> und <BALL> das richtige Bild gewählt werden kann. Für Patienten mit semantischen Problemen (auf der Wortebene) kann es durchaus ein Therapieziel sein, die Schlüsselwortstrategie für Satzverstehen zu erarbeiten.

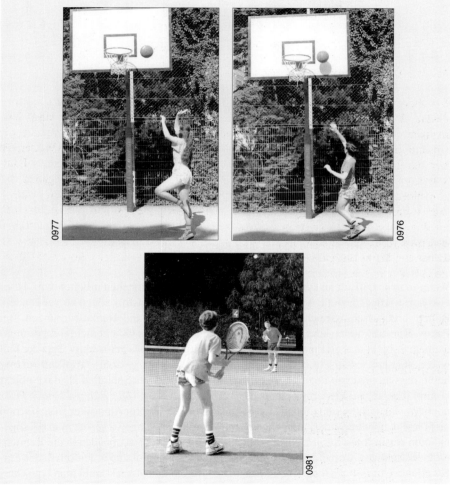

Abb. 8.11: Satz-Bild-Zuordnung (lösbar über Schlüsselwortstrategie)
(Bilder aus Stark, 1992-1997; Originale in Farbe)

Für das Lösen von Satz-Bild-Zuordnungen hilft manchmal auch die **Agens-Zuerst-Strategie**, wie im folgenden Beispiel (Abb. 8.12, Zielsatz *Der Mann gibt der Frau eine Rose*) dargestellt, wo die Inhaltswörter *allein* noch nicht klar machen, welches Bild auszuwählen ist. Allerdings ist im normalen deutschen Aussagesatz das handelnde Subjekt (Agens) typischerweise an erster Stelle, sodass über das erste Wort <MANN> allein das richtige Bild gewählt werden kann.

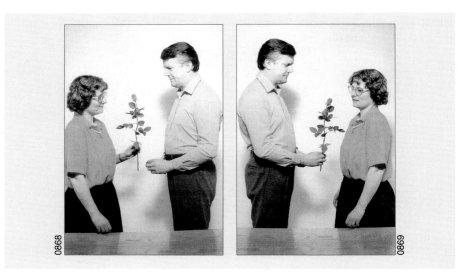

Abb. 8.12: Verstehensaufgabe (lösbar über Agens-Zuerst-Strategie)
(Bilder aus Stark, 1992-1997; Originale in Farbe)

Wenn man spezifisch an **syntaktischen** Fähigkeiten im Verstehen arbeiten will, ist es also notwendig, spezielle Ablenker bzw. besondere Satzkonstruktionen zu verwenden. Beliebt und aufschlussreich sind **Passiv-Konstruktionen** und Topikalisierungen. Bei Passiv-Konstruktionen sind logisches Subjekt und logisches Objekt nicht mit grammatischem Subjekt und grammatischem Objekt identisch (wie es beim Aktiv-Satz der Fall wäre), sondern vertauscht (*Der Junge wird vom Mädchen geküsst*). **Topikalisierung** heißt, dass an die erste Position im (Haupt-)Satz ein anderes Satzglied als das Subjekt kommt, das selbst wiederum hinter das Verb gesetzt wird (*Die Blumen bringt Peter nach Hause*). Passive und topikalisierte Konstruktionen sind für Aphasiker an sich schon nicht leicht, aber besonders auf syntaktische Verarbeitung angewiesen ist man bei sogenannten **reversiblen** Sätzen. Reversible Sätze sind all die Sätze, bei denen die Betrachtung der Schlüsselwörter allein *keinen* eindeutigen Aufschluss über den Inhalt des Satzes erlaubt (*Andreas/Peter/grüßen*). Bei nicht-reversiblen Sätzen kommt man typischerweise über die Schlüsselwörter zu einer eindeutigen Satzinterpretation (*Andreas/Schnitzel/essen*). Wenn man spezifisch an syntaktischen Problemen üben möchte, bieten sich

Satzverstehensaufgaben an, die nur über syntaktische Verarbeitung lösbar sind. Ein Beispiel ist in Abbildung 8.13 zu sehen, der Zielsatz ist *Dem Mann wird die Tasche von der Frau gegeben*.

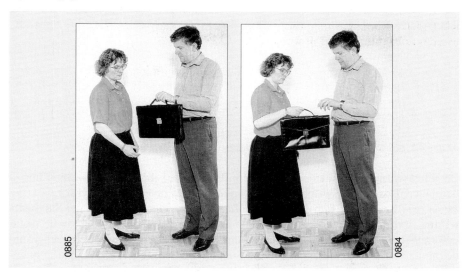

Abb. 8.13: Satzverstehensaufgabe (lösbar über syntaktische Verarbeitung) (Bilder aus Stark, 1992-1997; Originale in Farbe)

Die **Satzverifikation** ist eine Aufgabe, bei der beurteilt werden muss, ob ein vorgelegtes Bild und ein auditiv vorgegebener Satz sich entsprechen. Auch diese Aufgabe kann über Strategien *oder* Syntax lösbar sein. Die Satzverifikation ist aber besser mit Schriftsprachunterstützung durchführbar, weil man dann auch die Abweichung (wenn vorhanden) besser suchen und eventuell mit einer Satzformulierungsaufgabe abschließen kann.

In der folgenden Abbildung 8.14 sind Faktoren aufgelistet, die insgesamt für die Planung des **Schweregrads von Satzverstehensaufgaben** relevant sind. Die ersten sechs Punkte wurden bereits genannt und bedürfen keiner weiteren Erklärung. Die beiden letzten Punkte betreffen die Anzahl der obligatorischen Elemente und die Plausibilität einer Aussage. Je nach Grundstruktur eines Satzes und je nach verwendetem Verb sind unterschiedlich viele obligatorische Elemente nötig, einen vollständigen Satz zu bilden. Je größer die Zahl der obligatorischen Elemente, umso schwerer sind die Äußerungen zu verstehen. Plausibilität bezieht sich auf die Wahrscheinlichkeit, mit der ein behaupteter Sachverhalt in der Wirklichkeit eintritt. Je plausibler eine Aussage ist, umso leichter wird das Verstehen (*Er begräbt einen Hund / Er begräbt einen Brief*).

Schwerer	Leichter
passiv	aktiv
Nebensätze	Hauptsätze
Vergangenheit, Präteritum	Präsens
intransitiv	transitiv
Topikalisierung	Grundwortstellung
reversibel	nicht reversibel
mehr obligatorische Elemente	weniger obligatorische Elemente
nicht plausibel	plausibel

Abb. 8.14: Schweregrad bei Verstehensaufgaben auf der Satzebene

Bei **Phrasenbeurteilungen** geht es darum, Phrasen auf ihre Grammatikalität hin zu beurteilen. Das können beispielsweise Nominalphrasen unterschiedlicher Art sein (*der Mann / die Baum / der Auto / der großer Mann / das schönes Auto*). Bei der **Satzbeurteilung** ist die Aufgabe, eine Äußerung auf ihre grammatische und semantische Wohlgeformtheit hin zu beurteilen. Vorweg sei angemerkt, dass Aphasiker wie Sprachgesunde immer versuchen, Äußerungen ihrem Sinn nach zu verstehen, sodass häufig grammatische Abweichungen quasi stillschweigend „innerlich korrigiert" werden. In Abbildung 8.15 finden sich Beispiele abweichender Sätze. Normalerweise werden abweichende und korrekte Sätze vermischt miteinander angeboten.

> *Der Mann springen in den Fluss.*
> *Die Kuh grast auf die Wiese.*
> *Das Bier läuft der Schaum.*
> *Der Mann fürchtet der Keller.*
> *Der Elefant füttert den Zoo.*
> *Das Bett schläft müde.*
> *Der Löwe schüttelt seine großen Zähne.*
> *Er sinnt um Rache.*
> usw.

Abb. 8.15: Satzbeurteilungsaufgaben (z.Tl. aus Engl et al., 1989)

Wichtig ist es, unterschiedliche **Formen der Abweichungen** zu unterscheiden. Syntaktische Abweichungen in der Kongruenz beispielsweise zwischen Subjekt und Verb (*Der Mann springen*) oder innerhalb einer Nominalphrase (*...springt auf der Boden*) sind von semantischen Abweichungen (*Der Elefant füttert den Zoo*) sowie Verletzungen der Wortauswahl (*Er sinnt um Rache*) klar zu trennen.

Satzbeurteilungen sind eine umstrittene Aufgabenstellung. Ein häufig angemerkter Punkt ist, dass man aphasischen Personen nur korrekte Sprache und korrekte Äußerungen präsentieren sollte. Ein anderer Aspekt ist, dass man mit der *Beurteilung* einer grammatisch abweichenden Äußerung eventuell nur einen ersten Schritt getan hat, dem ein zweiter, nämlich die Korrektur und Erarbeitung einer grammatisch korrekten Äußerung folgen müsste. (Dies lässt sich insgesamt besser mittels Schriftsprache realisieren, weil man dort Abweichungen besser suchen bzw. identifizieren kann.) Wie auch immer die Meinungen, Übungen dieser Art sind eine Möglichkeit, Störungs- und Fehlerbewusstsein zu erzeugen bzw. zu prüfen, ob bestimmte Sprachverarbeitungskenntnisse noch vorhanden sind.

Handlungsanweisungen sind eine oft gebrauchte Form der Aufgabenstellung beim Satzverstehen. In einem gewissen Sinne sind zwar alle bisher genannten Aufgabenstellungen mit Handlungsanweisungen verbunden, entweder explizit (*Zeigen Sie „Pferd"!*) oder implizit, weil man ja als Therapierter irgendwas auf die therapeutische Vorgabe hin machen muss. Jetzt ist mit Handlungsanweisung allerdings gemeint, dass eine bestimmte Aufgabe erfüllt werden muss, die auditiv vorgegeben wird (z.B. *Gehen Sie aus dem Zimmer!*).

Beliebt sind Handlungsanweisungen, in denen Objekte (Nomen), Tätigkeiten (Verben) und Relationen (Präpositionen) variiert werden. Als Gegenstände können Alltagsgegenstände genommen werden. Günstig ist es auch, ein Gefäß (z.B. *Tasse, Schachtel*) dabei zu haben und eventuell ein Objekt, das sowohl stehen als auch liegen kann (z.B. *Spule*). Sinnvoll ist es, Verben, Nomen und Präpositionen auszuwählen, die häufig sind, und die der Patient auch tatsächlich in seinem Alltag wiederfindet.

Ein Beispiel in drei Schwierigkeitsstufen ist in Abb. 8.16 dargestellt. Im ersten Block werden die Relationen variiert, wobei die Tätigkeit und die Struktur der Anweisung gleich bleiben. Im zweiten Block wird zusätzlich die Tätigkeit variiert (eventuell mit weniger Objekten und Relationen). Als schwerste Aufgabe wird im dritten Aufgabenblock dann noch die Zahl der Handlungsanweisungen gesteigert, was für viele aphasische Personen v.a. wegen der Gedächtnisbelastung und dem Fehlen von pragmatischem Kontext kaum zu lösen ist.

Block 1   Objekte: Tasse, Schlüssel, Bleistift, Buch

Legen Sie (bitte) den Schlüssel in die Tasse
Legen Sie (bitte) den Bleistift auf das Buch
Legen Sie (bitte) das Buch neben die Tasse
usw.

Block 2 Objekte: Buch, Tasse, Schlüssel

Schieben Sie (bitte) das Buch neben die Tasse
Werfen Sie (bitte) den Schlüssel in die Tasse
Legen Sie (bitte) den Schlüssel auf das Buch
Nehmen Sie (bitte) den Schlüssel von dem (vom) Buch
usw.

Block 3 Objekte: Buch, Tasse, Schlüssel, Bleistift

Legen Sie den Schlüssel auf das Buch,
    und schieben Sie das Buch neben die Tasse
Nehmen Sie den Schlüssel vom Buch,
    und werfen Sie den Bleistift neben das Buch
usw.

Abb. 8.16: Aufgaben mit Handlungsanweisungen

Wenn man Realgegenstände verwendet, sollte man überlegen, ob der Patient die Handlungen überhaupt ausführen kann. Eventuelle Einschränkungen durch Plegie, Paresen oder Apraxie müssen berücksichtigt werden. Viele aphasische Personen sind beispielsweise nur mehr mit *einer* Hand fähig, Objekte zu manipulieren.

Wichtige **Hilfestellungen** für diese Übung sind Wiederholung, Teilen der Aufforderung in kleinere Schritte (*Legen Sie // den Stift // in die Schachtel*), Betonung schwieriger Wörter, Unterstützung mit Wortkarten sowie Reduzierung der verwendeten Objekte, Handlungen und Relationen.

In ähnlicher Weise lassen sich auch **Handlungsanweisungen graphisch ausführen**, sofern aphasische Personen dazu in der Lage sind. Man kann beispielsweise bestimmte geometrische Formen etablieren (Kreis, Linie, Quadrat) und dann Anweisungen geben (*Das Quadrat ist über der Linie!*), die von der aphasischen Person gezeichnet werden müssen. Eine beliebte Variante ist das **Landkartenspiel**. Therapeut und Aphasiker sitzen sich gegenüber, haben jeweils eine mehr oder weniger einfache Landkarte vor sich, können aber jeweils die andere Karte nicht sehen. Der Therapeut beschreibt auf der Landkarte einen Weg (*Fahren Sie bei der Kirche nach rechts!*) und die aphasische Person muss den Weg einzeichnen oder mittels eines beweglichen Objekts mitfahren.

Fragen zu bestimmten Sachverhalten (Weltwissen, Vorgaben) sind ein weiterer Übungstyp. Beliebt sind einfache und komplexe **Entscheidungsfragen** (Ja/Nein-Fragen), wofür Beispiele in den beiden folgenden Abbildungen 8.17 und 8.18 zu finden sind.

> *Ist Brot ein Nahrungsmittel?*
> *Ist Brot ein Werkzeug?*
> *Ist Brot aus Plastik?*
> *Ist Brot aus Mehl?*
> *Kann Brot schmelzen?*
> *Kann Brot schimmeln?*
> *Ist Brot trocken?*
> *Ist Brot welk?*
> usw.

Abb. 8.17: Beispiele für einfache Entscheidungsfragen (aus Engl et al.,1989:69)

> *Ist es üblich, mit den Fingern zu essen?*
> *Dürfen Frauen Hosen tragen?*
> *Kann es sein, daß die Menschen alles Leben auf der Erde vernichten?*
> *Kann es passieren, daß es zu Weihnachten regnet?*
> *Ist es möglich, mit dem Schiff nach Amerika zu fahren?*
> usw.

Abb. 8.18: Beispiele für komplexe Entscheidungsfragen (aus Engl et al., 1989:69)

Man kann komplexe Entscheidungsfragen anfangs in Blöcken anbieten, bei denen die Einleitung immer gleich ist (*Ist es möglich, dass...*), sodass es leichter wird, die Fragen zu verstehen und zu beantworten. Mit der nicht vorhersehbaren Variation der Struktur der komplexen Entscheidungsfragen steigt der Schweregrad an. Man kann auch die Eindeutigkeit der zu erwartenden Antwort variieren, und manche Fragen laden ja zu Diskussionen ein.

Eine andere Frageform sind **Alternativfragen**, wo die Antwort in der Frage integriert ist (Beispiele in Abb. 8.19). Die Beantwortung dieser Fragen erfordert sprachliche Äußerungen, die über „ja" und „nein" hinausgehen, und sind auf diese Weise natürlich auch Produktionsübungen.

> *Ist Donner laut oder leise?*
> *Was ist größer, Maus oder Elefant?*
> *Was ist größer, Maus oder Ratte?*
> *Sehe ich mit einer Brille oder einem Hut?*
> *Kann man auf dem Herd waschen oder kochen?*
> usw.

Abb. 8.19: Beispiele für Alternativfragen

8 VERSTEHEN

Um nicht auf ein (gemeinsames) Weltwissen zurückgreifen zu müssen und um die Gedächtnisbelastungen gering zu halten, kann man auch den erfragten Sachverhalt oder die erfragte Aussage unmittelbar vor der Frage präsentieren: *Die alte Frau hat ein Buch. Hat die alte Frau ein Buch (Tuch, eine Zeitung)?* Mit dieser etwas umstrittenen Art von Übung kann man auch das Verstehen von **Fragewörtern** (sogenannte **W-Wörter**) trainieren (s. Abb. 8.20).

Der Förster geht am Abend in den Wald

Wer geht in den Wald?
Wann geht der Förster in den Wald?
Wohin geht der Förster?

Abb. 8.20: Übungsbeispiel zum Verstehen von Fragewörtern

Auch **Warum-Fragen** können in diesem Format vorbereitet werden (*Der Mann geht ins Geschäft, um Milch zu kaufen. - Warum geht der Mann ins Geschäft?*), allerdings werden dann bereits umfangreichere Produktionsleistungen erforderlich. Aus diesem Grunde wird die Aufgabenstellung hier nicht weiter verfolgt, sondern im Kapitel 9 (Produzieren) wieder aufgegriffen.

8.2.3 Textebene

Fragen sind natürlich auch ein wesentlicher Teil von Verstehensaufgaben auf der **Textebene**, die alles umfasst, was über die Satzebene hinausgeht und mehr als eine Aussage beinhaltet. Therapeutisch gesehen sind Texte deswegen sehr wichtig, weil viele sprachliche Ereignisse, die es zu verstehen gilt, eben nicht als Einzelwort oder Einzelsatz auftreten, sondern als Text. Zudem stellt gerade die Textverarbeitung durch die Menge des zu verarbeitenden Sprachmaterials viele Aphasiker vor große Schwierigkeiten. Texte bieten auch eine ideale Möglichkeit, Interessen von Patienten zu berücksichtigen und somit die Motivation der aphasischen Personen zu erhöhen. Textverstehensaufgaben erfordern häufig auch produktive Leistungen; sie werden also auch in den Kapiteln 9 (Produzieren) und 11 (Kommunizieren) noch besprochen.

Bei der Darbietung von Texten empfiehlt es sich, den Text (zumindest) zweimal vorzutragen bzw. wenn nötig in kleinere Abschnitte zu unterteilen. Abbildung 8.21 listet einige Möglichkeiten der Arbeit mit Texten auf.

Definitionen   *Handlungen*
Beschreibungen
Geschichten
Sachtexte   *(z.B. Dach)*
Nachrichten

Abb. 8.21: Übungen (Textebene)

Bei **Definitionen** und **Beschreibungen** ist die Aufgabenstellung, das definierte Wort
(Objekt, Sachverhalt, etc.) zu erschließen, zu suchen oder zu bestätigen. Häufig wird
am Beginn der Bereich, in dem gesucht werden soll, eingeschränkt (z.B. Berufe, Lebensmittel, Möbel, Länder). Abbildung 8.22 zeigt einige Beispiele.

(Länder) *Das Land ist im Süden von Europa. Es liegt auf einer Halbinsel.*
Viele fahren im Urlaub hin, weil es schöne Strände gibt. Bekannt sind auch
die Stierkämpfe. usw. [Spanien]

(Berufe) *In diesem Beruf muss man früh aufstehen. Man erzeugt Sachen.*
Diese Sachen sind sehr wichtig für die Menschen. Man kann diese Sachen
essen. Am besten sind sie frisch. usw. [Bäcker]

(Lebensmittel) *Es ist eine Frucht. Sie wächst nicht in Deutschland. Man*
kann sie nicht essen. Man verwendet sie zum Würzen. Sie ist sauer. Ihre
Farbe ist gelb. usw. [Zitrone]

Abb. 8.22: Beispielsaufgaben für Definitionen und Beschreibungen

Klassische Verstehensaufgaben auf Textebene sind **Geschichten** jeglicher Art oder **Nachrichten**, die man vorträgt oder vorspielt. Das Verstehen von Texten prüft man dann über
einfache und komplexe Entscheidungsfragen, über Fragen zu Hauptaussagen und über
Fragen zu Details. Wichtig ist immer, die Gedächtnisbelastung zu beachten, wenn viele
neue Informationen zu verarbeiten sind. Auch für Sprachgesunde ist es oft schwierig,
sich alle Aspekte eines Textes im Gedächtnis zu behalten. Man kann daher Namen und
einige Stichwörter zur Unterstützung schriftlich beigeben, was vor allem ratsam ist,
wenn es sich um Radio-Nachrichten handelt, weil diese oft viele Namen (Personen,
Orte, Parteien, Firmen, etc.) beinhalten. In Abbildung 8.23 findet sich ein Beispiel für
eine (relativ unstrukturierte) Textaufgabe aus einer publizierten Sammlung von Therapiematerial.

Flechtkunst

Als die Indianer seßhaft wurden und ihre Ernährung von Fleisch auf Pflanzenkost erweiterten, benötigten sie neue Gebrauchsgegenstände: Körbe für Nüsse, Samen, Beeren und vieles andere. Eine Wasserflasche wurde mit Kiefernharz abgedichtet. Neben Körben werden auch Hüte, Sandalen, Gürtel und sogar Schmuckstücke geflochten. Das Flechten ist reine Frauenarbeit. Schon die jungen Mädchen können wahre Kunststücke anfertigen.

Woraus sind die Behältnisse der Indianer?
Wie wird eine Wasserflasche dicht?
Hatten die Indianer schon immer Behältnisse?
Wozu werden die Behältnisse gebraucht?
Was wird noch geflochten?
Wer hat die Körbe geflochten?
Welche Nahrung der Indianer kann man nicht lange aufbewahren?

Abb. 8.23: Textverstehensaufgabe (aus Bindel, 1993:180)

Auf der Textebene lassen sich **Schwierigkeitsstufen** in verschiedenen Dimensionen variieren (Abb. 8.24). Zum einen kann man Eigenschaften des Textes manipulieren, zum anderen lassen sich die Fragen im Hinblick auf das Erfragte verändern.

Text

    Zahl der Aussagen
    Syntaktische Struktur
    Häufigkeit der Wörter
    Direkte Aussagen
    Inferenzen

Fragen

    einfache Ja/Nein-Fragen
    komplexe Ja/Nein-Fragen
    Fragen nach Hauptaussagen
    Fragen nach Details
    Fragen nach Implikationen

Abb. 8.24: Aspekte der Veränderung des Schwierigkeitsgrades (Textebene)

Im Text kann man die Zahl der Aussagen, die syntaktische Struktur und die Häufigkeit der verwendeten Wörter variieren. Wichtige Aspekte sind sicherlich die Direktheit der Aussagen und die Zahl der notwendigen Inferenzen, die man ziehen muss, um einen Text in vollem Umfang zu verstehen. Inferenzen ziehen heißt so viel wie schlussfolgern; dabei geht es um das Erschließen von Sachverhalten, die direkt nicht genannt werden, die sich aber aus den anderen Aussagen ergeben. Bei den Fragen kann man einfache oder komplexe „Ja/Nein"-Fragen stellen. Man kann nach den Hauptaussagen, den Details oder nach den Implikationen fragen.

Übungen (Kapitel 8)

Ü 8-1 Nennen und erläutern Sie linguistische Faktoren, die das Verstehen gesprochener Sprache beeinflussen können.

Ü 8-2 Erstellen Sie eine Wort-Bild-Zuordnungsaufgabe mit 10 Gegenständen des Alltagslebens. Zu je fünf Zielwörtern erstellen Sie phonologische bzw. semantische Ablenker. Bildmaterial entnehmen Sie einem Versandhauskatalog oder zeichnen Sie die entsprechenden Bilder.

Ü 8-3 Erstellen Sie eine semantische Diskriminationsaufgabe (Zuordnen zu Oberbegriff) mit 10 Items.

Ü 8-4 Erstellen Sie eine Aufgabe zur phonologischen Diskrimination auf der Basis von Minimalpaaren (10 Items).

Ü 8-5 Erstellen Sie je 5 Items für eine Satz-Bild-Zuordnungsaufgabe mit aktiven und passiven reversiblen Sätzen. Überlegen Sie sich die entsprechenden semantischen und syntaktischen Ablenker.

Ü 8-6 Erstellen Sie 10 Items für eine Aufgabe mit Handlungsanweisungen, wobei vor allem Relationen (Präpositionen) beübt werden sollen. Verwenden Sie dazu Alltagsgegenstände.

Ü 8-7 Erstellen Sie für 10 Zielwörter Definitionen.

Ü 8-8 Nehmen Sie einen kurzen Zeitungstext und erstellen Sie dazu 10 Fragen unterschiedlichen Schweregrads.

8 Verstehen

Literaturhinweise (Kapitel 8)

Für Einflussfaktoren des Verstehens siehe Schulte & Brandt (1989) sowie Rosenbek et al. (1989:153ff). Für Bildmaterial für die Satz- und Textebene empfehlen sich die ELA-Bilder-Kästen von Stark (1992-97). Engl, Kotten, Ohlendorf & Poser (1989) bieten linguistisch strukturierte Verstehensaufgaben (inklusive Bildmaterial). Die linguistisch orientierten NAT-Materialien (Neubert, Rüffer & Zeh-Hau, 1992-95) können generell als „Steinbruch" für Wort- und Satzmaterial verwendet werden (Semantik, Phonologie, Syntax), obwohl sie primär an schriftlichen Aufgaben orientiert sind. Der Band „Sprachverständnis" von Fawcus et al. (1996a) beinhaltet Übungsvorschläge auf allen Ebenen (Wort, Satz, Text). Pierce & Patterson (1996) berichten (aus angelsächsischer Sicht) zusammenfassend über Interventionsmethoden bei auditiven Verstehensproblemen.

9   PRODUZIEREN

Das Produzieren gesprochener Sprache ist in den meisten Fällen ein wichtiger Teil sprachtherapeutischer Intervention. In diesem Kapitel werden Übungen zum Produzieren vorgestellt. Die grundlegende Orientierung der vorgestellten Übungen ist schlicht die, dass die aphasische Person auf einen mehr oder weniger komplexen Stimulus hin **Lautsprache** äußert - auf dem Wort-, Satz- und/oder Textniveau. Das Grundmuster der meisten Übungen ist also Vorgabe - Antwort - Korrektur. Übungen dieser Art dienen dazu, Symptome zu reduzieren und das Potenzial der Ausdrucksfähigkeit zu erhöhen. Sie sind aber nicht mehr als **Vorbereitungsübungen** für „echte" Kommunikation. Ein weiterer grundlegender Gedanke ist, dass durch die Auswahl der Stimuli und die Art der Übung eine **Art Hilfestellung** aufgebaut wird, um die Produktion von Äußerungen anzuregen oder zu ermöglichen, die ansonsten nicht produziert werden können.

9.1   Übungen zur Produktion

Die Übungen zur Produktion werden in diesem Abschnitt auf den Ebenen Wort, Satz und Text vorgestellt. Es wird deutlich werden, dass fast jede Übung eine **multi-modale Aufgabenstellung** ist. Die Zuordnung in das Kapitel Produktion erfolgt primär unter den Gesichtspunkten, dass die aphasische Person lautsprachlich agieren muss, dass die Zielantworten kontrolliert werden und dass die Aufgabenstellungen mit Therapiezielen verbunden sind, die auf die Verbesserung der lautsprachlichen Ausdrucksfähigkeit zielen.

9.1.1   Wortebene

Auf der Wortebene bieten sich verschiedene Möglichkeiten, mit denen die Produktion von einzelnen Wörtern evoziert werden kann (Abb. 9.1).

Benennen (Gesten, Objekte, Bilder)
Übungen im Semantischen Feld
Reimübungen
Ergänzen (Satzpaare, Sprichwörter)
Lückensätze
Wortraten
etc.

Abb. 9.1: Produktionsübungen (Wortebene)

Eine klassische Aufgabenstellung für Diagnose und Therapie ist das **Benennen** von Gesten, Objekten oder Bildern. Obwohl unter kommunikativem Gesichtspunkt keine notwendige Leistung, ist es doch die Annahme, dass die Benennleistung die Wortfindungsfähigkeit widerspiegelt und trainiert, was im Sinne fast aller Therapien ist.

Die Auswahl der Gesten, Objekte und vor allem Bilder lässt sich in vielfältiger Weise variieren: Man kann Objekte an sich, Tätigkeiten, Eigenschaften oder Relationen benennen lassen, was den Wortklassen Nomen, Adjektiv, Verb und Präposition entspräche. Gesten lassen sich gut für Verben einsetzen, Objekte und Bilder eher für Nomina, doch kann man auch Bilder mit Aktionen verwenden (*Was passiert auf dem Bild? Was macht der Mann?*). Andere Dimensionen der Variation sind Häufigkeit der Zielwörter (*Haus* vs. *Rikscha*), Abbildbarkeit (*rund* vs. *höflich*), Abstraktheit (*Haus* vs. *Stadt*). Häufig wählt man Zielwörter, die einen semantischen Bezug zueinander haben und aus *einem* **semantischen Feld** kommen. Beliebt sind Alltagsgegenstände, Berufe, Krankenhaus, Bedürfnisse, Gefühle, Supermarkt, Urlaub, Weihnachten, Familie bzw. semantische Felder aus dem Interessensgebiet der Patienten. Als Grundlage für alltagsrelevante Objektbilder eignen sich Kataloge von Versandhäusern.

Die Aufgaben im Benennen bilden oft den ersten Schritt für eine Serie von Aufgaben, die dann auch höhere Ebenen wie Satz oder Text miteinbeziehen oder zum Ziel haben. Wenn beispielsweise das Grundvokabular für einen bestimmten Bereich erarbeitet ist, kann man zur Satzbildung mit genau diesen Wörtern übergehen.

Beim **Benennen** spielt die Arbeit mit **Hilfestellungen** eine wichtige Rolle. In der Abbildung 9.2 sind verschiedene Hilfestellungen aufgelistet; insgesamt reichen sie von schwachen zu starken Hilfen. Es ist allerdings innerhalb der semantischen, grammatischen und phonologischen Hilfen im Einzelfall jede hierarchische Anordnung möglich. Zu beachten ist, dass auch non-verbale und schriftsprachliche Unterstützung als Hilfestellungen in dieser Übersicht eingeschlossen sind.

(Zielwort **Löffel**)

    Wiederholung der Aufforderung/Frage (*Was ist das?*) → *unspezifische Hilfe*
    Aufforderung zur gestischen Darstellung
        (*Was macht man damit? Zeigen Sie es!*)
    Darstellende Geste (*mit Löffel essen*)
    Semantische Hilfe: Beschreibung
        (*Man braucht es zum Essen, es ist aus Metall, ...*)
    Semantische Hilfe: semantisches Feld (*Besteck, Messer, ...*)
    Grammatische Hilfe (*Das ist ein ...., der.... *)

Spezifische Hilfe → Bezug auf das Wort

Phonologische Hilfe: Anfangslaut(e) (*Es beginnt mit „l"/„lö"!*)
Phonologische Hilfe: Silbenzahl (*Das Wort hat zwei Silben!*)
Satzvorgabe/Lückensatz (*Suppe isst man mit einem ....*)
Satzvorgabe/Lückensatz mit Anfangslaut
   (*Suppe isst man mit einem L.....*)
Sprichwort/Redensart (*Er kriegt eins hinter die ......*)
Zielwort und Ablenker (*Gabel oder Löffel?*)
Buchstabenkarte(n) (*L/Ö/.....*)
Darbietung mehrerer Wortkarten, darunter das Zielwort
Darbietung einer Wortkarte (*LÖFFEL*)
Darbietung einer Wortkarte plus Anfangslaut (*„l"/„lö"*)
Auditive Darbietung des Zielworts zum Nachsprechen (*Löffel*)

Abb. 9.2: Hilfestellungen beim Bildbenennen

Insgesamt wird man versuchen, von den speziellen zu den allgemeinen Hilfestellungen zu gelangen, sodass der Aphasiker mit immer weniger Hilfe zum Abruf des gewünschten Wortes kommt. Eine therapeutische Möglichkeit besteht auch darin, aphasische Personen dahin zu bringen, sich selbst die nötigen Hilfestellungen zu geben.

Übungen im semantischen Feld sind sehr beliebt. Eine (keineswegs vollständige) Übersicht über die Möglichkeiten, an der Wortfindung mittels bestimmter Vorgaben im semantischen Feld zu arbeiten, zeigt die Abbildung 9.3.

Nennen Sie Wörter, die zu X (Haus, Berg, ...) passen!
Was gehört zu X (Krankenhaus, Schule, ...)?
Nennen Sie X (Möbel, Haustiere, ...)!
Was ist X (rund, blau, ...)?
Nennen Sie Eigenschaften von X (Tomate, Polizist, ...)!
Was benötigt man zu X (Kochen, Malen, ...)?
Was brauche ich für X (Ausflug, Urlaubsreise, ...)?
Was macht ein X (Arzt, Landwirt, ...)?
Nennen Sie das Gegenteil von X (groß, hart, ...)!
Was sind X (Mantel, Hund, ...) und Y (Hose, Katze, ...)?
usw.

Abb. 9.3: Produktionsübungen im semantischen Feld

Die Vorgaben zu diesen Übungen können mündlich oder/und schriftlich gegeben werden. Wenn man länger bei bestimmten Wörtern (Oberbegriffe) bleiben oder bestimmte Wortlisten abarbeiten möchte, dann ist es manchmal günstig, die Übung mittels Schriftsprache zu dokumentieren. Je nach Übung sind die Zahl der richtig gefundenen Wörter, die Geschwindigkeit des Wortabrufs und/oder die Notwendigkeit von Hilfestellungen ein gutes Maß, Veränderungen oder Verbesserungen festzustellen.

Eine Übung, die auch oft mittels Schriftsprache dokumentiert wird, ist die in Abbildung 9.4 dargestellte Übung. Die Aufgabe ist es, zu einem bestimmten Zielwort den Oberbegriff, Eigenschaften, Funktion und Material zu finden. Das Grundschema kann man mittels eines Blattes vorgeben.

OBERBEGRIFF	EIGENSCHAFTEN
Kleidung	*warm, weich*
ZIELWORT	
Mantel	
FUNKTION	MATERIAL
zum Anziehen	*Stoff*

Abb. 9.4: Übung zur systematischen Wortfindung

Reimübungen sind bei phonologischen Differenzierungsproblemen eine Möglichkeit, einzelheitliches Arbeiten und phonologische Bewusstheit zu stärken. Die Aufgabe ist relativ einfach: Man muss zu vorgegebenen Wörtern Reimwörter finden (*Haus/Maus/raus/....*).

Das **Ergänzen von Wortpaaren, Idiomen** und **Sprichwörtern** ist als Übung an der Grenze zwischen Wort- und Satzniveau anzusiedeln und hängt mit der sogenannten *automatisierten Sprachproduktion* für überlernte und feststehende Äußerungen zusammen. Ausgehend von der Anforderung, nur ein Wort produzieren zu müssen, ist die Zuordnung zur Wortebene gegeben. Ungeordnete Beispiele finden sich in der Abbildung 9.5. Diese Aufgabenstellung eignet sich generell gut als Hilfestellung für kurzfristigen Wortabruf. Lücken bei mündlicher Darbietung finden sich typischerweise am Ende, alles andere ist vonseiten der Darbietung kompliziert, obwohl es auch gemacht werden kann (die Lücken im Äußerungsinneren werden z.B. durch Klopfen angezeigt).

> *groß und* ....
> *Salz und* ....
> *Hänsel und* ....
> *Morgenstund hat Gold im* ....
> *Wer rastet, der* ....
> *Gute Miene zum bösen Spiel* ....
> *Aus der Mücke einen Elefanten* ....
> *Der Mensch lebt nicht vom Brot* ....
> *Wer nicht hören will, muss* ....
> usw.

Abb. 9.5: Ergänzungsaufgaben

Wortraten ist eine Aufgabenstellung, die eine gute Verstehensleistung voraussetzt (Beispiele in Abb. 9.6). Die Zahl und die Spezifität der Hinweise lässt sich natürlich variieren, wodurch es erleichtert wird, sich dem Leistungsniveau des Aphasikers anzupassen. Solch eine Übung lässt sich vorbereitend für Übungsformen verwenden, bei denen die Rollen von Therapeut und Aphasiker vertauscht werden (Aphasiker macht die Vorgaben, und der Therapeut muss raten).

(Sonne)	*Es ist rund, gelb und sehr heiß,* ...
(Mantel)	*Es ist zum Anziehen, wenn es kalt ist, und für Männer <u>und</u> für Frauen,* ...
(Chefarzt)	*Er hat einen weißen Mantel an, hat es immer eilig,* ...

Abb. 9.6: Beispiele für Wortraten

9.1.2 Satzebene

Übungen auf dem **Satzniveau** können unterschiedliche Zielsetzungen verfolgen. Zuerst kann es um die syntaktische Leistung an sich gehen, wenn beispielsweise die aphasische Person Schwierigkeiten hat, grammatisch korrekte Sätze zu bilden. Weiterhin kann das Satzniveau eine Steigerung vom Wortniveau sein, sodass versucht wird, beispielsweise gute isolierte Wortfindung auf ein komplexeres sprachliches Niveau zu transferieren. Schließlich kann das Satzniveau auch dazu dienen, Sprecher (beispielsweise mit Logorrhoe oder Jargon) auf präzise Grundaussagen zu reduzieren. Gebräuchliche Übungsformen auf Satzniveau listet Abbildung 9.7 auf.

Lückensätze
Ergänzen
Satzbilden nach Vorgaben
Umformungsübungen
Bildbeschreiben
Situationsbenennen
Fragen beantworten

Abb. 9.7: Übungstypen für Produktion (Satzebene)

Das Vervollständigen von **Lückensätzen** ist eine Aufgabe, die vor allem mit schriftlichen, aber auch mit mündlichen Vorgaben verwendet wird. Bei den meisten Lückensätzen ist das Fehlende nur ein Wort, sodass der Bezug zur Wortebene gegeben ist. Allerdings hängt das korrekte Ergänzen der Lücke oft an der Verarbeitung von Satzinformation. Mittels der Lücken lassen sich viele Aspekte variieren (Wortform, Ein/Mehrzahl, Infinitiv/Partizip/gebeugtes Verb, etc.). Bei mündlicher Vorgabe finden sich Lücken typischerweise am Ende der Vorgabe.

Das **Ergänzen** von angefangenen Sätzen kann eine relativ freie Aufgabe (*Wenn ich glücklich bin, ...*) oder eine ziemlich eingeschränkte Aufgabe sein, wenn z.B. ein bestimmtes Bild vorgegeben ist (*Der Mann streichelt ....* bzw. *Der Hund wird..................*). Hier hängt es an der Intention des Therapeuten und den sprachlichen Fähigkeiten der Aphasiker, wie eng die Möglichkeiten der Reaktion eingeschränkt werden. Eine Möglichkeit der Steigerung bietet sich, indem man immer weniger vorgibt, bis der aphasische Sprecher die Äußerung in vollem Umfange selbst generiert. Sätze teilweise vorzugeben, ist auch eine sinnvolle Hilfestellung beim später besprochenen Situationsbenennen.

Satzbilden nach Vorgaben ist oft eine Vorstufe für freie Satzbildung. Zum einen kann man grammatische Aspekte und zum anderen semantische Hilfen vorgeben. Im ersten Fall kann man bestimmte Satzstrukturen (z.B. Subjekt - Verb - Objekt) mittels grammatischer Begriffe, einfacher Symbole oder mittels einer Zeichnung vorgeben. In der Folge müssen Situationsbilder benannt werden, wobei die vorgegebene Satzstruktur berücksichtigt werden muss. Ziel ist immer, die Satzstrukturen so lange zu erarbeiten, bis die Strukturvorgabe nicht mehr nötig ist. Wenn die Probleme der aphasischen Person eher darin liegen, Wörter im Satzkontext abzurufen, dann kann man die Wörter (beispielsweise mit Wortkarten) mit dem zu benennenden Bild vorgeben (HUND/MANN/ STREICHELN) und den Aphasiker so mit dem Wortmaterial ausstatten, um vollständige Sätze generieren zu können. Auch hier ist das Ziel, immer weniger Wörter vorgeben zu müssen.

Eine umstrittene Aufgabe ist das **Umformen von Sätzen**, wo beispielsweise Aussage-sätze (*Der Mann streichelt den Hund*) in Passivsätze umgewandelt werden (*Der Hund wird vom Mann gestreichelt*). In diesem Bereich gibt es viele Möglichkeiten (Abb. 9.8). Umstritten ist diese Art der Aufgabenstellung vor allem wegen des „schulischen" und „besonders unkommunikativen" Vorgehens.

Aussagesatz > Fragesatz
 Der Mann kommt > Wer kommt?

Aktiv > Passiv
 Der Mann streichelt den Hund >
 Der Hund wird vom Mann gestreichelt

Einzahl > Mehrzahl
 Der Junge spielt im Hof > Die Jungen spielen im Hof

Gegenwart > Vergangenheit
 Fritz geht ins Kino >
 Fritz ging ins Kino / Fritz ist ins Kino gegangen

Aussage > Modal
 Peter reitet > Peter kann (soll, muss,....) reiten
usw.

Abb. 9.8: Beispiele für Umformungsaufgaben

Bildbeschreiben bzw. **Situationsbenennen** ist eine der häufigsten Aufgabenstellun-gen für Satzproduktion. Beispiele für Stimuli und mögliche Zielsätze zeigt Abbildung 9.9.

9 PRODUZIEREN

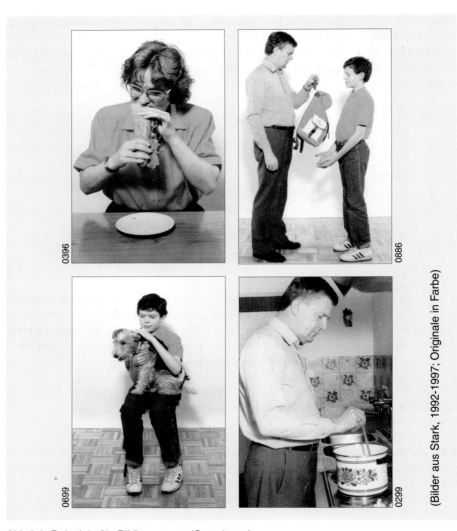

Abb.9.9: Beispiele für Bildbenennen (Satzebene)

Mittels der Bilder lassen sich verschiedene Aspekte variieren: Personen, Tätigkeiten, Objekte, Relationen der Personen und Objekte, und damit die Art der Zielwörter (Nomina, Verba, Präpositionen) und die syntaktische Struktur (Wertigkeit der Verba, aktiv/passiv, etc.). Mittels systematischer Vorgabe kann man in verschiedenen Blöcken jeweils einen Aspekt variieren, um am Ende dann die Variationen gemischt anzubieten (Abfolge streng zu frei). In der Abbildung 9.10 ist (ausgehend von den Zielsätzen) der Aufbau einer möglichen Übungsabfolge aufgezeigt.

> Block 1: Aussagesätze (Objekte)
> *Der Mann wirft einen Ball*
> *Die Frau streichelt den Hund*
> usw.
>
> Block 2: Aussagesätze (Relationen, Präpositionalphrasen)
> *Der Ball liegt im Korb*
> *Die Flasche steht auf dem Regal*
> usw.
>
> Block 3: Aussagesätze (Objekte und Relationen)
> *Der Mann wirft den Ball in den Korb*
> *Die Frau stellt die Flasche in das Regal*
> usw.

Abb. 9.10: Aufbau einer Produktionsübung auf Satzniveau (Zielsätze)

Fragen zu stellen ist ein recht natürlicher Weg, Äußerungen vonseiten der aphasischen Personen zu evozieren, weil Fragen in normaler Kommunikation typischerweise zu **Antworten** führen. Hier gibt es nun verschiedene Möglichkeiten, wie man zu einer sinnvollen Basis einer Frage kommt. Eine simple (und häufig kritisierte) Möglichkeit ist es, eine Aussage vorzugeben und dann Fragen dazu zu stellen (Abb. 9.11).

> Der Förster geht am Abend in den Wald
>
> *Wer geht in den Wald?*
> *Wann geht der Förster in den Wald?*
> *Wohin geht der Förster?*

Abb. 9.11: Einfache Frage/Antwort-Aufgabe

Auf jeden Fall ist zu beachten, was ein Sprachgesunder bei einer bestimmten Frage antworten würde. Konkret geht es um die Notwendigkeit, auf eine bestimmte Frage tatsächlich mit einem vollständigen Satz antworten zu müssen. Im Beispiel (Abb. 9.11) ist die normale, korrekte Antwort auf die jeweiligen Fragen kein vollständiger Satz, sondern eine Phrase bzw. eine Ellipse (*der Förster/am Abend/in den Wald*). Natürlich kann man darauf bestehen, dass die aphasische Person „*bitte in einem Satz!*" antwortet, dies ist allerdings recht künstlich und nicht zu empfehlen.

9 PRODUZIEREN

Neben einer konkreten Satzvorgabe sind Bezüge zu Weltwissen, Situationswissen oder zu Interessen der aphasischen Person geeignete Grundlagen, Fragen zu stellen und damit Äußerungen auf der Satzebene zu erreichen, wobei allerdings der Übergang zur Textebene fließend ist.

9.1.3 Textebene

Übungen auf der **Textebene** stehen häufig am Ende einer Reihe von vorbereitenden Übungen auf Wort- und Satzniveau. Allerdings sind Texte eindeutig mehr als nur reine Aneinanderreihungen von einzelnen Sätzen, denn zwischen den einzelnen Sätzen gibt es typischerweise ein komplexes Geflecht von **Beziehungen** untereinander (z.B. Pronomen und ihre Bezugsgrößen, strukturierende Wörter wie *„und dann"*, *„vorher"*, etc.). Zudem hat jeder Text eine **Makrostruktur** (was in etwa dem sprichwörtlichen „roten Faden" entspricht) sowie mehr oder weniger Detailinformationen. Auf der Textebene gibt es verschiedene Möglichkeiten zum Üben (siehe Abb. 9.12).

Fragen beantworten
Bildgeschichten beschreiben
Nacherzählen
Erzählen nach Vorgaben
Geschichten fortsetzen
freies Erzählen

Abb. 9.12: Übungstypen Sprachproduktion (Textebene)

Fragen beantworten schließt direkt an den letzten Abschnitt an. Wenn man aphasischen Personen offene Fragen stellt (*Was haben Sie denn heute bereits hinter sich?*), dann ist die Antwort typischerweise eine Äußerung, die über einzelne Wörter und Sätze hinausgeht, eben ein Text. Für Textproduktion ist es *keineswegs* eine Voraussetzung, in grammatikalisch vollständigen Sätzen zu formulieren.

Eine beliebte Aufgabenstellung ist das **Beschreiben von Bildgeschichten** wie in Abbildung 9.13. Augenmerk sollte man darauf richten, dass die Textproduktion nicht ein „serielles Einzelbildbenennen" wird. Dies kann man z.B. durch Einfügen von sprachlichen Markern wie *„und danach"*, *„dann"*, *„in der Folge"*, *etc.* erreichen oder durch den Einsatz von textkonstituierenden Merkmalen wie Pronomina und lexikalische Bezugnahme.

160   9 PRODUZIEREN

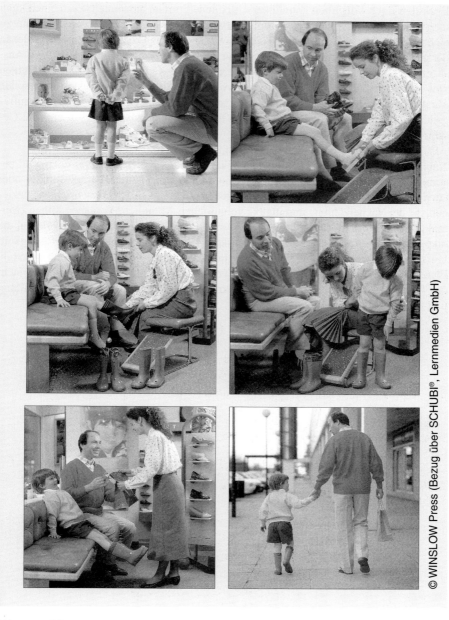

Abb. 9.13: Bildgeschichte als Vorlage für Textproduktion (aus: Alltagsgeschichten I, Schubi Material; Originale in Farbe)

9 PRODUZIEREN

Erzählen nach Vorgaben kann unterschiedliche Formen annehmen. Zum einen kann man einfach bestimmte Wörter (typischerweise auf Wortkärtchen) vorgeben, die zu einer Geschichte verbunden werden müssen. (Die Wörter können ungeordnet oder in der gewünschten Reihenfolge angeboten werden.) Eine andere Möglichkeit ist es, Aussagen vorzugeben, die zu einer Geschichte verbunden werden müssen. Das **Fortsetzen von Geschichten** ist eine recht anspruchsvolle Aufgabe, die für aphasische Personen mit geringeren Einschränkungen geeignet ist. Man gibt einen mehr oder weniger aufregenden Beginn einer Geschichte vor und fordert die aphasische Person auf, die Geschichte fortzuführen.

Nacherzählen kann sich auf allgemein bekannte Geschichten (z.B. Märchen), auf bestimmte zurückliegende Vorgaben (Geschichte aus der letzten Therapiestunde) oder auch auf schriftlich oder mündlich vorgegebene Texte (z.B. Radionachrichten) beziehen, die der Nacherzählung unmittelbar vorausgehen. Mündliche Vorgaben sollten zweimal gemacht werden. Bei der Wiedergabe sind es dann unterschiedliche Kriterien, die man beurteilen kann: Textaufbau, Textstruktur, Hauptinhalte, Details, Redeflüssigkeit. Um die Gedächtnisbelastung gering zu halten, sind schriftliche Notizen eine sinnvolle Ergänzung dieser Aufgabenstellung. Am Ende der Bemühungen auf der Textebene steht das **freie Erzählen** über ein selbst- oder fremdbestimmtes Thema, bei dem Umfang und Inhalt (fast) gänzlich frei sind.

Übungen (Kapitel 9)

Ü 9-1 Erstellen Sie zum Zielwort SONNE möglichst viele Hilfestellungen, um die Wortfindung zu ermöglichen.

Ü 9-2 Stellen Sie zwanzig Wortdrillinge (Objekt / passende Eigenschaft / nicht-passende Eigenschaft) wie SONNE/HEISS/KALT zusammen und konstruieren Sie mit diesem Material zumindest zwei Übungen im semantischen Feld.

Ü 9-3 Stellen Sie zehn Zielwörter mit ihren Eigenschaften, ihrer Funktion, ihrem Oberbegriff und ihrem Material zusammen.

Ü 9-4 Suchen Sie (für eine Ergänzungsaufgabe) einundzwanzig Sprichwörter und Idiome, in denen bei jeweils sieben das letzte Wort ein Nomen, ein Verb bzw. ein Adjektiv ist.

Ü 9-5 Stellen Sie jeweils 10 abbildbare Zielsätze mit den folgenden Strukturen zusammen: (i) aktiv/nicht-reversibel, (ii) aktiv/reversibel, (iii) passiv/nicht-reversibel, (iv) passiv/reversibel.

Ü 9-6 Suchen Sie aus Zeitungen und/oder Zeitschriften drei Texte und drei Comic-Geschichten, die sich als Grundlage für eine Nacherzählung oder eine Bildgeschichtenbeschreibung eignen könnten. Stellen Sie für jede Geschichte eine Liste wesentlicher und unwesentlicher Aussagen zusammen.

Literaturhinweise (Kapitel 9)

Fawcus et al. (1996d) bieten Produktionsübungen auf allen Ebenen. Für Bildmaterial für die Satz- und Textebene sind die ELA-Kästen von Stark (1992-97) geeignet. Engl, Kotten, Ohlendorf & Poser (1989) bieten Anregungen für Produktionsaufgaben. Übersichten für Benennen und sprachlichen Ausdruck findet man in Rosenbek et al. (1989:181-239), wobei besonders die genaue Diskussion von Hilfestellungen und deren Hierarchisierung beim Benennen interessant ist. Eine Übersicht über Benennen findet sich auch in Li (1996). Zur Textebene bei Aphasie und Kriterien der Beurteilung siehe Stark & Stark (1991).

9 PRODUZIEREN

10 SCHRIFTSPRACHE

In unserer Gesellschaft kann man davon ausgehen, dass die meisten Mitglieder dieser Gesellschaft **schriftsprachliche Kompetenz** haben. Schriftsprache umfasst primär folgende Leistungen: das Verstehen von Geschriebenem (**Lesesinnverstehen**), **Vorlesen**, **Schreiben** und **Buchstabieren**. Schriftsprache ist auch ein wichtiger Teil in der Aphasietherapie. Zum einen werden schriftsprachliche Leistungen oft als eigene Therapieziele angestrebt, andererseits sind schriftsprachliche Leistungen auch gute Strategien und Hilfestellungen, die von aphasischen Personen oft spontan angewandt werden, um Probleme in der mündlichen Produktion zu kompensieren. Der Schwerpunkt dieses Kapitels werden Übungen zum Lesesinnverstehen und Schreiben sein. Vorlesen wird nur knapp behandelt, weil es selten ein Therapieziel darstellt.

10.1 Übungen zum Lesesinnverstehen

Viele der Übungen aus dem Abschnitt zum Verstehen gesprochener Sprache lassen sich auch als Übung zum **Lesesinnverstehen** durchführen. Oftmals sind die entsprechenden schriftsprachlichen Aufgaben die geeignete Hilfestellung nach dem Scheitern der mündlichen Durchführung.

Man sollte beachten, dass große und gut lesbare Schrift verwendet wird. Insgesamt gilt, dass Druckbuchstaben besser lesbar sind als Schreibschrift und dass Großbuchstaben allein manchmal günstiger sind als Groß- und Kleinbuchstaben. Vorübungen zum Arbeiten mit Sinn tragendem Material können Buchstaben- und Silbenzuordnungen sein (Groß- zu Kleinbuchstaben, Schreib- zu Druckschrift).

10.1.1 Wortebene

Lesesinnverstehen auf der Wortebene kann in verschiedener Weise geübt werden. In Abbildung 10.1 sind verschiedene Aufgabentypen genannt.

Wort-Bild-Zuordnungen
Sortier-/Zuordnungs-/Vergleichsaufgaben
Wegstreichaufgaben
Wortentscheidungsaufgaben
Buchstabeneinsetzen

Abb. 10.1: Übungstypen zum Lesesinnverstehen (Wortebene)

Wort-Bild-Zuordnungen sind bei schriftlicher Vorgabe ähnlich oder gleich strukturiert wie bei auditiver Vorgabe. Im Gegensatz zur mündlichen Vorgabe ist es aber mit Wortkarten leichter, mehrere Wörter zur gleichen Zeit anzubieten. Man kann beispielsweise zu vier Bildern vier Wörter zuordnen lassen, mit einem Wort mehrere Bilder zur Auswahl geben oder auch zu mehreren Wörtern nur ein Bild präsentieren, wie in der Abbildung 10.2 als Beispiel zu sehen ist. Steigerungsmöglichkeiten bieten sich durch die Nähe der Zielwörter (bzw. Bilder) zueinander (semantisch / graphematisch / phonologisch) bzw. in der Anzahl der verwendeten Wörter oder Bilder.

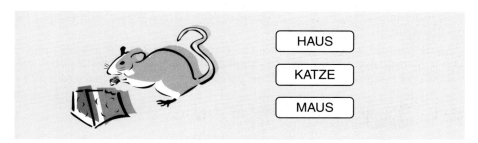

Abb. 10.2: Beispiel für Wort-Bild-Zuordnung

Sehr weit verbreitet sind **Sortier-/Zuordnungsaufgaben mit Wortkarten**, weil sich Wortkarten gut manipulieren lassen. Die Arbeit mit Wortkarten hat zudem den Vorteil, dass man nicht mehr auf die Abbildbarkeit der verwendeten Begriffe achten muss und dass man dadurch semantisch differenzierter arbeiten kann. Bei **semantischen Problemen** ist es beliebt, ungeordnete Wortkarten nach bestimmten inhaltlichen Gesichtspunkten zu ordnen, beispielsweise nach Oberbegriffen, wie im nachfolgenden Beispiel (Abb. 10.3).

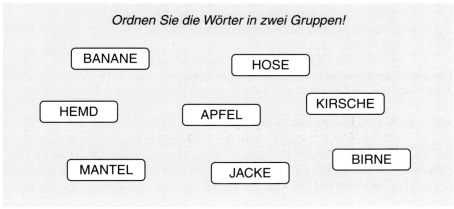

Abb. 10.3: Beispiel einer Sortieraufgabe

Die **Kategorien**, nach denen sortiert wird, können unterschiedlich sein: Wortarten, Eigenschaften, Oberbegriffe, Teil/Ganzes, Synonyme, etc. Häufige Kategorien für Nomina sind: Werkzeuge, Obst, Gemüse, Haushalt, Fahrzeuge, Verwandte, Kleidung. Bei den Verben sind Fortbewegungsarten und Alltagsaktivitäten beliebt. Die Grundlage für das Sortieren kann entweder explizit gemacht werden (z.B. durch weitere Wortkärtchen) oder Teil der Aufgabe sein, sodass die aphasische Person aus den Bedeutungen der Wörter die relevanten Oberbegriffe suchen und die Wörter entsprechend ordnen muss. Das Suchen nach Gemeinsamkeiten und Oberbegriffen ist auch eine eigene Aufgabe in der Wortfindung (*Wie heißt der Oberbegriff? Möbel/Schrank/Tisch*). Allerdings muss man berücksichtigen, dass das Verstehen der einzelnen Wörter Voraussetzung für die Lösung ist.

Den Sortieraufgaben ähnlich sind **Zuordnungsaufgaben**, wo einander ähnliche, verwandte oder zusammengehörende Wörter gefunden werden müssen (siehe Abb. 10.4).

> **Gemüse**/<u>Gurke</u>/Turm/Nagel/<u>Salat</u>
> **Kleidung**/Berg/Mantel/Bett/Hose
> **Werkzeug**/Hammer/Sense/Stein/Tisch
> **Haustiere**/Katze/Löwe/Krokodil/Hund

Abb. 10.4: Zuordnungsaufgabe

Bei **Vergleichsaufgaben** müssen Wörter bedeutungsmäßig verglichen werden, wobei es typischerweise um das Finden von Definitionen, Synonymen und semantischen Beziehungen geht. Verschiedene Möglichkeiten zeigt Abbildung 10.5.

> **Hemisphäre** - Weltraum/Erdhalbkugel/Satellitenbahn
> **rot, süß, rund** - Tomate/Kirsche/Feuerwehr
> **essen** - Apfel/Brot/Tisch/Käse
> **Rose** - rot/laut/heiser/stachelig/duftend
> **rot** - Feuerwehr/Rose/Kirsche/Gras
> **groß/klein** - Elefant, Laus, Wolkenkratzer, Hütte
> **Ein Auto ist aus** Mehl / Blech / Stein
> usw.

Abb. 10.5: Vergleichsaufgaben

Bei **Wegstreichaufgaben** ist die Aufgabe, nicht dazugehörende Wörter wegzustreichen (Abb.10.6). Auch hier gilt, dass die Prinzipien der semantischen Ordnung angegeben sein können oder nicht. Bei Übungen nach phonologischen Kriterien mögen Reime oder Nicht-Wörter das Entscheidende sein.

semantische Kriterien
Kirsche/Apfel/Salat/Birne
lachen/grinsen/niesen/weinen
traurig/fröhlich/lustig/heiter

phonologische Kriterien
Haus/Haut/Haum
laufen/rufen/raufen
grod/grob/groß

Abb. 10.6: Beispiele für Wegstreichaufgaben (Wortebene)

Wortentscheidungsaufgaben sind Aufgaben, wo eine vorgelegte Buchstabenkette auf ihren Wortstatus hin beurteilt werden soll (Beispiel in Abb. 10.7). Diese Art von Aufgabe ist wichtig, wenn es um **einzelheitliches Verarbeiten** auf der graphematischen (oder eventuell phonologischen) Ebene geht. Natürlich kann es in bestimmten aphasischen Fällen sein, dass diese Art von Aufgabe ohne Verstehensleistung durchgeführt wird, also keine Lesesinnaufgabe mehr darstellt. Man kann die Stimuli einzeln, paarweise oder in Gruppen vorlegen. Bei der Vorgabe von Wortpaaren wird die Aufgabe erleichtert, falls immer eine der beiden Buchstabenketten kein Wort ist, weil man beim Erkennen des Wortes die andere Buchstabenkette als Nicht-Wort klassifizieren kann (und umgekehrt).

Stube
Nabel
Tauke
Filz/Kilz
Noto/Foto
Danne/Tanne
Stube/Stuke
Nabel/Nalel
Taube/Tauke
flach/schlach/schwach/klach/frach
groß/broß/bloß/froß/gloß
dumm/stumm/tumm/drumm/strumm
Ärztin/Ärzin/Ärtin
Taubensaft/Traubensaft/Traubenschlag/Taubenschlag
Ziegenblock/Ehebrett/Zigarettenkrippe/Schirmspritze

Abb. 10.7: Wortentscheidungsaufgaben

10 SCHRIFTSPRACHE

Entscheidender Faktor ist, wo man die Abweichung platziert, und ob es auch um semantische Aspekte geht (wie bei *Taubensaft, Traubenschlag* oder *Zigarettenkrippe*), wo die entsprechenden Wörter mögliche Wortbildungen sind. Generell sind Übungen mit **Nicht-Wörtern** ein wenig umstritten, weil sie eventuell zu „falschen Eindrücken" führen. Allerdings sind Nicht-Wörter erlaubte Hilfsmittel, wenn es um das einzelheitliche Verarbeiten und den Aufbau von **Fehlerbewusstsein** und Kontrollmechanismen geht.

Eine Übung, die auch das einzelheitliche Arbeiten schult und die in einer komplizierten Weise vom Lesesinnverstehen abhängt, ist das **Einsetzen von Buchstaben** in Lückenwörter ohne Bildvorgabe (*MA_S; M_NTEL: M_LCH,* etc.).

10.1.2 Satzebene

Auch auf der Satzebene gibt es verschiedene Übungstypen. In Abbildung 10.8 sind wichtige Aufgabentypen aufgelistet.

> Satz-Bild-Zuordnung
> Satzverifikation
> Wörter zu Satz ordnen
> Satzergänzen (Lückensätze)
> Phrasen- u. Satzbeurteilung
> Fragen zu Sätzen

Abb. 10.8: Übungstypen zum Lesesinnverstehen (Satzebene)

Satz-Bild-Zuordnungen unterliegen beim Lesesinnverstehen den gleichen Überlegungen wie beim Verstehen auditiver Vorgaben (s.o.). Der Schweregrad der Aufgabenstellungen lässt sich über die syntaktische Struktur und die Variation des Bildmaterials verändern. Als Erweiterung (im Vergleich zu auditiver Vorgabe) erlaubt die Schriftsprache, mehrere Sätze zur gleichen Zeit anzubieten.

Eine wichtige Entscheidung ist es, mit welcher Intention man die **Satzverstehensaufgaben** anbietet. Man kann beispielsweise anstreben, die Verarbeitung syntaktischer Markierungen zu stärken (beispielsweise bei rezeptivem Agrammatismus). Die Beispielsätze werden in diesem Fall grammatische Strukturen variieren (*aktiv/passiv, topikalisiert, reversibel*). Andererseits kann es Ziel sein, Strategien aufzubauen, um ein Verstehen einfacher Aussagesätze aufzubauen (z.B. über *Schlüsselwortstrategie*). Hier sind grammatisch einfache Sätze angebracht, bei denen die Ablenker die Personen, Objekte oder Tätigkeiten variieren. Schließlich kann noch ein Ziel sein, Verstehensleistungen von der Wort- auf die Satzebene zu transferieren.

Satzverifikation ist eine Variante der Satz-Bild-Zuordnung. Die Aufgabe ist es, darüber zu urteilen, ob ein vorgelegter schriftlicher Satz einem ebenfalls vorgelegten Bild entspricht. Mit dieser Aufgabenstellung lässt sich vermeiden, dass man richtige Lösungen durch Ausschlussverfahren generiert, wie es bei Satz-Bild-Zuordnungen eventuell möglich ist.

Das **Zusammensetzen von Sätzen** aus Wörtern (oder Wortgruppen) zu Sätzen (ohne Bildvorgabe) sei hier unter den Verstehensübungen angeführt, obwohl es auch eine produktive Leistung ist („Schreiben mit Wörtern"). Das Ordnen hängt allerdings vom Verstehen des Inhalts der Wörter bzw. vom Verstehen der syntaktischen Marker ab. Ein Beispiel sieht man in Abbildung 10.9.

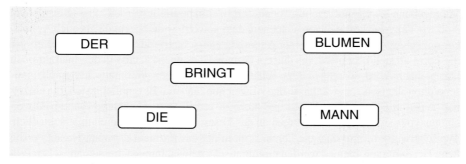

Abb. 10.9: Satzordnungsaufgabe

Steigerungsmöglichkeiten bestehen darin, (i) Wörter mit vorzugeben, die nicht in den Satz einbaubar sind, (ii) komplexere Strukturen zu verwenden und (iii) semantisch reversible, aber syntaktisch eindeutige Sätze zu verwenden. Erleichtern kann man die Aufgabenstellung, wenn man auch Wortgruppen vorgibt (DER MANN // BRINGT // DIE BLUMEN). Eine vorbereitende Übung für das Zusammensetzen vollständiger Satzstrukturen ist das Zusammenfügen (echter oder fiktiver) zerschnittener Zeitungsüberschriften.

Das Ergänzen von **Lückensätzen** mit Wortkärtchen zur Auswahl ist eine weitere Möglichkeit, auf dem Niveau von Sätzen Lesesinnverstehen zu beüben (siehe Abb. 10.11). Es muss aber beachtet werden, dass viele Aufgaben allein über die lexikalischen Beziehungen der Inhaltswörter lösbar sind, und dass auch Produktionsleistungen gefordert sind. Satzergänzungsaufgaben sind (bei vorgegebenen Wortkarten) über Plausibilität, Wahrscheinlichkeit oder Erwartbarkeit variierbar. Wenn die einzusetzenden Wörter *nicht* vorgegeben werden und die aphasische Person sich das Ende des Satzes selbst ausdenken muss, dann erfolgen neben erwartbaren und voraussagbaren Ergänzungen auch sehr viele kreative und humorvolle Antworten. Bei freiem Ergänzen der Lücken überwiegt allerdings der produktive Anteil an der Übung.

> *Ich trinke gerne Saft von..........................*   *(Tauben/Trauben)*
> *Eine Hose hängt am ....*   *(Bügel/Hügel)*
> *Viele Leute .... Meier*   *(heißen/nennen)*
> *Die Mitarbeiterinnen gehen in den Speisesaal ....*
>   *(fressen/essen/duschen)*
> *Der Schuster flickt........................*
>   *(die Hose/die Stiefel/das Gedicht/den Laden)*

Abb. 10.11: Beispiele für Satzergänzungsaufgaben (aus Engl et al., 1989)

Phrasen- und Satzbeurteilungen sind eine analytische Aufgabenstellung, bei der das Vorgegebene jeweils auf „richtig" oder „falsch" hin beurteilt werden muss (Beispiele in Abb. 10.12). Man sollte davon ausgehen, dass sowohl Sprachgesunde als auch Aphasiker typischerweise den Inhalt einer Äußerung zuerst beurteilen (möchten) und weniger die Form an sich beachten. Aus diesem Grunde ist es wichtig, dass in den Instruktionen klar gemacht wird, worauf man zu schauen hat, ob es eher grammatische, graphematische/phonologische oder semantische Abweichungen sind. Es empfiehlt sich, die einzelnen Typen in Blöcken anzubieten und nicht zu vermischen. Je nach gewähltem Abweichungstypus sind die Anforderungen an das Lesesinnverstehen nämlich unterschiedlich. Typischerweise nimmt man die Dimension, in der das Problem der aphasischen Person liegt. Bei Syntaxproblemen werden grammatische Abweichungen, bei semantischen Problemen semantische Abweichungen und bei Schwierigkeiten mit einzelheitlichem Verarbeiten graphematische Veränderungen ausgewählt. Die Satzbeurteilungsaufgaben dienen u.a. zum **Aufbau von Selbstkontrolle und Korrekturverhalten und zum einzelheitlichen Arbeiten,** vor allem bei graphematischen Abweichungen mit Nicht-Wörtern.

> grammatische Abweichungen
>   *das schönes Auto*
>   *Wir lauft in die Schule*
>   *Am Sonntag kauft die Frauen eine Zeitung*
>
> semantische Abweichungen
>   *Der Hausmeister repariert den Hals.*
>   *Die Nachbarin sät eine Tapete.*
>   *Der Linienbus steht an der Planstelle und wartet auf Fahrgäste.*
>
> graphematische Abweichungen
>   *Zum Geburtstag haben die Kinder gerne Torke.*
>   *Die Hose hängt auf dem Gügel.*
>   *Das Schwein fribt sein Futter.*

Abb. 10.12: Phrasen- und Satzbeurteilungsaufgaben (Beispiele teilweise aus Engl et al., 1989)

Ein diskutierter Aspekt ist es, ob man als „falsch" beurteilte Sätze auch durch die aphasische Person korrigieren lässt. Viele Personen, die diese Übungen durchführen, generieren spontan die richtige Lösung (indem sie beispielsweise laut lesen), sodass es sich anbietet, bei abweichenden Sätzen nach der korrekten Form zu suchen. Andererseits sind aphasische Personen manchmal in der Lage, richtig/falsch unterscheiden zu können, aber ohne den Grund angeben zu können, auch wenn sie den Satz noch lange bearbeiten. So kann die Korrekturphase nicht zu einem positiven Abschluss gebracht werden.

Schriftliche oder mündliche **Fragen zu vorgegebenen Sätzen** sind der letzte Übungstyp dieses Abschnittes. An schriftlich vorgelegte Sätze kann man Fragen verschiedener Art anschließen: einfache und komplexe Ja/Nein-Fragen, Fragen nach einzelnen Teilen des Satzes sowie offene Fragen. Ein Beispiel mit (ungeordneten) Fragen zeigt Abbildung 10.13.

Die Wildschweine verursachten in diesem Jahr große
Sachschäden an den Gehwegen des Fichtelberges.

Wer hat die Gehwege beschädigt?
Richten die Wildschweine Schaden an?
Betrifft der Sachschaden den Waldbestand des Fichtelberges?
Was wurde durch die Wildschweine beschädigt?
Wann wurden die Sachschäden verursacht?
Sind Wildschweine nützliche Tiere?
usw.

Abb. 10.13: Lesesinnverstehensaufgabe (Satzebene): Fragen

10.1.3 Textebene

Nach dem Verstehen von Einzelsätzen geht man oft - als Steigerung - zu Texten über. Interessanterweise sind **Texte** nicht automatisch schwieriger zu verstehen als Einzelsätze. Dies liegt daran, dass Texte oft zusätzliche, redundante Informationen liefern, die einzelne Aspekte wiederholen, sodass der sprachliche Kontext insgesamt Probleme auf der Wort- oder Satzebene kompensieren kann. Da Schriftsprache oft in Texten erscheint, ist es aus diesem Grund besonders sinnvoll, die Textebene in der Schriftsprache zu fördern. Einige Übungsformen listet Abbildung 10.14 auf.

> *Sätze ordnen*
> *Schriftliche Texte und mündliche Fragen*
> *Schriftliche Texte und schriftliche Fragen*
> *Schriftliche Texte und schriftliche Aussagen*

Abb.10.14: Übungen zum Lesesinnverstehen (Textebene)

Das **Ordnen von Sätzen** setzt das Verstehen der einzelnen Sätze voraus; die einzelnen Aussagen müssen dann in eine logische Abfolge (Textstruktur) gebracht werden. In Abbildung 10.15 sehen Sie ein Beispiel einer Satzordnungsaufgabe (mittleren Schweregrads).

DER FAHRER WAR ANGETRUNKEN

DER SCHÜLER WIRD ERFASST UND MITGESCHLEIFT

DA BIEGT EIN BUS UM DIE ECKE

EIN SCHÜLER ÜBERQUERT DIE BAHNHOFSSTRASSE

ER FÄHRT MIT ÜBERHÖHTER GESCHWINDIGKEIT

DIE HERBEIGERUFENEN POLIZISTEN KONNTEN ES KAUM GLAUBEN

Abb. 10.15: Satzordnungsaufgabe (aus Simons, 1996b)

Oftmals wird den aphasischen Personen vorweg die Aufgabe gestellt, eine dem Text entsprechende Bildergeschichte zu ordnen. Das soll zum einen sicherstellen, dass die aphasische Person kognitiv in der Lage ist, **logische Abfolgen** und eine **non-verbale Handlungsstruktur** aufzubauen, und zum anderen wird die Vertrautheit mit einer bestimmten Handlung erzeugt, sodass dem Satzordnen eine gewisse inhaltliche Grundlage unterliegt. Allerdings ist für diese Art der Aufgabe eine Bildgeschichte keineswegs zwingend erforderlich, wie das Beispiel in Abb. 10.15 zeigt.

Eine klassische Textverstehensaufgabe ist die Vorgabe eines schriftlichen Textes mit nachfolgenden mündlichen oder schriftlichen **Fragen**, wobei die Möglichkeiten von einfachen „Ja/Nein"-Fragen bis zu komplizierten Fragen nach Implikationen gehen. Texte können aus Therapiematerialien, Zeitungen oder Büchern stammen. Anspruchsvolle Texte finden sich oft in Jugendlexika. Statt Fragen zu stellen, kann man auch **Aussagen beurteilen** lassen. Zu einem Text werden Aussagen (mehr oder weniger kompliziert) formuliert, die auf ihre Richtigkeit im Hinblick auf den Ausgangstext beurteilt werden müssen. In der Abbildung 10.16 ist ein Auszug aus einer publizierten Materialsammlung zu sehen.

Eine bundesdeutsche Durchschnittsfamilie verbraucht jährlich 22 600 Kilowattstunden Energie. Der kosten- und umweltbewußte Bürger wird sich fragen, wo er Energie sparen kann. Man kann bei Kleinigkeiten beginnen: z.B. jedesmal das Licht löschen, wenn man ein Zimmer verläßt. Allerdings spart man dabei nicht viel: Licht ist am Energieverbrauch einer Durchschnittsfamilie nur mit einem Prozent beteiligt.

Ähnlich wenig läßt sich sparen, wenn man den Herd seltener benutzt: Der Energieverbrauch beim Kochen beträgt nicht mehr als zwei Prozent der jährlichen Energie. Auch der Energieverbrauch in den Bereichen Kühlen, Gefrieren und Betreiben von Haushaltsgeräten ist mit sieben Prozent der jährlich verbrauchten Energie verhältnismäßig gering. Nicht viel mehr, nämlich 11 Prozent, beträgt der jährliche Energieverbrauch für warmes Wasser. Ein entscheidender Posten ist dagegen die Heizung. 75 Prozent der Energie dienen dazu, die Wohnung in den kälteren Jahreszeiten zu erwärmen.

Nicht mitgerechnet bei dieser Aufstellung des jährlichen Energieverbrauchs einer Durchschnittsfamilie wurde der entsprechende Verbrauch eines Autos: 13 000 Kilowattstunden.

Am wenigsten Energie sparen lässt sich beim
- ☐ 1 Heizen
- ☐ 2 Licht
- ☐ 3 Kochen
- ☐ 4 Geschirrspülen

Die höchste Energieersparnis kann erzielt werden beim
- ☐ 1 Licht
- ☐ 2 Bügeln
- ☐ 3 Warmwasser
- ☐ 4 Heizung

In der Aufstellung des jährlichen Energieverbrauches einer Familie ist der Energiebedarf eines Autos
- ☐ 1 mit eingeschlossen
- ☐ 2 nicht enthalten
- ☐ 3 nur teilweise mit berechnet
- ☐ 4 prozentual enthalten

Der anteilige Energieverbrauch für Baden, Duschen usw. beträgt
- ☐ 1 weniger als 10 %
- ☐ 2 mehr als 75 %
- ☐ 3 etwa 10 %
- ☐ 4 etwa 1 %

Beim Benutzen von Geräten wie z.B. einer Rührmaschine wird prozentual
- ☐ 1 weniger Energie verbraucht als beim Warmwasser
- ☐ 2 gleich viel Energie verbraucht wie beim Kochen
- ☐ 3 deutlich mehr Energie verbraucht als beim Heizen
- ☐ 4 wesentlich weniger Energie verbraucht als beim Licht

Eine passende Überschrift für den Text ist
- ☐ 1 Ohne Kraftwerke keine Energie
- ☐ 2 Der Energieverbrauch eines Ein-Personen-Haushalts
- ☐ 3 Energiesparen – aber wo?
- ☐ 4 Der jährliche Energieverbrauch eines Autos

EKN – Materialien für die Rehabilitation
3a • © 1993 borgmann publishing GmbH

Abb.10.16: Textverstehensaufgabe
(Auszug aus Claros-Salinas, 1993)

Bei vielen schriftlichen Texten ist es notwendig, beim Beantworten von Fragen oder dem Beurteilen von Aussagen den Text vorliegen zu haben. Generell empfiehlt es sich auch, die verwendeten Texte vorher mit sprachgesunden Personen auszuprobieren, um keine falschen Erwartungen an die aphasischen Personen zu haben, die ja auch nur Menschen sind.

10.2   Vorlesen

Das **Vorlesen** ist differenzialdiagnostisch interessant, um beispielsweise ganzheitliches und einzelheitliches Verarbeiten zu prüfen, doch ist Vorlesen an sich selten ein Therapieziel. Trotzdem ist Vorlesen in der Praxis immer wieder wichtig. Zum einen aus der Tatsache heraus, dass aphasische Personen oft von selbst bei schriftlichen Aufgabenstellungen Geschriebenes vorlesen. Daraus kann man ableiten, dass das Vorlesen als **Eigenhilfestellung** oder zur Eigenkontrolle nützlich sein kann. Weiterhin eignet sich Vorlesen zur **Steigerung des Fehlerbewusstseins** bei aphasischen Personen, die beispielsweise beim Lesesinnverstehen ganzheitliche Fehler machen. Vorlesen bietet auch die Möglichkeit, bei schriftlichen Aufgabenstellungen (beispielsweise Wortsortieren oder Schreiben) eine **lautsprachliche Produktion** ans Ende eines Einzelschritts zu setzen bzw. überhaupt einzubinden. Vorlesen ist als Hilfestellung auch sinnvoll, wenn bei guter Vorleseleistung die Spontansprachleistung stark eingeschränkt ist.

10.3   Übungen zum Schreiben

Schreibübungen lassen sich auch auf die einzelnen linguistischen Ebenen (Wort, Satz, Text) beziehen. Als kleinste Einheit der Schrift gilt oft das Graphem, realisiert in Buchstaben, sodass man auch u.U. vorbereitend auf einem nicht Sinn tragenden Niveau arbeitet. Übungen auf dieser Ebene sind Kopieren von Buchstaben, Schreiben von Buchstaben nach Diktat oder Vervollständigen von Buchstaben.

Abschreiben an sich ist *keine* allzu sinnvolle Übung (z.B. Buchkapitel abschreiben), es sei denn, dass das Abschreiben der erste Schritt zum Aufbau von freiem Schreiben ist oder das Abschreiben als (sehr starke) Hilfestellung verwendet wird. Als **Hilfestellung**, um einen Einzelschritt zum Abschluss zu bringen, hat das Abschreiben einen festen Platz in der Aphasietherapie. Erhaltene Abschreibfähigkeit und die Fähigkeit, von Groß- zu Kleinbuchstaben (und umgekehrt) zu transponieren, sind üblicherweise eine gute Ausgangslage für Schreibübungen.

10.3.1　Wortebene

Übungen zum Schreiben und zur Schriftsprache auf der Wortebene können auf verschiedene Weise durchgeführt werden (Abb. 10.17).

Wortfertigschreiben
Schreiben nach Diktat
Schriftliches Benennen
Übungen im semantischen Feld
Listenschreiben
Wortfamilien
Lückenphrasen
Lückensätze
Freies Wörtersammeln
Wortkette
Buchstabensalat
Homophone
Fehlersuchen
Wortsuchen

Abb. 10.17: Übungen zur Schriftsprache (Wortebene)

Wortfertigschreiben ist eine gute Aufgabe, um einer aphasischen Person einen relativ leichten Start für Schreibaufgaben zu erlauben und kann vom Ergänzen einzelner Buchstaben bis zum Fertigschreiben bei Vorgabe nur eines Buchstaben gehen. Beispiele sieht man in Abbildung 10.18. Die Vorgabe von Anfangsbuchstaben oder Teilen eines Wortes ist auch eine beliebte **Hilfestellung** (beispielsweise beim schriftlichen Benennen), um eine Wortproduktion zu erreichen.

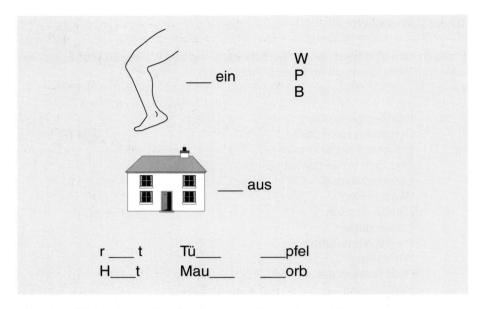

Abb. 10.18: Wortfertigschreiben/Buchstabenergänzen (Beispiele)

Veränderungen der Aufgabenstellung und des Schwierigkeitsgrades lassen sich in verschiedener Weise bewerkstelligen. Zuerst kann man entscheiden, ob man eine Auswahlmenge an Buchstaben vorgibt oder nicht. Zudem kann man, wenn man Buchstaben vorgibt, nur ein mögliches Wort (.....*ein /B/X/T*) oder mehrere mögliche Wortformen (.....*ein /W/B/P*) erlauben. Ein wichtiger Aspekt ist natürlich, auf Grund welcher Ausgangslage man ein Wort fertig schreiben lässt: nach Diktat, auf Grund einer Bildvorlage (*eine Flasche Wein*) oder als freie Übung, wo die Semantik durch die aphasische Person erschlossen werden muss. Mittels Bildmaterial kann natürlich die semantische Ebene in differenzierter Weise involviert werden. Weitere Variationsmöglichkeiten sind Veränderungen der Wortart, der Wortlänge, des Orts der Lücke (Anfang/Mitte/Ende), der ausgelassenen Zeichen (Konsonanten/Vokale) bzw. der Menge der ausgelassenen Zeichen.

Das **Schreiben nach Diktat** ist weniger eine eigenständige Aufgabenstellung oder Therapiezielsetzung als eine **Hilfestellung**, um eine schriftliche Leistung auf dem Wortniveau zu einem positiven Abschluss zu bringen.

Schriftliches Benennen ist häufig eine Vorbereitungsübung für Schreiben auf dem Satz- und Textniveau und kann eventuell als Hilfestellung für mündliches Benennen genommen werden (v.a. wenn die schriftlichen Leistungen besser sind). Eine Variante ist schriftliches Benennen mittels einer Wortkartenauswahl, wobei (in der leichtesten Variante) nur die Karte gewählt werden muss. Eine Steigerung besteht darin, die gewählte Karte abschreiben zu lassen bzw. nach der Auswahl die Karten wegzunehmen und die aphasische Person zu ersuchen, das Wort aus dem Gedächtnis zu schreiben.

Viele Ausformungsmöglichkeiten bieten die **Übungen im semantischen Feld**. Die Übungen sind gleich oder sehr ähnlich wie im vorangegangenen Kapitel (siehe Abschnitt 9.1.2.), weshalb sie an dieser Stelle nur knapp vorgestellt werden. Beliebt ist es, Wortlisten zu bestimmten Themen oder Begriffen zu erstellen (z.b. *Schreiben Sie möglichst viele Werkzeuge auf!*). Zu Objekten und Sachverhalten kann man Tätigkeiten, Eigenschaften und verwandte Objekte aufschreiben. Zu Verben (Tätigkeiten) kann man mögliche Ausführende sammeln, man kann Gegenteile, Ober- und Unterbegriffe, etc. suchen. Beispiele finden sich in Abbildung 10.19. Die diversen Wortsammlungen sind für die Steigerung der **Wortfindungsfähigkeit** nützlich und bilden eine gute Grundlage für Übungen auf dem Satzniveau.

GETRÄNKE: Saft / Tee / ..../..............
FAHRZEUGE: Auto / Rad / ..../..................
WERKZEUGE: ..../................./...............
BÄCKER: Brötchen/Brot/backen/...............
SCHNEIDER:............./................./...............
LERNEN: Schüler/............/................./...............
ROT: Tomate/............./............./.............
etc.

Abb. 10.19: Übungen im semantischen Feld (Wortebene)

Das **Schreiben von Listen** kann durchaus alltagsrelevant sein (z.B. Einkaufslisten). Man kann diese frei (*Was kann man im Supermarkt kaufen?*) oder ganz gezielt (*Zutaten für Schnitzel für 4 Personen*) erstellen. Weitere Möglichkeiten sind Reisepackzettel, Weihnachtsgeschenklisten oder Kochrezepte.

In der schriftlichen Domäne leichter (und zweckmäßiger) als in der mündlichen ist das Erstellen von **morphologischen Wortfamilien** (*fahren, fahrbar, Fahrt, Bahnfahrt*, etc.), wobei man typischerweise von hochfrequenten Wörtern ausgeht. Beliebt ist auch das Verbinden von Vorsilben und Verben oder Nomina (*an/ab/überführen*; *Ein/An/Absicht*; etc.), wobei es günstig ist, solche Aufgaben nicht im Raum stehen zu lassen, sondern das gesammelte Wortmaterial in irgendwelchen Kontexten anzuwenden.

Eine weitere Aufgabe zur Wortfindung ist die **Wortkettenübung**, bei der es darum geht, zusammengesetzte Wörter zu bilden, deren zweiter Teil jeweils der Beginn des nächsten Wortes ist (*AUTO-BAHN-HOF-TÜR-SCHLOSS*, etc.). Diese Übung kann man

10 SCHRIFTSPRACHE

auch abwechselnd durchführen (Therapeut und Aphasiker). Je nach Neigung findet diese Übung mehr oder weniger Anklang.

Das Einsetzen einzelner Wörter in **Lückenphrasen** und **Lückensätze** wird von manchen (aus guten Gründen) bereits zur Satzebene gerechnet; es findet seinen Platz auf dem Wortniveau, weil das Schreibziel jeweils ein einzelnes Wort ist. Lückenphrasen und -sätze können **semantische Aspekte** (*Wer lange nichts trinkt, hat..........*) oder grammatische Aspekte beinhalten (*Die Polizei verhaftet .... Dieb*). Bei den **grammatischen Aufgabenstellungen** geht es vor allem um **Kongruenzphänomene** (Artikel-Nomen; Verb-Objekt; Subjekt-Verb). Das Vorgeben von Phrasen- oder Satzanfängen ist auch eine wichtige Hilfestellung (mündlich und schriftlich) zur Wortfindung. Beispielsaufgaben finden sich in Abbildung 10.20.

ein Stück _____

eine Tasse _____   groß und _____
Salz und _____   Kaffee _____

(der/die/das/ein/eine)
_____ Auto   _____ Stein   _____ Tasche
der _____ Baum (groß)

Der Schlüssel steckt im _____
Wer lange nichts trinkt, hat großen_____
Die Wolken _____ über den Himmel (ziehen/fliehen)

etc.

Abb. 10.20: Lückenphrasen- und Lückensatzaufgaben

Folgende **Variationsmöglichkeiten** für Schwerpunktsetzung und Schweregradveränderung gibt es: (i) Vorgabe der einzusetzenden Wörter (Morpheme) auf Wortkarten, die nach Auswahl abzuschreiben sind; (ii) vorhergehende Erarbeitung der zu verwendenden Wörter; (iii) Darbietung in Blockform gegenüber wechselnden Anforderungen; (iv) morphologische Komplexität der einzusetzenden Wörter; (v) Regelmäßigkeit der Orthographie; (vi) semantische und/oder grammatische Lücken; (vii) Wortarten; (viii) Ort der Lücke.

Bisher waren mit nur wenigen Ausnahmen semantische Aspekte Hauptzielrichtung der vorgestellten Übungen. Jetzt folgen einige Übungstypen, die weniger auf die inhaltliche als auf die formale Seite der Wörter zielen und **einzelheitliches Verarbeiten** erfordern bzw. schulen.

Das **freie Wörtersammeln** nach Vorgabe von Anfangsbuchstaben ist eine erste, semantisch ungerichtete Aufgabe (*Schreiben Sie bitte ein Wort mit K! Schreiben Sie möglichst viele Wörter, die mit B beginnen!*). Beim „**Buchstabensalat**" (sogenannte **Anagrammübungen**) ist die Aufgabe, aus vorgegebenen Buchstaben Wörter zu bilden. Dem Aphasiker werden Buchstabenkärtchen vorgegeben, aus denen dann Wörter gebildet werden sollen. Diese Aufgabenstellung lässt sich im Schweregrad vielfältig variieren. Man kann einerseits nur wenige Buchstaben vorgeben, die nur ein hochfrequentes Wort ergeben (Ü/T/R) oder mehrere Möglichkeiten beinhalten (T/R/O). Die Vorgabe kann man noch durch ein Bild unterstützen bzw. lenken. Zur Steigerung des Schwierigkeitsgrades kann man mehr Buchstaben als nötig vorgeben. Einige Beispiele zeigt Abbildung 10.21. Eine freie Übung dazu ist das Verwenden von Buchstabenwürfeln, mit denen zufällige Buchstabenanordnungen gewürfelt werden, aus denen dann möglichst viele Wörter gebildet werden müssen.

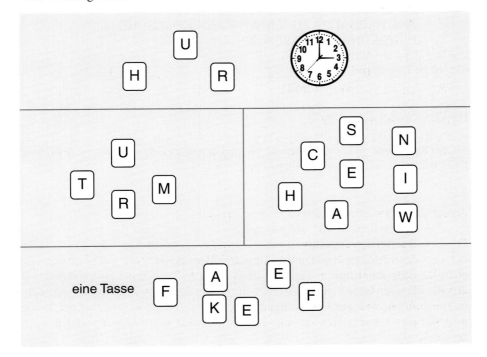

Abb. 10.21: Anagrammübungen

Eine andere Übungsform hat die sogenannten **Homophone** zum Ausgangspunkt. Homophone sind gleichklingende Wörter, die sich nur in der Schreibweise unterscheiden (z.B. *heute/Häute*). Hier bieten sich Diktatschreiben bzw. Phrasen- und Satzergänzungsübungen an, in denen abwechselnd das eine oder das andere Wort fehlt.

Zur Steigerung des einzelheitlichen Arbeitens und zur Erhöhung des Fehlerbewusstseins ist das **Fehler- und Wortsuchen** eine beliebte Aufgabenstellung (siehe Abb. 10.22). Fehler können mehr oder weniger offenkundig sein, u.U. bei semantischer Vorgabe auch im Bereich der Homophone angesiedelt sein. Beim Wortsuchen in Buchstabenketten kann man zusätzliche thematische Vorgaben machen bzw. Wörter überlappend einbauen. Durch das Schreiben der korrigierten bzw. gefundenen Wörter wird die Aufgabe zur Schreibübung, obwohl natürlich der Leseanteil bei dieser Art von Übung sehr groß ist.

```
HAOS               BÄRG
BUÄME              STRUMFP
SRTRASSENBAHN      FLASHCE


THAUSENBAUMSAPFELSCHKANNEL
ANOTIERKATZELAUFENFATISCHORKIFLASCHE
BERGERNAMEINESSENIORGAN
```

Abb. 10.22: Fehler- und Wortsuchen

10.3.2 Satzebene

Auf der **Satzebene** gibt es verschiedene Möglichkeiten für Schreibübungen. Abbildung 10.23 listet wesentliche Aufgabentypen auf.

```
Ordnen von Wörtern
Satzschreiben mit Vorgaben
Satzfertigschreiben
Schriftliches Handlungs-/Situationsbenennen
Satzumformen
Fragen bilden zu Sätzen
Antworten auf Fragen schreiben
etc.
```

Abb. 10.23: Übungstypen zum Schreiben (Satzebene)

Das **Ordnen von Wörtern** (bzw. Wortkarten) zu Sätzen ist eine vorbereitende Übung, bei der aphasische Personen geschriebene Sätze generieren können, ohne direkt mit der Hand schreiben zu müssen. Eine weitere „einfache" Aufgabenstellung ist es, aus vorgegebenem Wortmaterial Sätze selbst zu schreiben (**Satzschreiben mit Vorgabe**). Beispiele finden Sie in Abbildung 10.24. Die Variationsbreite für Schwierigkeitsstufen ist groß: Zahl der Wörter, Art der syntaktischen Struktur, Freiheitsgrad (alle Elemente vorhanden vs. Stichwörter), Variation der Auswahlmenge (ein Satz oder mehrere Sätze), das Entfernen der Vorgabe nach einer gewissen Zeit.

Schreiben Sie einen Satz!
in das Wasser / die Kinder / springen
Kinder / die / die / springen / Wiese / über

Schreiben Sie drei Sätze!
Anne / Peter / Irmgard
isst / kauft / liest
Benzin / Buch / Birne

Schreiben Sie einen Satz mit den folgenden Stichwörtern!
Maria / kaufen / Kind / Spielzeug

Abb. 10.24: Satzschreiben mit Vorgaben (Beispiele)

Satzfertigschreiben ist eine Übung, die sowohl auf Wort- als auch auf Satzebene anzusiedeln ist (zum Teil identisch mit Lückensätzen). Beispiele zeigt Abbildung 10.25. Der Schweregrad lässt sich durch die Auswahlmenge an Wortkärtchen beeinflussen. Man kann inhaltliche und/oder grammatische Ablenker anbieten, aus denen ein Wort ausgewählt und dann in den Satz geschrieben werden muss. Die Vorgaben kann man nach einer gewissen Zeit wegnehmen, sodass die Schreibleistung ohne präsente Vorgabe erfolgt. Eine weitere Steigerung ist es, die Wortkärtchen ganz wegzulassen. Das Vorgeben allein der richtigen Lösung (und das daraufhin erfolgende Kopieren) ist die stärkste Hilfestellung.

Die Wespe stich......... *[t/en]*
Eine Wespe .... *[sticht/stechen]*
Er .... gut Geige *[spielt/spielen/hört/hören]*

Das Feuer knister.........
Der Mann .... gerne Radio

> [in der Wiese / im Wasser / auf Berge]
> Blumen wachsen ....
> Fische schwimmen ....
> Männer steigen ....
> etc.

Abb. 10.25: Satzfertigschreiben

Schriftliches **Handlungs- und Situationsbenennen** ist eine Übung, die häufig die Technik der partiellen Vorgabe nutzt, vor allem in der Anbahnung dieser Leistung (Beispiele in Abb. 10.26). Die angebotenen schriftlichen Vorgaben können von Phrasen über Stichwörter bis zum Satzbeginn gehen.

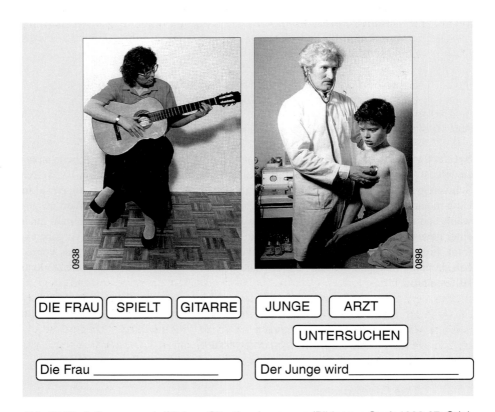

Abb. 10.26: Aufbau von schriftlichem Situationsbenennen (Bilder aus Stark, 1992-97; Originale in Farbe)

Die genannten Möglichkeiten sind gleichzeitig auch bereits die **Hilfestellungen**, die man möglicherweise anbieten muss, um den Aphasiker zum gewünschten Ziel (Schreiben eines Satzes) zu bringen. Variationsmöglichkeiten über die Bilder sind aktive und passive Sätze, reversible und nicht-reversible Strukturen und die Wertigkeit der Verben (kein Objekt, direktes Objekt, direktes *und* indirektes Objekt). Passivsätze lassen sich gut mit Satzanfängen elizitieren („hervorrufen").

Eine umstrittene „schulische" Übung ist das **Satzumformen** und das **Bilden von Fragen** zu vorgegebenen Sätzen (siehe Abschnitt 9.1.2).

10.3.3   Textebene

Auf der **Textebene** lassen sich auch alltagsrelevante schriftliche Aufgabenstellungen durchführen und üben, weil bei den meisten Gelegenheiten, bei denen geschrieben wird, mehr als isoliertes Wort- oder Satzschreiben gefordert wird. In Abbildung 10.27 sind Möglichkeiten der Textarbeit aufgelistet.

Lückentexte
Formulare
Ansichtskarten
Briefe
Textsorten
schriftliche Nacherzählung
Zusammenfassungen
Dialoge ergänzen

Abb.10.27: Schreibübungen (Textebene)

Lückentexte sind eine Fortsetzung der Aufgabenstellung des Ergänzens von Lückenphrasen und Lückensätzen. In Texten lassen sich neben den semantischen und grammatischen Aspekten wie auf dem Satzniveau besonders gut (und eigentlich nur dort!) Aspekte wie Pronomina oder Konjunktionen üben. Je nachdem, welches Therapieziel man verfolgt, wird man die Lücken entsprechend setzen. In Abbildung 10.28 sind die Lücken semantisch, wohingegen in Abbildung 10.29 grammatische und textspezifische Lücken vorherrschen.

10   SCHRIFTSPRACHE

Das neue Auto

Vater ist von seinem neuen Auto ....
Er hat lange dafür ...., denn es war sehr teuer.
Er lobt den starken ....,
die guten Bremsen und den geringen ....
Mutter wählte beim neuen Auto die .... aus,
wichtig war ihr auch ein großer ....

Abb. 10.28: Lückentext (Beispiel frei nach Bindel, 1993:146)

Das neue Auto

Herr Berger ist .... seinem neu..... Auto begeistert.
.... hat lange dafür gespart, denn ...... war sehr teuer.
Auch lobt Herr Berger .... starken Motor, ... nur
.... geringen Verbrauch hat. Frau Berger wählte ....
neuen Auto .... Farbe aus, wichtig war........ auch..........
großer Kofferraum. .... ersten Ausfahrt fuhr Herr Berger
in eine Mülltonne, ... er zehn Minuten unterwegs war.

Abb. 10.29: Lückentext (Beispiel frei nach Abb. 10.28)

Formulare sind ein ständiger Begleiter im Alltag. Das Ausfüllen von Formularen ist alltagsrelevant und bietet sich auch für therapeutische Zwecke an. Bestellformulare (z.B. aus Versandkatalogen) sind eine Möglichkeit, Schreiben mit einer funktionalen Zielstellung zu verbinden. Andere brauchbare Formulare sind Einzahlungsscheine, Anträge für Krankenkassen und öffentliche Einrichtungen. Man kann aphasische Personen durchaus fragen, ob es irgendetwas auszufüllen gibt, was man dann in der Therapiesitzung gemeinsam machen kann.

Ansichtskarten- und Briefschreiben ist oftmals ein Bedürfnis von Patienten in stationären Reha-Einrichtungen. Man kann mit feststehenden Phrasen und Sätzen beginnen (*liebe(r)......./ sehr geehrter..../ Mir geht es... / Was macht...?/etc.*) und zu individuellen Aussagen übergehen, die der Aphasiker mitteilen möchte. Man kann auch Ansichtskarten von fiktiven Reisen schreiben (*Ostern, eine Woche Insel Lazolussi, Meer, Sonne, etc.*). Auch einfache Geschäfts- und Privatbriefe (*Kündigung Zeitungsabo, Glückwunschpost, Einladungen*) können Aufgabenstellungen in diesem Zusammenhang sein.

Unter **Textsorten** versteht man bestimmte Typen von Texten, die bestimmten Regeln unterliegen (Telegramme, Beschwerden, Kleinanzeigen, Einladungen, etc.). Die Aufgabenstellung für die Therapie kann das Verfassen eines bestimmten Textes sein, z.B.

eine Kleinanzeige zu einem bestimmten Thema. Diese Aufgabenstellungen bieten viele Freiheitsgrade, die man u.a. durch die Menge an vorgegebenem Wortmaterial steuern kann.

Die **schriftliche Nacherzählung** ist eine typische Hausaufgabe und erfordert zum einen Zeit und zum anderen eine gute Merkfähigkeit. Als Vorgabe eignen sich Geschichten oder komplexere Sachverhalte aus der Therapie, die dort in irgendeiner Weise bearbeitet wurden (z.B. im Rahmen einer Lesesinnaufgabe). Eine schriftliche Nacherzählung bietet oft eine gute Grundlage für das Besprechen von Fehlern.

Anspruchsvoll ist das **Zusammenfassen von Texten**. Zum einen geht es um die Extrahierung der wesentlichen Aussagen, was ein gutes Lesesinnverstehen voraussetzt. Zum anderen besteht oft die Notwendigkeit, Inhalte in der Reihenfolge (gemessen am Ausgangstext) umzustellen, was auch für Sprachgesunde oft kaum lösbar ist.

Eine kommunikationsvorbereitende Übung ist das **Dialoge-Ergänzen**. Der Ausgangspunkt ist ein Dialog, in dem die aphasische Person eine bestimmte Rolle übernimmt und in eine schriftliche Vorgabe die entsprechenden Sequenzen einsetzt.

10 SCHRIFTSPRACHE

Übungen (Kapitel 10)

Ü 10-1 Erstellen Sie 10 Zuordnungsaufgaben mit jeweils einem Oberbegriff, drei zugehörenden Wörtern und zwei Ablenkern.

Ü 10-2 Erstellen Sie 10 Synonyme für eine Vergleichsaufgabe mit jeweils zwei semantischen Ablenkern.

Ü 10-3 Erstellen Sie 20 Lückensätze, in denen zur Hälfte Verba und zur Hälfte Nomina fehlen. Für jede Lücke erstellen Sie neben dem Zielwort einen semantischen und einen phonologischen Ablenker.

Ü 10-4 Erstellen Sie 3 Satzordnungsaufgaben mit jeweils sieben einfachen Aussagesätzen.

Ü 10-5 Erstellen Sie drei Wortlisten zum Thema Schule, Garten, Kochen.

Ü 10-6 Erstellen Sie 10 Vorlagen mit Wortkärtchen zum Satzzusammenlegen, wobei bei fünf Vorlagen jeweils ein Ablenkerwort hinzuzufügen ist.

Ü 10-7 Erstellen Sie zwei Lückentexte (mit zumindest 10 Sätzen), in denen semantische bzw. grammatische Elemente zu ergänzen sind.

Literaturhinweise (Kapitel 10)

Eine schöne Übersicht zum Schreiben findet man in Rosenbek et al. (1989:240-275). Eine Diagnostik orientierte Übersicht mit einigen Vorschlägen für schriftliche „Heimarbeit" bietet Bollinger (1996). Gheorghita & Fradis (1979) bieten viele konkrete, zum Teil originelle Übungsvorschläge zur Schriftsprachtherapie. Zum Lesesinnverstehen auf Textebene siehe Claros-Salinas (1993) und Stanschus (1998). Viele brauchbare Übungen zur Schriftsprache auf allen Ebenen gibt es in Engl et al. (1989), Neubert et al. (1992-1995) sowie in Bindel (1993). Weitere Übungen zur Schriftsprache finden sich in Fawcus et al. (1996b,c). Hanke (1987) diskutiert einen interessanten Einzelfall. Zum modellorientierten Verarbeiten auf Wortebene in der Schriftsprache und diversen Übungsvorschlägen siehe Kotten (1997), aber auch Reitz (1994). Zum Buchstabieren siehe de Langen (1992).

11 KOMMUNIZIEREN

In diesem Kapitel werden Vorgehensweisen und Übungen vorgestellt, die näher an „**echten" Kommunikationssituationen** sind und den Transfer von Leistungen aus der Therapie in die „Wirklichkeit" vorbereiten, erleichtern bzw. überhaupt ermöglichen sollen. Man sollte aber nicht vergessen, dass auch die ausgetüfteltste Kommunikationsübung innerhalb des therapeutischen Settings stattfindet. Ein wesentlicher Unterschied zu den meisten Übungen der Kapitel 8 bis 10 ist, dass weniger die Defizite, grammatische Fehlerlosigkeit und Korrektur das Thema sind, sondern das Kommunizieren an sich und das Erreichen von kommunikativen Zielen im Vordergrund stehen.

11.1 Kommunikationsübungen

Kommunikationsübungen können in unterschiedlicher Weise durchgeführt werden. Die nachfolgende Darstellung folgt der Einteilung in Abbildung 11.1.

non-verbale Mittel
PACE
Strategien
Rollen- und Sprachspiele
Spontangespräche

Abb. 11.1: Übungstypen für Kommunikationstherapie (Auswahl)

11.1.1 Non-verbale Mittel

Unter **non-verbalen (nicht-sprachlichen) Mitteln** versteht man Verschiedenes: Malen, Zeichnen, Gesten, Mimik, Bildkarten. Der grundlegende Gedanke für den Einsatz non-verbaler Mittel ist einleuchtend. Kommunizieren umfasst mehr als nur gesprochene oder geschriebene Sprache, und mit non-verbalen Mitteln kann man eventuell sprachliche Defizite kompensieren. Innerhalb vieler Möglichkeiten werden im Folgenden zwei Aspekte dargestellt: Verwendung von Gesten und Kommunikationsbücher.

Gesten können unter drei Aspekten in die Therapie eingebaut werden: als verweisende Gesten, als darstellende Gesten und als Signal gebende Gesten. Bei den verweisenden Gesten geht es darum, mittels Gesten auf andere Dinge zu verweisen (z.B. über Hinzeigen auf ein Objekt); bei den darstellenden Gesten wird etwas (ein Begriff, ein Gegenstand oder ein Wort) durch eine symbolische, nachahmende oder konventionalisierte Geste dargestellt. Signalgebende Gesten können vereinbart oder spontan verwendet werden (beispielsweise Handheben als Zeichen für *„Jetzt möchte ich was sagen, bitte warten"*).

Unter **Kommunikationsbüchern** versteht man Sammlungen von Bildern, Wörtern, Zeichen in Kartenform oder in Mappen, die man heranzieht, um die verbale Ausdrucksfähigkeit zu unterstützen oder zu ersetzen. Kommunikationsbücher müssen typischerweise individuell erarbeitet werden, obwohl es im Handel Kommunikationsbücher zu kaufen gibt, die man aber bestenfalls als Grundlage zur weiteren Ausarbeitung verwenden kann. Die Kommunikationsbücher sind häufig nach Themen strukturiert. Die Abbildung 11.2 zeigt eine Seite aus einem Kommunikationsbuch.

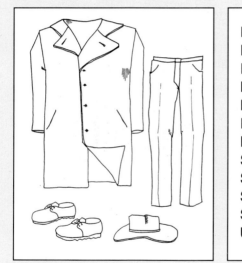

Abb. 11.2: Seite aus einem Kommunikationsbuch (Smit et al., 1990)

Die **Akzeptanz** der Kommunikationsbücher ist oftmals innerhalb der klinischen Situation viel größer als im Alltagsleben. Eine Vermutung ist, dass aphasische Personen sich im Alltag als zu auffällig empfinden, wenn sie mit ihren Kommunikationsbüchern herumhantieren. Wenn man als Therapeut Kommunikationsbücher mit den aphasischen Personen erarbeitet, sollte man auf jeden Fall die Angehörigen miteinbeziehen, um die Chancen zu erhöhen, dass die erarbeiteten Hilfsmittel auch außerhalb der therapeutisch-klinischen Situation genutzt werden.

11.1.2 PACE

Der Ansatz PACE (**P**romoting **A**phasics' **C**ommunicative **E**ffectiveness) wurde Ende der 70er-Jahre von Davis und Wilcox entwickelt. Ausgangspunkt war die (nachvollziehbare) Ansicht, dass Kommunikation mehr als nur sprachliche Mittel umfasst und zudem auch den Kommunikationspartner beinhaltet. Seit der ursprünglichen Vorstellung des Ansatzes wurden verschiedene Versionen (auch von anderen Autor(inn)en) vorgestellt.

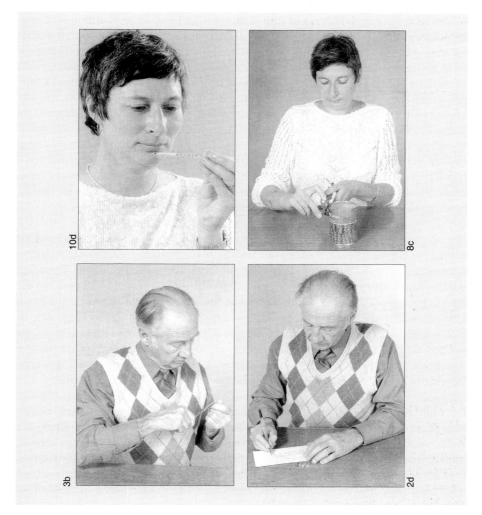

Abb. 11.3: PACE-Bildkarten (Edelman, 1987)

Die klassische **PACE-Aufgabenstellung** besteht darin, dass Therapeut und Aphasiker abwechselnd Bildkarten aus einem Stapel ziehen und sich den Inhalt der Karte mitteilen müssen. (PACE-Bildkarten zeigt Abb. 11.3, wobei aber im Prinzip jegliches Bildmaterial verwendet werden kann.) Ausgehend von dieser Grundkonstellation sollen die vier grundlegenden PACE-Prinzipien kurz vorgestellt und diskutiert werden: (i) Therapeut und Aphasiker sind gleichwertige Kommunikationsteilnehmer; (ii) es erfolgt der Austausch neuer Information; (iii) alle Kommunikationsmittel sind erlaubt; (iv) natürliche Feed-back-Mechanismen und *turn-taking*-Sequenzen treten auf.

Im PACE-Ansatz sind **Therapeut und Aphasiker gleichwertige Kommunikationsteilnehmer**, was sich darin zeigt, dass sie sich als Sender und Empfänger im Kommunikationsprozess abwechseln. Ein weiterer wichtiger Aspekt ist, dass der Therapeut *nicht* korrigiert, sondern nur mittels Rückmeldung Nicht-Verstehen signalisiert, wenn es nötig ist, wie es auch unter Sprachgesunden der Fall wäre. Dies unterscheidet PACE grundlegend von vielen anderen sprachtherapeutischen Übungen, in denen die Korrektur und Erarbeitung der richtigen Lösung wesentliche Bestandteile sind. (Dies wird von vielen aphasischen Personen sehr geschätzt.) Dem natürlichen, normalen Kommunikationsprozess ist das PACE-Vorgehen also näher. Einschränkend muss allerdings gesagt werden, dass im PACE-Ansatz großer Wert darauf gelegt wird, dass der Therapeut kommunikatives Verhalten *modellieren* soll (also nicht instruieren), also auch zu verschiedenen nicht-sprachlichen Mitteln greifen soll. Darin zeigt sich allerdings, dass die Gleichberechtigung der beiden Interaktionsteilnehmer eine relative Angelegenheit ist.

Der zweite wichtige Aspekt bei PACE ist, dass **neue Informationen ausgetauscht** werden, weil man Bilder aus einem großen Stapel von Bildern zieht, die den Kommunikationsteilnehmern unbekannt sind. Dies ist insofern eine Fiktion, als der Therapeut die Bildkarten üblicherweise vorbereitet und mit der Zeit sicherlich einen Großteil der Karten kennt und Vermutungen darüber anstellen kann, was auf den vom Aphasiker gezogenen Karten dargestellt ist. So ist man immer wieder in der Zwangslage, sich als Unwissender zu geben, um die Übung durchführen zu können. Man muss aber positiv vermerken, dass trotz der genannten Einschränkung vom Ansatz her ein qualitativer Sprung zu den üblichen Übungsformen besteht, wo der Therapeut allein der Wissende ist und die Zielantworten der Aphasiker kennt und mit falsch/richtig beurteilt.

Dass **alle Kommunikationskanäle** (Zeichnen, Gestik und Mimik, Sprechen, Schreiben, etc.) erlaubt und erwünscht sind, um das kommunikative Ziel (Übermittlung des Bildinhalts) zu erreichen, ist der dritte relevante Aspekt. Um das realisieren zu können, müssen natürlich entsprechende Hilfsmaterialien bereit liegen (Stifte, Papier, Buchstabenkästen, etc.). Interessanterweise versuchen nicht wenige aphasische Personen, sich trotzdem primär über verbale Mittel zu verständigen. Dem **Modellieren** durch den Therapeuten kommt dadurch eine wichtige Rolle zu. Gezeigt werden soll, dass es auch trotz verbaler Einschränkungen noch möglich ist, effektiv zu kommunizieren. Wenn man sich allerdings die grundlegende Aufgabe (Vermitteln eines Bildinhaltes eines vorhandenen Bildes) überdenkt, kommt die relative Künstlichkeit des PACE-Vorgehens wieder zum Vorschein, weil es unter echtem Kommunikationsdruck wohl die einfachste Lösung wäre, dem Kommunikationspartner die gezogene Bildkarte zu zeigen oder zu geben. Aber gerade das ist durch die Instruktionen ausgeschlossen.

Schlussendlich sollen **natürliche Feed-back-Mechanismen** bei Verstehen und Nicht-Verstehen verwendet werden, und außerdem geht es darum, ganz normale Sprecherwechsel-Sequenzen (*turn taking*) innerhalb der Übungen durchzuführen. Der Therapeut kann und soll in diesem Zusammenhang modellieren, damit die aphasische Person merkt, wie man Feed-back geben kann bzw. wie Sprecherwechsel vollzogen wird. Innerhalb der Darstellungen in der Literatur zum PACE-Ansatz gibt es unterschiedliche Ansichten darüber, wie spezifisch das Feed-back sein darf. Manche plädieren nur für allgemeine Rückmeldungen (*ich verstehe nicht!*), wohingegen andere für spezifische Rückmeldungen (inklusive Raten und Vorschläge) sind.

Über die „Echtheit der Kommunikation" im PACE-Ansatz sollte man sich keine falschen Vorstellungen machen: Auch innerhalb von PACE bestimmt der Therapeut die Spielregeln, wann die Übung gemacht wird, welche Karten gewählt werden, mit welchen kommunikativen Mitteln man die Übung durchführt und wann man wieder aufhört.

Vom Ansatz her ist PACE für alle aphasischen Schweregrade geeignet, wenn man von der Annahme ausgeht, dass jeder im Rahmen seiner Möglichkeiten noch kommunizieren kann. Es mag aber Einschränkungen in der Anwendung bei sehr schweren Aphasien und bei Aphasikern mit Jargon geben. Bei verbal sehr leistungsfähigen Aphasikern ist es eventuell notwendig, direkte Benennungen des Bildinhalts einzuschränken und genaue Regeln vorzuschreiben, wie die Informationsübermittlung durchzuführen ist, beispielsweise sich auf Beschreibungen, verbale Hinweise oder ausschließlich nonverbale Mittel zurückzuziehen. Mit solchen Veränderungen entfernt man sich aber von den ursprünglichen Intentionen des Ansatzes.

Ganz allgemein kann man aus dem PACE-Ansatz viele Möglichkeiten ableiten, und häufig bezeichnet man als PACE-Vorgehen alles, wo die beiden Kommunikationspartner abwechselnd agieren (mit vertauschten Rollen) und die jeweils aktuellen Zielitems nicht kennen (bzw. nicht sehen können). Aus diesem Grunde lassen sich viele Übungen im „PACE-Format" durchführen, und diese abwechselnden Aufgabenstellungen genießen unter aphasischen Personen generell eine hohe Akzeptanz, weil zum einen die Konstellation „Aphasiker-müht-sich-Therapeut-korrigiert" weg ist und weil zum anderen auch die aphasische Person sich kreativ beteiligen kann.

11 KOMMUNIZIEREN

11.1.3 Strategien

Ein wichtiges Vorgehen für aphasische Personen sind **Strategien**, immer wiederkehrende Verhaltensweisen zur Problembewältigung. Viele Aphasiker entwickeln spontan für sich bestimmte kommunikative Verhaltensweisen, die darauf zielen, kommunikative Probleme zu vermeiden oder zu reduzieren. Auch therapeutisch kann man daran arbeiten, Strategien aufzubauen. Fünf Möglichkeiten listet Abbildung 11.4 auf.

> Fertige Phrasen
> Vereinfachungsstrategien
> Metakommunikative Strategien
> Such- und Kompensationsstrategien
> Kognitive Strategien

Abb. 11.4: Strategien zur Verbesserung der Kommunikationsfähigkeit

Der Gedanke der **„fertigen Phrasen"** geht von der Tatsache aus, dass viele Sequenzen normaler Kommunikationen mittels stereotyper Anteile bestritten werden. Zum einen sind viele alltägliche soziale Interaktionen von sozialen Phrasen (wie *Guten Morgen! Herzlichen Glückwunsch!, etc.*) begleitet. Zum anderen kehren bestimmte kommunikative Notwendigkeiten (Wünsche für die Abendgestaltung, Ausdruck des Bedauerns, etc.) regelmäßig wieder, die man immer mit den gleichen Phrasen oder „Bausteinen" lösen kann. Beispiele finden sich in Abbildung 11.5. Therapeutisch gesehen geht es darum, soziales Funktionieren und das Ausdrücken einfacher Wünsche, Absichten oder Inhalte über „gedrillte" Phrasen zu erleichtern bzw. überhaupt zu ermöglichen. Der Nachteil dieser Strategie ist, dass aphasische Personen auf Grund guter Bewältigung von alltäglichen, einfachen Kommunikationssituation oft von der Umgebung falsch eingeschätzt werden, was ihre kommunikative Leistungsfähigkeit insgesamt betrifft.

> *Ich möchte fernsehen/Radio hören/schlafen/..........*
> *Ich möchte nicht fernsehen/Radio hören/.........*
> *lauter/leiser/mehr/weniger (bitte)*
> *(Bitte) ein/eine/einen ....!*
> *(bitte) kein/keine/keinen ....!*
> *Keine Lust!*
> *Falsch!/Richtig!*
> *Rufen Sie (bitte) XY!*
> *Wann kommen Sie?*
> *Wie gehts?*

Mir gehts gut/schlecht/.............
Das freut mich!
Das finde ich schade!
etc.

Abb. 11.5: Beispiele für „fertige Phrasen"

Eine zweite Möglichkeit sind **Vereinfachungsstrategien**, bei denen komplexe Aufgabenstellungen auf einfacher zu lösende reduziert werden. Der Ausgangspunkt dieser Strategie ist, dass es bei bereits lang dauernden, stabilen Aphasien oft der bessere Weg ist, nicht mehr an der Symptomatik an sich zu arbeiten, sondern die vorhandenen Restfähigkeiten optimal auszunutzen und auszubauen. Eine Überlegung ist beispielsweise, bei gut erhaltenen Einzelwortfähigkeiten und starken syntaktischen Problemen Schlagwortstil zu üben, um die propositionale Aussagekraft zu erhöhen (siehe Abschnitt 12.2.7).

Metakommunikative Strategien sind die dritte Möglichkeit, um Kommunikation zu erleichtern. In normaler Kommunikation wird vieles zwischen den Kommunikationsteilnehmern mit sogenannten **metakommunikativen Mitteln** geregelt, um erfolgreiche Kommunikation zu ermöglichen. Beispiele sind Rückfragen (*Was meinst du? Der Huber?*), Aufforderungen (*Sprich lauter, ich verstehe dich nicht!*), Bezugnahme (*Noch einmal zum Thema Bergsteigen*) oder Initiierung von Sprecherwechsel (*So, jetzt sag du mal deine Meinung*). Für die Aphasietherapie sind metakommunikative Mittel relevant, weil man versuchen kann, für die Problemfälle aphasischer Kommunikation (Nicht-Verstehen und Nicht-Verstanden-Werden) Strategien zur Problemlösung in beide Richtungen aufzubauen. So manche hilfreiche Aktion lässt sich über „fertige Phrasen" starten. In Abbildung 11.6 finden sich einige Beispiele für metakommunikative Strategien zur Verständnissicherung.

Nicht-Verstehen signalisieren
Wie bitte?
Ich verstehe nicht

Sprecher beeinflussen
Langsamer bitte
Noch einmal bitte

Rückfragen und Wiederholen
den Becker?
ins Kino? Jetzt?

Abb. 11.6: Strategien zur Verständnissicherung (Beispiele)

11 KOMMUNIZIEREN

Auch **Such- und Kompensationsstrategien** können als Hilfsmittel verwendet werden bzw. dazu beitragen, Probleme allein oder gemeinsam mit dem Kommunikationspartner zu lösen (siehe dazu auch Abb. 4.6). Beispiele für Wortfindungsstörungen zeigt Abb. 11.7.

Gestik einsetzen
Zielwort schreiben
Beschreiben
    wie Orange, gelb!
Lautliche Information geben
    beginnt mit K! zwei Silben!
um Hilfe ersuchen
    Sag du mal!
    Wie sagt man?
usw.

Abb. 11.7: Such-/Kompensationsstrategien bei Wortfindungsstörungen (Beispiele)

Non-verbale Strategien kann man gut im PACE-Setting üben, indem man sprachliche Informationsvermittlung in der Instruktion schlicht ausschließt. Strategien, in denen Wissensbestände über das Zielwort mitgeteilt werden, kann man über gezielte Übungen zu semantischen Merkmalen oder phonologischen Eigenschaften von Zielwörtern aufbauen.

Mit **kognitiven Strategien** sind „innere Strategien" gemeint, mit denen aphasische Personen versuchen, über kritische Situationen in der Kommunikation (Wortfindungsstörungen, etc.) hinwegzukommen, wenn es bei diesen Gelegenheiten zu unerwünschten Reaktionen kommt: Panik, Perseverationen, Schnellerwerden. Diese Strategien fußen auf einem sehr bewussten Vorgehen vonseiten des Aphasikers und sind daher nur sehr patientenspezifisch verwendbar. Ein paar Beispiele zeigt Abbildung 11.8.

Keine Panik!
Langsam sprechen!
Stopp bei Perseveration!
In Ruhe noch einmal!

Abb. 11.8: Beispiele für kognitive („innere") Strategien

Eine interessante Aufgabenstellung ist das **Conversational Coaching**, mit dem der Transfer von Strategien in die Alltagskommunikation ermöglicht werden soll. Zuerst werden Kommunikationsstrategien geübt. Dann werden der aphasischen Person Inhalte schriftlich vorgegeben; diese Inhalte sind vom Schweregrad her an der Grenze dessen, was spontan übermittelt werden könnte. Danach ist die Aufgabenstellung für die aphasische Person, einer dritten Person (z.b. Angehörige) die dieser unbekannten Inhalte zu vermitteln. Der Therapeut ist anwesend, verweist - wenn notwendig - auf hilfreiche Strategien, und auch der Gesprächspartner wird aufgefordert, bei Unklarheiten nachzufragen. Am Ende wird der gesamte Ablauf gemeinsam besprochen. Mit diesem Ansatz lässt sich die Anwendung von Strategien im Alltag gut vorbereiten und man kommt in Ansätzen normalen Gesprächssituationen des Alltags recht nahe.

11.1.4 Rollen- und Sprachspiele

Rollenspiele sind eine wichtige kommunikative Übungsform. Durch die gespielte Vorwegnahme von alltäglichen Situationen oder Teilen daraus soll der Transfer in den Alltag vorbereitet werden. Die Aufgabe in einem Rollenspiel ist es, innerhalb einer fiktiven Situation eine bestimmte Rolle einzunehmen und entsprechend der Rolle **sprachliche Funktionen** zu erfüllen. Eine Voraussetzung für die Durchführung ist immer, dass man sichergestellt hat, dass der Mitwirkende versteht, dass es sich um ein Rollenspiel handelt, und was seine Rolle/Aufgabe darin ist. Rollenspiele müssen typischerweise erarbeitet werden (vor allem bei den ersten Versuchen). Dabei sollte man von einfachen Situationen ausgehen, die nur geringe kommunikative Anforderungen stellen. Zur Erarbeitung bieten sich Bilder und vorgegebene Dialogsequenzen an.

Als thematischer Ausgangspunkt beliebt sind **Situationen**, in welche man **im Alltag** geraten könnte. In der Abbildung 11.9 sind verschiedene Situationen aufgelistet. In Situationen dieser Art muss die aphasische Person primär sich selbst spielen. Auf Grund der zum Teil stereotypen Abläufe in bestimmten Konstellationen (z.B. Einkaufen) lassen sich in diese Rollenspiele fertige Phrasen und Satzbausteine gut einbauen.

Beim Einkaufen
 Bäcker, Supermarkt, Obststand
Im Restaurant
 Bestellen, Reklamieren, Zahlen
In der Apotheke
Terminvereinbarung
 Arzt, Logopädin, Friseur, etc.
 telefonisch, persönlich
Sozialkontakte
 Geburtstagswünsche, Krankenbesuche, etc.
etc.

Abb. 11.9: Situationen für Rollenspiele

Die Vorgabe für Rollenspiele kann konkret sein und in schriftlicher Form erfolgen, um das Erkennen der eigenen Rolle zu erleichtern. Der Inhalt der Äußerung kann frei oder eingeschränkt sein. Beispiele finden sich in Abbildung 11.10.

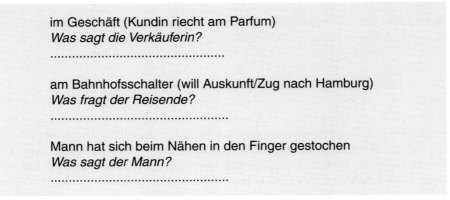

Abb. 11.10: Beispiele für Rollenspiele (nach Engl et al., 1989:236ff)

Insgesamt werden am Anfang Aufgabenstellungen dominieren, in denen die Aufgabe *monologisch* gelöst werden kann. Beispiele für mögliche weitere Aufgabenstellungen finden sich in Abbildung 11.11.

> Sie sind böse auf jemanden, weil er sich verspätet hat
> Sie fühlen sich nicht wohl und wollen Hilfe
> Sie möchten wissen, wie spät es ist
> Sie wollen wissen, wann die nächsten Termine sind
> Sie möchten ein Päckchen per Schiff nach Kanada schicken
> Sie brauchen Wechselgeld für den Fahrscheinautomaten
> Sie fragen nach dem Weg zum Hauptbahnhof
> Sie möchten Ihre Tochter aufmuntern, die durch eine Prüfung gefallen ist
> usw.

Abb. 11.11: Beispiele für Rollenspiele (aus Fawcus et al., 1996d: 162ff)

Ein anderer möglicher Ausgangspunkt sind **Funktionen** wie Befehlen, Auffordern, Ablehnen, Anbieten oder Ähnliches. Diese Funktionen lassen sich gut mit geeignetem Bildmaterial üben (Beispiele in Abb. 11.12), in denen die jeweiligen Fragen in etwa so aussehen könnten: *Was sagt das Mädchen? Was sagt der Junge? Was sagt der Mann?*

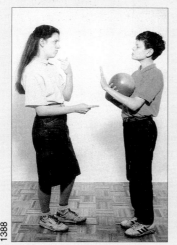 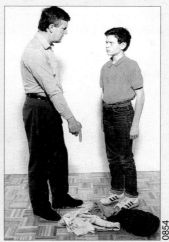

Abb. 11.12: Bildmaterial für Funktionen (Bilder aus Stark, 1992-97; Originale in Farbe)

Im Laufe der Zeit können Rollenspiele so weit *dialogisch* ausgebaut werden, dass der Therapeut eine und die aphasische Person eine andere Rolle übernimmt, was Gelegenheit bietet, längere Interaktionen durchzuspielen, einen gewissen Freiheitsgrad in die Aufgabenstellung einzubringen und Strategien zur Problembewältigung einzubauen und zu üben.

Bei der Auswahl der Rollenspiele kann man sich auch ganz konkret an **Bedürfnissen** der aphasischen Personen orientieren. Ein Beispiel ist das Folgende. Das Thema sind die Telefonanrufe, welche die Ehefrau des Aphasikers bekommt, und die in der Abwesenheit der Ehefrau unbeantwortet bleiben. Dies ist insofern belastend, weil es bei den Anrufen typischerweise um Terminabsprachen geht. Die in Abb. 11.13 gezeigten Phrasen wurden zuerst erarbeitet, als Skript durchgesprochen und dann in der Therapie mittels echter Telefone (Anruf aus dem Nebenzimmer ohne Sichtkontakt) im Rollenspiel ausprobiert, wobei der Klient sich selbst und die Therapeutin eine Anruferin spielte.

Guten Tag!
Wer spricht?
Wie bitte?
Ich verstehe nicht!
Buchstabieren Sie bitte den Namen!

Meine Frau ist nicht da!
Sie kommt um neun/zehn/...... Uhr.
Bitte, rufen Sie später an.
Um neun/zehn/.....Uhr.
Auf Wiederhören.

Abb. 11.13: Phrasen für Rollenspiel (Telefonieren)

Sprachspiele bzw. Sprachübungsspiele sind Aufgabenstellungen, in denen die Teilnehmer mit ihren sprachlichen Handlungen neben Informationsvermittlung auch Funktionen wie Auffordern, Verweigern, Ablehnen, Verständnis sichern und Bewerten anhand einer konkreten Aufgabe üben können. In Abbildung 11.14 sind vier Sprachübungsspiele genannt.

Karten-Hergeben
Wegbeschreiben
Kommentieren
Gemeinsam-Planen

Abb. 11.14: Sprachübungsspiele (Pulvermüller, 1989)

Beim „**Karten-Hergeben**" werden ein Memoryspiel oder ein anderer doppelter Kartensatz verwendet. In der Grundform nimmt jeder der Teilnehmer abwechselnd eine Karte und beschreibt sie so lange (oder kommuniziert sonst wie), bis der Mitspieler die entsprechende Karte gefunden hat und sie hergibt. Gefundene Paare werden abgelegt. Das Spiel endet, wenn alle Karten abgelegt sind. In einer komplizierteren Variante fehlen einige Karten bzw. besteht die Möglichkeit, die Herausgabe zu verweigern. Gewonnen hat, wer zuerst keine Karten mehr hat. In dieser Weise werden neben Aufforderungen auch Ablehnung und Verweigern geübt.

Beim „**Wegbeschreiben**" haben die Teilnehmer (es können mehr als zwei sein) jeweils identische Stadtpläne oder Landkarten vorliegen, in denen markante Punkte auch noch schriftsprachlich gekennzeichnet sind (*KIRCHE, POST, etc.*). Einer der Mitspieler gibt dann einen Weg vor, den die anderen Teilnehmer auf den eigenen Plänen nachfahren oder nachzeichnen müssen. Bei Nicht-Verstehen oder Problemen (*Geht nicht! Links ist keine Post!*) sind Rückfragen immer möglich. Durch diese Aufgabenstellung werden Aufforderungen, Verständnissicherung und Zurückweisungen von Aufforderungen geübt.

Das Sprachübungsspiel „**Kommentieren**" hat als Ausgangspunkt, dass der Therapeut einen Text vorliest oder vorträgt. Der Aphasiker ist aufgefordert, sein Verstehen oder Nicht-Verstehen anzuzeigen (*Klar!/Weiter!/Wie bitte?/Was?/etc.*). In einem weiteren Schritt ist die Aufgabe des Aphasikers, präzise die Probleme des Nicht-Verstehens (*Und dann Peter, und nicht Max?*) zu klären. Mit dem Vorgeben unlogischer Textsequenzen kann man den Aphasiker auch dazu bringen, den Therapeuten zu korrigieren (*Das gibts doch nicht! Das kann nicht sein!*). Insgesamt bietet dieses Spiel die Möglichkeit, Verständnissicherung und Stellungnahmen zu üben.

Das Sprachübungsspiel „**Gemeinsam-Planen**" ist für mehrere Teilnehmer (z.B. zwei aphasische Personen plus Therapeut) geeignet. Ziel ist es, dass die Teilnehmer eine gemeinsame Tätigkeit planen (Urlaubsreise, Kauf eines Haustiers, etc.) Das Problem ist, dass man aus mehreren Möglichkeiten auswählen muss. Innerhalb eines Bereichs (Urlaubsziele Italien/Holland/Finnland) gibt zuerst jeder Teilnehmer seine Wertung ab (*Urlaub in Italien: unter keinen Umständen, Urlaub in Holland: vielleicht, Urlaub in Finnland: Traumziel*). Typischerweise widersprechen sich die Einschätzungen der Teilnehmer. Das Ziel des Spieles, sich auf eine *gemeinsame* Reihenfolge zu einigen, kann dann nur mithilfe von Argumentieren, Begründen und Ausräumen von Gegenargumenten gelingen, womit der Übungsschwerpunkt und die trainierten Funktionen auch schon genannt sind.

11.1.5   Spontangespräche

Das Ziel aller kommunikativen Übungen ist natürlich die unabhängige freie Rede, das sogenannte **Spontangespräch**. Aphasische Personen sollen mit möglichst wenigen Einschränkungen ihre normalen kommunikativen Bedürfnisse befriedigen können. Eine Aufgabe für Therapeuten ist es sicherlich, **möglichst viele Gelegenheiten** für Spontangespräche zu schaffen.

Im Umfeld regelmäßiger sprachtherapeutischer Sitzungen hat man natürlich oft Gelegenheit, Gespräche mit den aphasischen Personen zu initiieren, und man sollte keine Gelegenheit ungenutzt verstreichen lassen. Vor und nach der Therapie, in Reha-Einrichtungen auf dem Weg zum/vom Zimmer bieten sich Gelegenheiten, **Gespräche** zu beginnen (über Alltägliches, Termine, andere Therapien, Fortschritte, Wochenendaktivitäten, etc.). Aber auch in der Therapie bieten sich viele Möglichkeiten, beispielsweise im Umfeld von thematischen Sitzungen (*Urlaub, Krankenhaus, Fahrzeuge, etc.*), richtige Gespräche zu führen. Auch die Übungen oder Hausaufgaben können Gesprächsstoff bieten. Zusammenfassend gesagt: Dialogische Spontangespräche sollten möglichst häufig in der sprachtherapeutischen Tätigkeit auftauchen.

Übungen (Kapitel 11)

Ü 11-1 Erstellen Sie 20 „fertige Phrasen" im Hinblick auf die Thematik: *Wie kann ich mein Leben im Krankenzimmer, das mit einer zweiten Person geteilt werden muss, erleichtern?*

Ü 11-2 Listen Sie möglichst viele metakommunikative Strategien auf. Ziehen Sie dazu auch Übersichten und Diskussionen aus anderen Kapiteln des vorliegenden Buchs hinzu.

Ü 11-3 Erstellen Sie zehn Ausgangssituationen (z.B. *Kauf von 10 Semmeln*) und konstruieren Sie dazu jeweils dialogische Sequenzen von zumindest zwei Schritten.

Ü 11-4 Zeichnen Sie eine einfache Landkarte mit 10 markanten Gebäuden oder Merkmalen, die sich für das Sprachübungsspiel „Wegbeschreiben" auf einem einfachen Niveau eignen könnte.

Literaturhinweise (Kapitel 11)

Zum Thema Kompensation in der neurologischen Reha siehe knapp Gauggel (2000). Die Forderung nach kommunikativ orientierten sprachtherapeutischen Übungen stellen ausführlich Pulvermüller (1990) und knapp Springer (1997). Für Übungen mit nonverbalen Mitteln siehe Fawcus et al. (1996d:1-44). Eine Diskussion non-verbaler Mittel findet sich in Bauer & Kaiser (1995). PACE wird in Davis & Wilcox (1981, 1985) umfangreich dargestellt. Eine kurze Beschreibung (plus Bildkarten) bietet Edelman (1987). Eine detailreiche Diskussion von PACE beinhaltet Carlomagno (1994). Eine deutschsprachige Diskussion über PACE findet sich in einem Heft der Fachzeitschrift NEUROLINGUISTIK (5/1991): Steiner (1991), Bauer et al. (1991), Glindemann (1991), Springer (1991). Für eine Kritik und Modifikation des PACE Ansatzes siehe Glindemann & Springer (1995). In dieser Arbeit finden sich auch Gründe, wann und warum PACE kontraindiziert erscheint (bei schweren Defiziten sowie Jargon). Von Steiner (1988) gibt es einen PACE-Protokollbogen. Viele Vorschläge für Rollenspiele werden in Fawcus et al. (1996d) sowie in Engl et al. (1989) gemacht. Beispiele für Kommunikationsübungen bietet auch Bongartz (1998). Stark (1997) beinhaltet auf der Basis des ELA-Bildmaterials Vorschläge zur Produktion von Sprechakten (Befehlen, Ablehnen, Anbieten, Ablehnen, etc.). Zum Conversational Coaching kann man Holland (1991) empfehlen. Pulvermüller (1990:195-229) beschreibt und diskutiert die vier im Text genannten Sprachübungsspiele. Lutz (1992:312-336) bietet viele alltagsrelevante und auch unterhaltsame „Sprachspiele".

12 ANSÄTZE UND MATERIALIEN

In diesem Kapitel werden grundsätzliche **Vorgehensweisen**, spezielle **Ansätze** und weit verbreitete **Materialien**, die unter speziellen Namen - oft Abkürzungen - bekannt sind, vorgestellt. Die Vorstellung erfolgt unter dem Gesichtspunkt, eine erste Orientierung zu schaffen. Die Bewertung und Prüfung der einzelnen Ansätze und Materialien steht nicht im Vordergrund der nachfolgenden Darstellung.

12.1 Grundsätzliche Vorgehensweisen

In Abbildung 12.1 findet man eine Übersicht über häufig genannte **grundsätzliche Vorgehensweisen** in der Aphasietherapie. Zu beachten ist, dass in der Wirklichkeit therapeutischen Handelns häufig verschiedene Vorgehen miteinander vermengt werden und dass die einzelnen Ansätze sich teilweise überschneiden.

Verlaufsphasenansatz
Stimulationsansatz
Holistischer Ansatz
Kommunikativer Ansatz
Didaktischer Ansatz
Syndromansatz
Linguistischer Ansatz
Modellorientierter Ansatz
Strategie-Ansatz

Abb. 12.1: Grundsätzliche Vorgehensweisen in der Aphasietherapie (Auswahl)

12.1.1 Verlaufsphasenansatz

Der **Verlaufsphasenansatz** geht auf die russische Schule der Neurophysiologie und Neuropsychologie zurück und versucht, einen Zusammenhang zwischen elementaren neurophysiologischen Mechanismen, dem zeitlichen Verlauf und der Sprachstörung bzw. Sprachtherapie herzustellen. Ausgehend von den Begriffen der **Restitution** (Wiederherstellung), **Substitution** (Ersetzung) und **Kompensation** (Umwegleistung) werden in der Therapie die Phasen Aktivierung, spezifisches Üben und Aufbau von Kompensationsmechanismen unterschieden. In der Akutphase (unmittelbar nach dem verursachenden Ereignis) stehen Aktivierung und Stimulation des sprachlichen Wissens im Vordergrund (Ziel ist Restitution). Wenn sich ein stabiles aphasisches Erscheinungsbild herausgebildet hat, sind symptomspezifische Methoden (Ziel ist Substitution) und der Aufbau von Kompensationsmechanismen das adäquate Mittel der sprachtherapeutischen Intervention.

In den deutschsprachigen Ländern ist dieses Modell mit leichter Modifikation weit verbreitet: Am Beginn steht die **Aktivierungsphase**, in der die symptom*un*spezifische Stimulierung im Vordergrund steht. Darauf folgt die **störungsspezifische Phase**, in der die aphasische Symptomatik profiliert auftritt und in der an den Symptomen gearbeitet wird. Die abschließende **Konsolidierungsphase** befasst sich mit dem Transfer der geübten Leistungen in die Alltagskommunikation. In Ergänzung des Verlaufsphasenansatzes sollte - unabhängig von der Phase der Aphasie - **Angehörigenarbeit** stattfinden.

12.1.2 Stimulationsansatz

Der **Stimulationsansatz** wird üblicherweise mit dem Namen der Amerikanerin Schuell verbunden. Ausgangspunkte sind die Annahmen, dass Sprache nicht wiedererlernt werden kann, sondern *reaktiviert* wird, und dass alle Aphasiker ein Verstehensproblem haben, das den Kern jeder Aphasie bildet. Die Methode für die Reaktivierung sprachlicher Fähigkeiten ist vor allem **intensive auditorische**, aber auch visuelle und taktilkinästhetische **Stimulation**, mit der die aphasischen Personen zu sprachlichen (aber auch nicht-sprachlichen) Reaktionen angeregt werden sollen. Die Stimuli sind nicht symptomspezifisch ausgerichtet, und die Antworten werden vonseiten des Therapeuten *nicht* korrigiert. Der Stimulationsansatz hat vor allem für die akuten Aphasien noch seine Bedeutung. Allerdings ist anzumerken, dass auch bei chronischen Aphasien viele spezifische Übungen natürlich die Stimulation sprachlicher Leistungen beinhalten, was sicher ein wichtiger Faktor von normaler Sprachtherapie ist.

12.1.3 Holistischer Ansatz

Ausgangspunkt für **holistische Ansätze** ist die Annahme, dass Aphasien Erscheinungen sind, die nur über den Einbezug der **Gesamtheit des Menschen** (Organismus, Psyche, Umwelt) verstanden und behandelt werden können. Wie wichtig dieser Aspekt, dass Aphasie mehr als aphasische Symptomatik ist, zu nehmen ist, sollte in den ersten Kapiteln dieses Buches klar geworden sein. Die (sprach)therapeutische Konsequenz, die daraus zu ziehen ist, kann allerdings zwei Formen annehmen.

In der ersten Variante ist die Antwort ein **multidisziplinäres Vorgehen,** wobei von verschiedenen Professionen versucht wird, der Aphasie mitsamt ihren Folgen und Begleiterscheinungen therapeutisch zu begegnen. Sprach-, Physio-, Ergotherapeuten, Ärzte, Psychologen und Sozialdienst versuchen gemeinsam, für die aphasische Person ein umfassendes Rehabilitationskonzept für die kommunikativen, physischen und psychosozialen Bedürfnisse zu erstellen.

In der zweiten Variante holistischer Ansätze wird die Sprachtherapie zur **Psychotherapie.** Aspekte wie kreative Gestaltung, Körperausdruck, Freisetzen von Emotionen, Beziehungen, Krankheitsverarbeitung und Trauer werden zum Thema, sodass die Grenze zwischen prämorbiden und direkt aphasiespezifischen Problemen manchmal verwischt wird. Insgesamt gehört diese Art holistischen Vorgehens nicht in die Hände von Sprachtherapeuten ohne Zusatzausbildung.

12.1.4 Kommunikativer Ansatz

Der **kommunikative (oder pragmatische) Ansatz** geht zum einen davon aus, dass Kommunikation mit sprachlichen *und* nicht-sprachlichen Mitteln funktioniert, dass eben Prosodie, Gestik, Mimik und Kontext eine wichtige Rolle spielen. Zum anderen liegt der Schwerpunkt der Betrachtung bei der Aphasie nicht auf den sprachlichen Symptomen an sich, sondern auf den pragmatischen und kommunikativen Folgen bzw. deren Verminderung. Das Hauptinteresse therapeutischer Intervention besteht also im Erreichen kommunikativer Ziele. Aphasietherapie im kommunikativen Ansatz ist daher weniger Sprach- aber mehr **Kommunikationstherapie.** Non-verbale Zeichensysteme, Kommunikationsbücher, Strategieaufbau, Kompensation und Angehörigenschulung gehören daher zum methodischen Repertoire dieser Schule. Ein spezifischer Ansatz ist die bereits beschriebene PACE-Therapie (s. Abschnitt 11.1.2).

12.1.5 Didaktischer Ansatz

Der **didaktische Ansatz** entstammt dem 19.Jahrhundert und geht davon aus, dass die Sprachtherapie bei Aphasie nach den gleichen Prinzipien funktioniert wie das Sprachlernen in der Grundschule oder im Fremdsprachunterricht. Sprachtherapie ist also quasi das Neulernen der sprachlichen Regeln. Nachsprechen, Abschreiben, Drillübungen wie Umformen von Sätzen, Deklinieren und Konjugieren gehören zum festen Repertoire dieses Ansatzes. (Interessanterweise ist diese Vorstellung von Aphasietherapie bei vielen Aphasikern vorhanden.) Insgesamt ist anzumerken, dass zwar manche Übungen im vorliegenden Buch sich in diesen Ansatz einordnen lassen, dass aber das „Sprachler-

nen" bei Aphasie sicherlich anders zu konzeptualisieren ist als im Erst- oder Zweit-
spracherwerb.

12.1.6 Syndromansatz

Der **Syndromansatz** geht von der Annahme aus, dass aphasische Symptome typischerweise in ähnlichen Kombinationen auftreten, den sogenannten aphasischen Syndromen. Typische Klassifikationssysteme sind die der Bostoner oder Aachener Schule:
Broca-Aphasie, Wernicke-Aphasie, globale Aphasie, amnestische Aphasie, etc. Unter
therapeutischem Gesichtspunkt ist das Vorgehen syndromspezifisch, wenn man Therapiematerial und Vorgehen auf Grund des Syndroms auswählt. Dieser Ansatz ist auf
Grund der inzwischen differenzierteren Betrachtung aphasischer Symptomatik nicht
mehr der vorherrschende. Interessanterweise fußen viele wissenschaftliche Erkenntnisse über Aphasie und ihre Rehabilitation auf dem Syndromansatz, weil in seinem
Rahmen viele Studien gemacht wurden (bzw. werden).

12.1.7 Linguistischer Ansatz

Mit **linguistischem (oder sprachsystematischem) Ansatz** wird das therapeutische
Vorgehen bezeichnet, in dem die linguistischen Ebenen (Phonologie, Semantik, Morphologie, Syntax, Text) die entscheidenden Größen für die Gestaltung der Aufgabenstellungen sind. Weitere wesentliche Aspekte des Ansatzes sind hierarchischer Aufbau
der Stimuli und Übungen sowie multimodales Üben. Dahinter steht die Annahme, dass
aphasische Störungen die linguistischen Regelsysteme betreffen, die man durch gezielte sprachsystematische Übung positiv beeinflussen kann. Mit dem linguistischen Ansatz wird oft der Begriff des **symptomorientierten Vorgehens** verbunden, weil die
Intervention auf bestimmte Symptome (z.B. WFS, Agrammatismus) abzielt. (Viele der
im vorliegenden Buch genannten Übungen basieren auf dieser Überlegung.) Das Problem des linguistischen Ansatzes liegt sicherlich darin, dass der Leistungtransfer aus
den strukturierten Übungen in die Alltagskommunikation sehr schwierig ist und dass
der kommunikative Nutzen so mancher Leistung in der Therapie unklar bleibt.

12.1.8 Modellorientierter Ansatz

Ein **modellorientierter Ansatz** ist ein Vorgehen, das therapeutische (aber vor allem
diagnostische) Entscheidungen an Modellen der Sprachverarbeitung orientiert und versucht, spezielle Hypothesen über Defizite und mögliche therapeutische Strategien zu
entwickeln. Dieses Vorgehen profitiert von den Fortschritten der Neuropsychologie und

der Psycholinguistik in den letzten Jahren und ist zurzeit vor allem für die Einzelwort-verarbeitung (im Rahmen des Logogen-Modells) ausgeführt. Die theoriegeleitete Einzelfalldiagnostik und -therapie ist sehr viel versprechend, aber typischerweise nur auf isolierte Defizite anwendbar. Ähnlich wie beim linguistischen Ansatz ist der Transfer von erarbeiteten Ergebnissen in die Alltagssprache schwierig. Auf Grund der Herkunft der verwendeten Modelle spricht man auch vom **neuropsychologischen** oder **psycholinguistischen Ansatz**.

12.1.9 Strategieansatz

Mit dem **Strategie-Ansatz** ist die Ansicht verbunden, dass man, wenn die Aphasie sich nicht vollständig rückbildet, am besten nach möglichst effizienten Strategien für die Kommunikation sucht und diese aufbaut. Ein Beispiel für eine Methode innerhalb des Strategie-Ansatzes ist die REST-Therapie, in der versucht wird, bestimmten Aphasikern so eine Art Schlagwortstil beizubringen, damit diese möglichst ausagekräftig kommunizieren können.

12.2 Spezielle Methoden

Im Folgenden werden häufig erwähnte spezielle Methoden der Aphasietherapie genannt und kurz erläutert (Übersicht in Abb. 12.2). Für weitere Informationen (Stimuli, Durchführung, etc.) muss man die Originalarbeiten bzw. ausführlichere Darstellungen heranziehen (siehe Literaturhinweise am Ende des Kapitels).

VAT (Visual Action Therapy)
MIT (Melodic Intonation Therapy)
MODAK (Modalitätenaktivierung)
Deblockierungsmethode
HELPSS (Helm Elicited Language Program for Syntax Stimulation)
PACE (Promoting Aphasics' Communicative Effectiveness)
REST (Reduzierte Syntax Therapie)
PAKT (Partner-Aphasiker-Kommunikations-Training)

Abb. 12.2: Spezielle Methoden in der Aphasietherapie (Auswahl)

12.2.1 VAT

Die **Visual Action Therapy (VAT)** wurde von Helm-Estabrooks und Kollegen entwickelt und ist ein non-verbaler Therapieansatz. Ziel ist es, gestische Symbole für nicht-vorhandene Gegenstände zu verwenden. Der Ansatz ist für schwere Aphasien (Globale Aphasien) mit leichten bis schweren begleitenden apraktischen Störungen gedacht, weshalb dieser Ansatz an dieser Stelle nur erwähnt wird.

12.2.2 MIT

Die **Melodische Intonationstherapie (MIT)** stammt ebenfalls von Helm-Estabrooks und geht von der Ansicht aus, dass bei Aphasie musikalische Fähigkeiten und Singen im Vergleich zu sprachlichen Leistungen besser erhalten sind. Dahinter steht die Hypothese, dass Sprache links und Musik rechts im Gehirn lateralisiert seien. Bei typischerweise linkshemisphärischen Läsionen bei Aphasie müsse man in der Therapie eben die rechts hemisphärischen Leistungen stärker heranziehen. Der Ansatz beruht also auf der Annahme, dass über die rechte Hemisphäre die Aktivität der linken reaktiviert werden kann. Das Grundvorgehen bei MIT besteht darin, dass bestimmte Zieläußerungen (*Aufwachen!, Gib mir Wasser!, Öffne das Fenster!,* etc.) vom Therapeuten vorgesungen (intoniert) und mittels Klopfen in der Rhythmik vorgegeben werden. Der Klient muss dann mitklopfen und mitintonieren. Später ist es die Aufgabe des Patienten, angefangene Äußerungen selbst fertig zu intonieren bzw. vollständig allein zu intonieren. Danach wird das Singen in einen Sprechgesang übergeführt, der wiederum zu einem normalen Sprechen führen soll. Die Patienten, für die MIT geeignet ist, sind typischerweise eher schwer gestört.

12.2.3 MODAK

MODAK steht für **Modalitätenaktivierung** und ist ein Ansatz, der von Lutz (1992, 1997) auf der Grundlage des Schuell'schen Stimulationsansatzes entwickelt wurde. Das grundlegende Prinzip von MODAK ist, dass durch die *kontinuierliche* Anregung *aller* Modalitäten eine Verbesserung der sprachlichen und kommunikativen Leistung erfolgt. Der Ansatz ist für schwer oder mittelschwer betroffene Aphasiker vorgesehen. Grundlage des Vorgehens sind Bildkarten, die typischerweise in Vierer-Sets verwendet werden (Beispiel in Abb. 12.3).

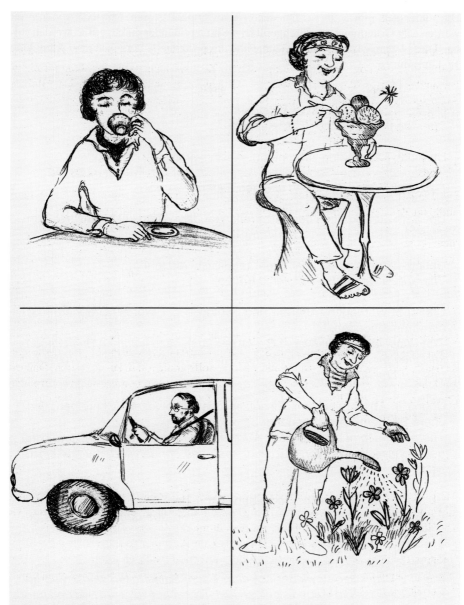

Block 2, Gruppe 1: trinkt Kaffee, ißt Eis, fährt Auto, gießt Blumen
© Springer Verlag Berlin Heidelberg 1997

Abb. 12.3: Bildbeispiel aus MODAK (Lutz, 1997)

Die Vierer-Sets gibt es in verschiedenen Schwierigkeitsstufen. Mit jedem Vierer-Set werden acht Grundübungen durchgeführt, die hintereinander durchgeführt werden sollen. Diese Übungen, das jeweils Geübte und das prinzipielle Vorgehen fasst Abbildung 12.4 zusammen.

Übung 1: Zeigen (auditives Verstehen)
Therapeut: Zeigen Sie „trinkt Kaffee".

Übung 2: Satzstreifen zuordnen (Lesesinnverstehen)
Therapeut schreibt Satzstreifen, liest dabei laut mit. Patient muss die Satzstreifen einzeln ziehen und den Bildern zuordnen.

Übung 3: Zurückgeben der Satzstreifen (auditives und Lesesinnverstehen)
Therapeut sagt: Geben Sie mir „trinkt Kaffee".

Übung 4: Zurückgeben der Bilder (auditives Verstehen)
Therapeut: Geben Sie mir „trinkt Kaffee".

Übung 5: Wortlegen (Analyse und Synthese der Wörter; Graphem-Phonem-Korrespondenz)
Therapeut legt ein Bild vor (z.B. trinkt Kaffee); dazu kommen Buchstabenkärtchen für K/A/F/F/E/E; während Patient Wörter legt, spricht Therapeut das Wort mehrfach aus.

Übung 6: Abschreiben mit Einsetzen des Hauptvokals (Schreiben; Graphem-Phonem-Korrespondenz)
Therapeut nimmt aus gelegten Wörtern den Hauptvokal heraus und bittet den Aphasiker, das Wort abzuschreiben und den fehlenden Vokal einzusetzen.

Übung 7: Selbstständiges Schreiben (Schreiben)
Gerade produziertes Wort muss selbstständig aus dem Gedächtnis geschrieben werden.

Übung 8: Dialog (Gesprächsreaktionen)
Die vier Bilder liegen wieder auf dem Tisch; Satzstreifen werden so geknickt, dass nur die Verben sichtbar sind; Therapeut zeigt auf Bild und fragt nach Objekt der Handlung, z.B. „trinkt ......?" oder eventuell „trinkt Bier?"

Abb.12.4: Grundübungen aus MODAK (Lutz, 1997)

12.2.4 Deblockierungsmethode

Die **Deblockierungsmethode** wird typischerweise mit dem Ehepaar Weigl assoziiert, obwohl das allgemeine Phänomen der Deblockierung sicherlich schon bekannt ist, seit Aphasien therapiert werden. Zu beachten ist, dass der Begriff der Deblockierung verschiedene Bedeutungen haben kann. Zum einen versteht man unter Deblockierung einen allgemeinen Ausdruck, der schlicht besagt, dass man Sprachwissen mittels Hilfestellungen oder Leistung in anderen Modalitäten wieder verfügbar machen kann. Zum anderen ist Deblockierung ein spezieller Begriff der Weigl'schen Methode und verweist auf einen bestimmten Übungsaufbau, wo eine intakte Leistung vor eine nicht-intakte geschaltet wird, um die vorher nicht mögliche Leistung zu erreichen (zu deblockieren). Eine sogenannte *einfache Deblockierung* liegt vor, wenn eine Aufgabenstellung direkt eine andere deblockiert, wenn beispielsweise nach dem Mitsprechen das Nachsprechen eines Worts möglich wird. *Kettendeblockierung* nennt man die Verknüpfung mehrerer vorausgehender Leistungen mit einer oder mehreren gestörten. Der exakte Aufbau der Übungen ist im Deblockierungsansatz streng geregelt.

12.2.5 HELPSS

Das **Helm Elicited Language Program for Syntax Stimulation (HELPSS)** ist für Patienten mit (leichtem) Agrammatismus und recht gutem Sprachverständnis gedacht. Nicht geeignet ist der Ansatz für schwere Agrammatiker mit überwiegend Ein- und Zweiwortäußerungen sowie für Aphasiker mit schlechten Sprachverstehensleistungen. HELPSS hat zum Ziel, verschiedene syntaktische Strukturen im Patienten aufzubauen (Aussagesätze, Fragen, Passiv, Befehlssätze, *etc.*). Für jeden Satztyp werden ca. 20 Situationen auf Bildkarten und eine verbale Vorgabe vorbereitet. Jede Vorgabe gibt es in zwei Varianten (A und B), wobei A die leichtere ist (Zielantwort ist in Vorgabe enthalten) und B die schwerere (Zielantwort muss selbst generiert werden). Die Aufgabenstellungen sind somit nahe am Rollenspiel. In der Abbildung 12.5 sieht man Beispielsaufgaben (allerdings ohne die entsprechenden Bildvorgaben).

Satztyp W-Frage

A	Therapeut:	*Wenn ich meinen Freund an der Schreibmaschine sehe, sage ich „Was schreibst du?". Was sage ich?*
	Aphasiker:	*Was schreibst du?*
B	Therapeut:	*Ich sehe meinen Freund an der Schreibmaschine. Was sage ich?*
	Aphasiker:	*Was schreibst du?*

Satztyp Aufforderung/Befehlssatz

A   Therapeut: *Mein Freund hat Kopfschmerzen. Also sage ich zu ihm: „Leg dich hin!". Was sage ich zu ihm?*
    Aphasiker: *Leg dich hin!*

A   Therapeut: *Mein Freund hat Kopfschmerzen. Was sage ich zu ihm?*
    Aphasiker: *Leg dich hin.*

Abb. 12.5: Beispielsaufgaben aus HELPSS (Helm-Estabrooks, 1981)

Wichtig ist, dass HELPSS ein rigides dreiteiliges Scoring-System hat: 1 Punkt (korrekt), 0,5 Punkt (Selbstkorrektur), 0 Punkte (falsch). Nur wer zumindest 18 Punkte bei einer bestimmten Konstruktion erreicht hat, darf auf das nächste Niveau oder zur nächsten syntaktischen Konstruktion.

12.2.6   PACE

Der **PACE-Ansatz** wurde bereits im Abschnitt 11.1.2 vorgestellt und braucht an dieser Stelle nicht mehr ausführlich besprochen zu werden. Kurz seien aber die wesentlichen Aspekte noch einmal genannt: Therapeut und Aphasiker agieren abwechselnd und sind (pseudo-)gleichberechtigte Kommunikationspartner, sie tauschen neue Informationen aus, und alle kommunikativen Mittel sind erlaubt. Leider geht man mit dem Begriff PACE sehr großzügig um, sodass man fast alles, wobei es um abwechselnde Therapeut-Klient-Aktivitäten geht, PACE-Übung nennen kann. Der originale PACE-Ansatz wird in strenger Weise wohl selten durchgeführt.

12.2.7   REST

REST steht für **R**eduzierte-**S**yntax-**T**herapie. Der Ansatz stammt von Hatfield und wurde für das Deutsche von Schlenck et al. ausgearbeitet. Die grundlegende Idee des Ansatzes ist, dass es bei einzelnen Aphasikern mit schweren syntaktischen Störungen keinen Zweck hat, vollständige syntaktische Konstruktionen in der Spontansprache als Therapieziel anzustreben. Stattdessen versucht man, den aphasischen Sprechern **vereinfachte Strukturen als Strategien** zu vermitteln. In der folgenden Abbildung 12.6 sind die einzelnen Phasen (aufsteigend zunehmend komplexer) überblicksartig dargestellt.

Phase 1

Briefe schreiben (NP/OBJ-V)
Kaffee getrunken (NP/OBJ-V)
schlecht geschlafen (AP-V)

Phase 2

nach Köln gefahren (PP-V)
auf Baum klettern (PP-V)

Phase 3

Willi Haus gekauft (NP/SUBJ-NP/OBJ-V)
Frau geschlafen (NP/SUBJ-V)
Otto laut gelacht (NP/SUBJ-AP-V)
Luise nach Füssen fahren (NP/SUBJ-PP-V)
Luise nach Füssen gefahren (NP/SUBJ-PP-V)

Phase 4/5

Kati Bein gebrochen in München (NP/SUBJ-NP/OBJ-V-PP)
Otto Egon 5 Mark gestohlen (NP/SUBJ-NP/OBJ-NP/OBJ-V)

Abb. 12.6: Zielstrukturen von REST (nach Schlenck et al., 1995:38)

REST ist für Patienten, die in der Spontansprache überwiegend Einwortsätze produzieren, beim Benennen einfacher und häufiger Nomina und Verba wenig Probleme zeigen sowie ein relativ intaktes Sprachverständnis haben. Fraglich ist bei REST, ob es sinnvoll ist, über Phase 3 hinauszugehen, denn Phasen 4 und 5 kann man durchaus über kombinierte Aussagen niederer Ebenen ausdrücken, sodass der Zugewinn an Ausdrucksfähigkeit nicht transparent ist.

12.2.8 PAKT

Das **Partner-Aphasiker-Kommunikations-Training** (PAKT) von Roth ist der Versuch, auf familientherapeutischer Grundlage den Aphasikern *und* ihren Angehörigen die Möglichkeit zu geben, nicht nur kommunikative Probleme lösen zu lernen, sondern tatsächlich problematische innerfamiliäre Themen kommunikativ zu behandeln und zu lösen. Typischerweise nehmen vier Personen an einer Sitzung teil: Aphasiker, Angehöriger, Sprachtherapeut und PAKT-Therapeut. Die Methoden sind zum einen Rollenspiele mit problematischen Situationen als Ausgangslage, und zum anderen kommt es zu „stellvertretendem Sprechen", wo beispielsweise die Therapeuten die Rolle des Aphasikers oder des Angehörigen übernehmen und mögliches kommunikatives und problemlösendes Verhalten modellieren. PAKT ist sicherlich eine gute Möglichkeit, „normale" Sprachtherapie und Angehörigenberatung sinnvoll zu ergänzen.

12.3   Therapiematerialien

In diesem Abschnitt werden im Handel erhältliche Aphasietherapiematerialien vorgestellt. Ausgeschlossen von der Darstellung sind multifunktionale, aphasieunspezifische Angebote wie allgemeine Materialien zum Lesen und Schreiben oder Ähnliches. Nicht erwähnt werden auch unspezifische Aufgabensammlungen. In der Abbildung 12.7 findet sich eine Übersicht über die vorgestellten Materialien.

NAT (Neurolinguistische Aphasietherapie)
LOGOTHERAPIA
ELA (Everyday Language Activities)
Prozessorientierte Aphasietherapie
Bad Salzhausener Beiträge zur Aphasieforschung
Aphasietherapie in der Praxis
EKN-Materialien
Forum Logopädie

Abb. 12.7: Therapiematerialien für Aphasietherapie (Auswahl)

12.3.1   NAT-Materialien

Die Materialien der Reihe **Neurolinguistische Aphasietherapie (NAT)** von Neubert, Rüffer & Zeh-Hau sind primär für schriftliche, aber auch für mündliche Aufgabenstellungen konzipiert und orientieren sich an bestimmten Symptomen (lexikalisch-semantische, phonologische, syntaktische Störungen) oder Modalitäten (Lesen). Zusätzlich erscheinen im NAT-Verlag noch themenorientierte Therapiematerialien zur Text- und Zahlenverarbeitung sowie spezielle Diagnostikmaterialsammlungen (Materialien zur neurolinguistischen Aphasiediagnostik). In den folgenden Abbildungen 12.8 bis 12.10 sind Beispiele aus drei symptomorientierten Arbeitsbüchern dargestellt.

| AUS Semg. Merkmale (C...+...), distinkt,V | 1_37 |

Welcher Buchstabe paßt? Setzen Sie bitte ein:

l p g

___ehen	___erben	___urzeln
___ockern	___oltern	___eizen
___aufen	___odern	___ehren
___ilgern	___addeln	___endeln
___ackern	___urgeln	___elten
___irschen	___auschen	___eihen
___achen	___okern	___ieksen
___iepsen	___ären	___aren
___ieben	___enken	___indern
___utzen	___eugnen	___ösen
___önnen	___ackern	___ökeln
___usten	___ispeln	___erben
___ießen	___arken	___udern
___ecken	___euchten	___ucken
___icken	___urren	___ähnen

© NAT-Verlag

Abb. 12.8: Beispiel NAT-Material (Phonologie; Neubert et al., 1994)

12 ANSÄTZE UND MATERIALIEN

W/UNT	N/N	Teil-Ganzes	3_1

Welches Wort paßt nicht?

Beispiel:
Auto
Motor
Räder
~~Flügel~~
Hupe

Pferd	**Tanne**	**Fernseher**
Mähne	Stamm	Bildschirm
Schweif	Äste	Wählscheibe
Geweih	Nadeln	Antenne
Hufe	Blätter	Kabel
Zimmer	**Schiff**	**Gesicht**
Wände	Rumpf	Augen
Decke	Flügel	Mund
Fußboden	Bullaugen	Nase
Dach	Mast	Finger
Stiefel	**Pfanne**	**Löwe**
Schaft	Stiel	Pranken
Absatz	Deckel	Rüssel
Krempe	Henkel	Fell
Sohle	Boden	Mähne
Rose	**Tisch**	**Eisenbahn**
Dornen	Platte	Lokomotive
Stengel	Lehne	Waggons
Blüte	Beine	Bug
Äste	Kanten	Speisewagen
Lampe	**Koffer**	**Tür**
Glühbirne	Griff	Klinke
Kabel	Rollen	Schloß
Docht	Schloß	Brett
Schirm	Schubladen	Angel

© NAT-Verlag

Abb. 12.9: Beispiel NAT-Material (Semantik; Neubert et al., 1992)

| Auswählen: Belebtes/unbelebtes Subjekt | 1_10 |

Bilden Sie bitte mit einigen der Wörter einen Satz:

Bilden Sie bitte mit einigen der Wörter einen Satz:

---

	schockierte	Sportunfall	
Zuschauer	der		den
	die	schockieren	

....

	Bremsen	der	
Mechaniker	den		prüfen
	die	prüft	

....

	ängstigen	der	
ängstigt		Tierzüchter	
	den	Krankheiten	

....

	Zug	die	
Reisenden	den		verpasst
	verpassen	der	

....

© NAT-Verlag

Abb. 12.10: Beispiel NAT-Material (Agrammatismus; Neubert et al., 1995)

12.3.2 LOGOTHERAPIA

Im sehr weit verbreitetem Arbeitsmaterial **LOGOTHERAPIA** von Engl et al. finden sich **symptomorientierte Übungen** zu allen linguistischen Ebenen und allen linguistischen Modalitäten. Erwähnenswert ist, dass zu den Übungen „Gebrauchsanweisungen" mitgeliefert werden und dass auf Schwierigkeiten und mögliche Ursachen derselben in der Durchführung hingewiesen wird. In der Abbildung 12.11 findet sich eine Beispielsaufgabe.

Verstehen mündlich dargebotener Sätze ohne Bildunterstützung
Bewerten von richtigen und falschen einfachen Aussagesätzen

1. Var. Grobe semantische und syntaktische Abweichungen

<u>Übung</u>:   Satzverständnis (mittelschwer-schwer)

<u>Ziel</u>:   1) Achten auf sprachliche „Stimmigkeit";
               2) Erhöhung von Aufmerksamkeit und Konzentration

<u>Materialbeschreibung</u>: Sätze, welche entweder a) korrekt oder b) semantisch bzw. syntaktisch abweichend sind.

Beispiele:
a) Der Vogel singt ein Lied.
b) Der Elefant füttert den Zoo.

<u>Materialaufbereitung</u>: Je ein Kärtchen „Stimmt", „Stimmt nicht"

<u>Übungsverlauf:</u>
Der Ther. sagt: „Hören Sie genau zu, ob der Satz, den ich sage, stimmt oder nicht stimmt. Wenn der Satz stimmt, zeigen Sie auf das Kärtchen 'Stimmt', wenn der Satz nicht stimmt, zeigen Sie auf das Kärtchen 'Stimmt nicht'!"
Der Ther. spricht den Satz deutlich vor.

<u>Probleme und Fehlerquellen:</u>
1) Nichterkennen falscher Sätze:
Der Pat. achtet nur auf die Schlüsselwörter und bewertet den Satz als richtig, wenn die Schlüsselwörter Dinge oder Sachverhalten bezeichnen,

---

die in die Situation passen, welche er sich beim Anhören des Satzes vorstellt.

2) Ablehnen korrekter Sätze: dies kann als Hinweis auf zufällige Bewertung gelten.

Weitere Verwendung: Schriftliche Vorgabe (kein schriftliches Verbessern der Sätze)

1. Der Elefant füttert den Zoo.
2. Der Vogel singt ein Lied.
3. Die Kälte zittert.
4. Schweizer Käse hat Löcher.
5. Der Schal ist warm der Hals.
6. Die Wohnung bezahlt die Miete.
7. Eine Woche hat 7 Tage.
8. Der Winter bringt Eis und Schnee.
9. Der Kalender notiert den Geburtstag.
10. Die Flasche trinkt das Bier.
11. Die Türklingel öffnet.
12. Die Frau kocht das Mittagessen.
13. Der Kölner Dom ist berühmt.
14. Das Bett schläft müde.
15. Das Nest legt ein Ei.
16. Im Dorf wohnen die Kartoffeln.
17. Die Farbe malt das Bild.
18. Der Fisch angelt im See.
19. Das Auto fährt den Motor.
20. Am Sonntag läuten die Glocken.
21. Die Pilze sammeln im Wald.
22. Das Bier läuft der Schaum.
23. Das Telefon ruft an.
24. Der Film geht ins Kino.
25. Der Fußgänger geht über den Zebrastreifen.
26. Der Mann bezahlt das Benzin.
27. Der Frühling blüht.
28. Der Staat zahlt die Steuern.
29. Die Ampel sieht rot.
30. Die Badwanne nimmt ein Bad.

Abb. 12.11: Beispielsübung aus LOGOTHERAPIA (Engl et al., 1989)

12.3.3 ELA-Bildkästen

Die **Everyday-Language-Activities-Fotoserie (ELA)** von Stark (1992-1997) ist eine dreiteilige Sammlung von jeweils 1000 Fotokarten (mit Handbüchern), in denen Handlungen aus dem Alltagsleben anhand von vier gleich bleibenden Personen (Mann, Frau, Junge, Mädchen) abgebildet werden. Die Auswahl der Bilder und die zugehörigen Zielstrukturen erlauben Variation von Verbvalenz, Typ und Komplexität von Satzkonstruktionen sowie semantische Reversibilität. Auf Grund der systematischen Konstruktion ist das Set gut zur Auswahl von Ablenkern geeignet. ELA-Beispiele finden sich im vorliegenden Buch an verschiedenen Stellen.

12.3.4 Prozessorientierte Aphasietherapie

Prozessorientierte Aphasietherapie ist eine Übungssammlung (zusammen mit zugehörigem Bildmaterial) von Bindel, in der Aufgaben auf allen linguistischen Ebenen und für alle Modalitäten zu finden sind, die sich als „Steinbruch" für Anregungen verwenden lassen. Die Auswahl und Zusammenstellung insgesamt ist ansprechend.

12.3.5 Bad Salzhausener Beiträge zur Aphasieforschung

In der Buchreihe **Bad Salzhausener Beiträge zur Aphasieforschung** des Lang Verlags finden sich einige Bände von Simons mit Übungen, die man als Anregung nutzen kann. Interessant ist der Anspruch einzelner Bände, auch für Angehörige verwendbar zu sein, um die professionellen Rehabilitationsbemühungen zu unterstützen. In der Reihe finden sich noch einige Bände mit theoretischen Abhandlungen zur Aphasietherapie.

12.3.6 EKN-Materialien für die Rehabilitation

Die von der **Entwicklungsgruppe Klinische Neuropsychologie (EKN)** am Städtischen Krankenhaus München-Bogenhausen herausgegebenen Materialien für die neurologisch-neuropsychologische Rehabilitation beinhalten neben einigen aphasiespezifischen Bänden vor allem Publikationen im Bereich der **neurologischen Begleitstörungen** bei Aphasie. Themen der Reihe sind: Textstörungen, Schluckstörungen, Sprechapraxie, Rehabilitation im Alltag aus der Angehörigensicht, Schreiben. Die Bände erscheinen bei Borgmann.

12.3.7 Aphasietherapie in der Praxis

Die vier Bände dieser Reihe (im Fischer Verlag) beziehen sich auf die vier Modalitäten Lesen, Schreiben, Ausdruck und Verstehen und sind Übersetzungen aus dem Englischen (Autorinnen sind immer Fawcus, Kerr, Whitehead & Williams). Die Bände bieten Anregungen und Übungen verschiedener Art. Die Vorstellung einzelner Übungen ist übersichtlich, allerdings hätten die Übersetzungen stärker auf die Spezifika der deutschen Sprache eingehen können. Im Folgenden (Abb. 12.12) ein Beispiel einer Übung aus der Reihe **Aphasietherapie in der Praxis.**

Ziel: In den folgenden sechs Übungen soll der Substantiv-Wortschatz weiter verwendet werden, nun allerdings im Rahmen von Übungen zur Kategorienbildung. Der bereits erarbeitete Wortschatz soll so gefestigt und um neue Wörter erweitert werden.

Beschreibung: In allen Übungen gibt es Tabellen mit Oberbegriffen; zwei Unterbegriffe sind bereits vorgegeben. Der Patient soll den dritten Begriff aus einer Liste mit Substantiven auswählen.

Kommentar: Man könnte zusätzliche Übungen zur Kategorienbildung entwerfen, bei denen z.B. nur ein Unterbegriff vorgegeben ist und der Patient die restlichen zwei Begriffe aus einer Wortliste auswählen muß.

Instruktion: Schauen Sie sich diese Tabellen an: In jeder Spalte fehlt ein Wort. Können Sie in der Wortliste das richtige Wort suchen und es in die Lücke einsetzen?

Übung 1: Wörter   Sonne / Auto / Mann / Kaffee

GETRÄNKE	FAHRZEUGE	WETTER	MENSCHEN
1 Saft	1 Lastwagen	1 Wind	1 Mädchen
2 Tee	2 Bus	2 Regen	2 Junge
3 _____	3 _____	3 _____	3 _____

Übung 2: Wörter   Kuchen / Baby / Tür / Bus / Glas / Hund

ESSEN	HAUS	GESCHIRR
1 Brot	1 Fenster	1 Teller
2 Fisch	2 Dach	2 Tasse
3 _____	3 _____	3 _____

FAHRZEUGE	MENSCHEN	TIERE
1 Flugzeug	1 Dame	1 Katze
2 Wagen	2 Mutter	2 Maus
3 _____	3 _____	3 _____

Abb. 12.12: Beispielsübung aus Aphasietherapie in der Praxis (Fawcus et al., 1996c:53)

12.3.8 Forum Logopädie

Die Buchreihe **Forum Logopädie** (Thieme-Verlag) beinhaltet auch Therapieansätze und Material zur Aphasie- und Dysarthrietherapie. Zu erwähnen sind die bereits genannten Bände zu lexikalischen Störungen (von Kotten), zur Kommunikationstherapie bei Aphasikern und Angehörigen (Bongartz), zu syntaktischen Störungen (REST, Schlenck et al.) und zur Dysarthrie (Ziegler et al.).

Übungen (Kapitel 12)

Ü 12-1 Ordnen Sie die speziellen Ansätze (aus Abschnitt 12.2) dem grundsätzlichen Vorgehen in der Aphasietherapie zu (siehe Abschnitt 12.1).

Literaturhinweise (Kapitel 12)

Einen (auch historisch fundierten) Überblick zu grundsätzlichen Vorgehensweisen in der Aphasietherapie bieten Howard & Hatfield (1987:59-107). Eine kritische Auseinandersetzung mit theoretischen Grundpositionen findet man in Pulvermüller (1990). In Huber (1991) und Keller (1997) findet man knappe Darstellungen unterschiedlicher Ansätze mit theoretischen Überlegungen. Zum Verlaufsphasenansatz ist Springer (1986a) ein guter Einstieg ins Thema. Duffy (1994) fasst den gegenwärtigen Stand des Stimulationsansatzes nach Schuell übersichtlich zusammen. Zum ganzheitlichen (holistischen) Ansatz siehe Steiner (1993) und unter interdisziplinärer Perspektive Pachalska (1993). Berntges-Brecht (1993) berichtet über non-verbale Aspekte der Aphasietherapie. Zum modellgeleiteten Vorgehen in der Aphasiediagnostik (und in Ansätzen zur Therapie) siehe den Sammelband von Blanken (1991) bzw. Lesser & Milroy (1993). Eine praktische Anwendung des Logogen-Modells auf die Therapie mit vielen Vorschlägen versucht Kotten (1997), wo auch viele Fallbeispiele und weitere Literaturangaben zu finden sind. Eine gute Zusammenfassung ihrer eigenen Arbeiten zur VAT bieten Helm-Estabrooks & Albert (1991:177-187). VAT-Anweisungen kursieren in verschiedenen Versionen, eine frühe deutsche Bearbeitung ist in Springer (1986b) zu finden. Zu MIT siehe Helm (1979), wo die drei Stufen und die jeweils zugehörigen Phasen übersichtlich dargestellt werden. Eine informative Zusammenfassung von MIT ist auch in Helm-Estabrooks & Albert (1991:189-218) zu finden. MODAK wird theoretisch (mit vielen allgemeinen nützlichen Überlegungen) in Lutz (1992) vorgestellt. Lutz (1997) beinhaltet das Therapiematerial selbst (mit einer knappen Einführung und Anleitung zur Durchführung). Weigl (1979) gibt einen schönen Überblick und Fallbeispiele für den Deblockierungsansatz. Literatur zu PACE ist ausführlich bei den Literaturhinweisen am Ende des Kapitels 11 dargestellt. Das englische HELPSS ist noch im Handel (Helm-Estabrooks, 1981), eine knappe übersichtliche Darstellung findet sich in Helm-Estabrooks & Albert (1991:219-228). Die grundlegende Idee zu REST ist in Hatfield (1979:413ff) dargestellt; vollständig ausgearbeitet mit Therapiematerial und Durchführungsvorschlägen ist REST in Schlenck, Schlenck & Springer (1995) publiziert. Roth (1986) stellt PAKT vor; eine knappe Zusammenfassung ist in Pulvermüller (1990:193ff) publiziert. Das Therapiematerial kompakt: NAT-Materialien sind alle Bände von Neubert, Rüffer & Zeh-Hau (1992-1999). NAT-Diagnosematerial auf der Wortebene sind Blanken (1996, 1999). Zur Zahlenverarbeitung gibt es einen Band von Hüttemann (1998). Engl, Kotten, Ohlendorf & Poser (1989, fünfte Auflage 1996) ist LOGOTHERAPIA. ELA ist erhältlich als Stark (1992-1997). Bindel (1993) ist das zweibändige Werk zur prozessorientierten Aphasietherapie. Bei den Bad Salzhausener Beiträgen zur Aphasieforschung beinhalten die Bände von Simons (1995, 1996a, 1996b) praktische Übungen. Simons (1996c) und Simons & Körner (1991) sind theoretische Abhandlungen zur Gruppentherapie. Fawcus, Kerr, Whitehead & Williams (1996a/b/c/d) sind die Bände der Reihe Aphasietherapie in der Praxis. Bei den EKN-Materialien sind die folgenden relevant: Pössl & Mai (1996) zum Thema Alltag und Angehörige, Claros-Salinas (1993) zu Textstörungen, Ziegler & Jäger (1993) zur Sprechapraxie, Schröter-Morasch (1994) zu Schluckstörungen sowie Mai & Marquard (1995) zu motorischen Störungen der Schreibbewegung. Aus der Buchreihe Forum Logopädie wurde der REST-Band bereits genannt; weitere Bände beinhalten Übungen und Vorschläge zur Kommunikationstherapie (Bongartz, 1998), zu lexikalischen Störungen bei Aphasie (Kotten, 1997) sowie zur Dysarthrie (Ziegler et al., 1998). Eine aktuelle Auswahl käuflich erwerbbarer Therapiematerialien bietet immer der Katalog der Firma PROLOG in Köln.

13 ANGEHÖRIGENARBEIT

Der Einbezug der Angehörigen ist bereits in der Anamnesephase ein sinnvoller Akt. Die **Angehörigenarbeit** ist auch ein wesentlicher Teil der professionellen sprachtherapeutischen Bemühungen, um die Folgen der Aphasien für die Betroffenen zu vermindern und um positive Ergebnisse der Therapie möglichst umfangreich in den kommunikativen Alltag der Klienten einfließen zu lassen. Es ist unumstritten, dass die Rehabilitation von aphasischen Patienten erleichtert wird, wenn Angehörige angemessen (adäquat) mit der neuen Situation umgehen können. Zu beratende Angehörige sind häufig Ehepartner(innen) bei älteren Aphasikern und Eltern bei jüngeren Aphasikern, seltener auch (erwachsene) Kinder von aphasischen Personen. Generell ist für die Angehörigenarbeit das Einverständnis der aphasischen Personen notwendig.

Angehörigenarbeit kann in unterschiedlichen Kontexten auftreten: als Nebenerscheinung bei Therapiesitzungen mit den aphasischen Personen (z.B. wenn die Angehörigen die Klienten bringen), als spezifische Einzelberatung (mit oder ohne Patienten), als Angehörigenseminar oder innerhalb von gemischten Gruppen (z.B. in Selbsthilfegruppen). Je nach Möglichkeiten der Therapeuten, der aphasischen Personen und/oder der Angehörigen ist Angehörigenarbeit individuell ausgeprägt.

Die Angehörigenarbeit lässt sich in drei Großbereiche aufteilen:
(i) **Vermittlung von relevanter Sachinformation** über Aphasie (Ursachen, Symptome, Folgen, etc.),
(ii) **Strategien und Kommunikationstherapie** für Angehörige,
(iii) **psycho-soziale Hilfestellungen** bei der Konfrontation mit ungeliebten Tatsachen, bei Entscheidungsprozessen (z.B. weitere Reha-Maßnahmen), Beratung und Arbeit an persönlichen und zwischenmenschlichen Problemen.
Diese Dreiteilung ist auch das Gliederungsprinzip der nachfolgenden Darstellung. Es sollte aber klar sein, dass die Bereiche durchaus ineinander übergehen können.

13.1 Informationsvermittlung

Die Kenntnisse der Angehörigen über Aphasie sind unterschiedlich, aber typischerweise besteht ein großer Informationsbedarf. Die Fragen der Angehörigen beziehen sich üblicherweise auf die folgenden fünf Themenbereiche: Wesen der Aphasie, Begleitstörungen, weitere Entwicklung (Prognose), Therapie, Umgang mit der Aphasie. Die folgende Übersicht 13.1 listet häufige (aber keineswegs alle) Fragen auf, die von Angehörigen angesprochen werden.

Thema Aphasie
Was ist die Ursache der Aphasie?
Ist das Denken beeinträchtigt?
Woher kommen die Symptome?
Ist Aphasie eine Gedächtnisstörung?
etc.
Thema Begleitstörungen
Was tue ich bei depressiven Erscheinungen?
Wie kann ich bei Problemen wie Lähmungen etc. helfen?
Wo kommen die Aggressionen her?
etc.
Thema Weitere Entwicklung (Prognose)
Bildet sich die Aphasie zurück?
Wie wird es in der Zukunft werden?
Wie lange gibt es Fortschritte?
etc.
Thema Therapie
Ist Sprachtherapie sinnvoll?
Wie viel Therapie ist sinnvoll?
Soll man Therapiepausen machen?
Soll man selbst daheim mit dem Aphasiker üben?
Ist ein Computer sinnvoll?
etc.
Thema Umgang mit der Aphasie
Wie verhalte ich mich am besten?
Was soll ich tun?
Sind Gesten und non-verbale Mittel angemessen?
Soll ich für meinen Partner sprechen?
Wie mache ich mich besser verständlich?
etc.

Abb. 13.1: Typische Fragen von Angehörigen

Die grundlegenden **Sachinformationen zu Aphasie und häufigen Begleiterscheinungen** sind relativ leicht zu übermitteln (siehe Kapitel 1 für Zusammenfassungen). Auch andere Berufsgruppen können hier beratend auftreten (Ärzte, Psychologen, Physio- und Ergotherapeuten, etc.). Wichtige Punkte sind sicherlich die Ursache der Aphasie, die Tatsache, dass Aphasie keine Intelligenz- oder Gedächtnisstörung ist, und der Hinweis auf die Möglichkeit, dass vonseiten der Angehörigen die aphasischen Personen eventuell falsch eingeschätzt werden (z.B. vermeintliches gutes Sprachverständnis).

Ein sehr wichtiger Punkt ist die **Frage der Prognose** (*Wie wird es weitergehen?*). Eine Botschaft muss hier sein, dass nach der Akutphase eine rasche oder völlige Rückbildung nicht zu erwarten ist, dass Rückbildung generell nicht sehr schnell passiert und dass üblicherweise nur kleine Fortschritte realistisch sind. An diesem Punkt ist es einerseits wichtig, unrealistische Erwartungen (*Es wird schon wieder werden!*) abzubauen, die ja oft trotz korrekter medizinischer Information aufseiten der Angehörigen bestehen. Vor allem innerhalb des ersten Jahres nach dem verursachenden Ereignis ist die Hoffnung der Angehörigen, dass alles „wie früher" wird, häufig stark ausgeprägt. Diese Konfrontation mit ungeliebten Tatsachen ist sicherlich ein heikler Punkt, den wir noch einmal im dritten Abschnitt dieses Kapitels aufgreifen werden. Andererseits ist es zur gleichen Zeit genauso wichtig, den Angehörigen Mut zu machen, dass es auch bei bereits seit Jahren bestehender Aphasie durch qualifizierte Therapie noch Fortschritte geben kann. Nicht selten wird nämlich behauptet, dass spätestens nach zwei Jahren alle Bemühungen erfolglos seien. Das ist falsch.

Fragen zur Therapie können unterschiedlich ausfallen. Manchmal ist Basisinformation nötig (*Was ist Sprachtherapie? Wer bietet sie an? Was sind Logopäden?*), manchmal sind spezifische Fragen zu beantworten (*Ist eine siebenwöchige Therapiepause sinnvoll? Reicht eine Sitzung pro Tag?*). Generell sind die folgenden Sachaussagen wichtig: Professionelle Sprachtherapie ist sinnvoll; Angehörige können Sprachtherapeuten unterstützen, aber nicht ersetzen; Laien- und Angehörigen"therapie" sollte professionelle Unterstützung haben und keineswegs unmittelbar *vor* den sprachtherapeutischen Sitzungen stattfinden; Computer-Therapieprogramme sind als ergänzende Hilfestellung durchaus sinnvoll.

Der Fragenkomplex zum Thema **Umgang mit der Aphasie** wird im nächsten Teil dieses Kapitels ausführlich besprochen.

Man sollte beachten, dass die Verarbeitung von Sachinformationen Zeit braucht und dass **wiederholte Informationsvermittlung** nötig sein kann. Es ist auch keineswegs ausreichend, einfach Info-Blätter zu verteilen, auf denen die wesentlichen Stichpunkte kurz erklärt werden. Die erfragten Sachinformationen sind ja oft nur der Einstieg in die Themen, welche die Angehörigen wirklich umtreiben, und dienen als Basis für die Aufarbeitung des Problembereichs psycho-sozialer Folgen. Über das Sachthema Aphasie ist es oft möglich, auch über persönliche Probleme im Umgang mit dem aphasischen Partner zu sprechen. Gleichzeitig muss man anmerken, dass *fundierte* Sachinformation oft eine wesentliche Erleichterung für die Angehörigen darstellt.

13.2 Strategien und Kommunikationsberatung

Viele Fragen von Angehörigen kreisen um das Thema des richtigen Umgangs mit den aphasischen Personen. Aus diesem Grund ist ein wichtiger Schritt in der Angehörigenarbeit die Vermittlung von **Strategien** für den Umgang mit aphasischen Personen bzw. gezielte **Kommunikationstherapie** für die Angehörigen (zusammen mit den aphasischen Personen). Der Begriff Kommunikationstherapie ist allerdings etwas hochgestochen, **Kommunikationsberatung** trifft den Sachverhalt besser. Man unterscheidet zwischen allgemeinen Strategien, welche die Kommunikation und Situation zwischen aphasischen und nicht-aphasischen Personen verbessern, und spezieller Kommunikationstherapie bzw.-beratung, die auf eine bestimmte aphasische Person und ihre(n) Angehörigen eingeht. Beide Bereiche zielen schlussendlich darauf, **effektive Verständnisstrategien** aufzubauen und ineffektives Kommunikationsverhalten zu reduzieren, um somit der aphasischen Person eine möglichst optimale Kommunikation zu ermöglichen.

Die **allgemeinen Strategien** für Angehörige teilen sich in drei Bereiche: der Angehörige als Mitmensch, der Angehörige als Sprecher, der Angehörige als Hörer und Kommunikationspartner. Zuerst seien ein paar grundlegende Verhaltensstrategien bzw. Leitlinien für die Angehörigen von aphasischen Personen genannt (Abb. 13.2), welche die Voraussetzung für ein kooperatives Miteinander schaffen.

Haben Sie Respekt!
Aphasiker sind keine Kinder!
Aphasiker sind erwachsene Menschen!
Aphasiker sind nicht blöd oder geistig behindert!
Benehmen Sie sich normal!
Sprechen Sie nicht für die aphasische Person!
Nehmen Sie der aphasischen Person nicht das „Wort" weg!

Abb. 13.2: Leitlinien für ein kooperatives Zusammenleben

Spezifische und damit direkt anwendbare Strategien betreffen den Angehörigen als Sprecher und Hörer in einer Kommunikationssituation. In der folgenden Abbildung 13.3 findet man eine Liste von hilfreichen **Sprecherstrategien**. Relevante **Zuhörerstrategien** sind in Abbildung 13.4 aufgelistet.

Hinweissignale vor Kommunikation geben
Aufmerksamkeit erwecken
dem Gesprächspartner ins Gesicht schauen
langsam sprechen
klar und deutlich sprechen
wichtige Wörter betonen
keine abrupten Themenwechsel durchführen
kurze Äußerungen machen
einfachen Satzbau verwenden
Pausen zwischen Äußerungen legen
visuelle Unterstützung anbieten
  Gestik, Mimik, Schreiben, etc.
Aussagen und wichtige Wörter wiederholen
redundant sprechen
keine Babysprache verwenden
Hintergrundgeräusche minimieren
Verständnis sichernde Maßnahmen durchführen
auf Zeichen der Aphasiker bei Nicht-Verstehen achten
etc.

Abb. 13.3: Sprecherstrategien

Zeit lassen
Geduld haben
Nicht-Verstehen anzeigen
Verständnis sichern
  Rückfragen
  Bestätigen lassen
  Gegenteil erfragen
bei Wortsuche mithelfen
etc.

Abb. 13.4: Hörerstrategien

Diese Strategien führen natürlich nicht in jedem einzelnen Fall zum Ziel bzw. sind für Angehörige auch nicht so leicht ohne spezielle Instruktionen durchführbar. Es ist daher angebracht, für Angehörige spezielle **Kommunikationsberatung** anzubieten.

Ein wichtiger Punkt ist, dass die Angehörigen sich **bewusst mit der konkreten kommunikativen Situation auseinander setzen**. Für eine individuelle Beratung von An-

226   13 ANGEHÖRIGENARBEIT

gehörigen ist es daher hilfreich, bereits verwendete Strategien bzw. eventuell kontraproduktive Verhaltensweisen der Angehörigen zu kennen. Praktisch ist eine Videoaufnahme, auf der Aphasiker und Angehörige miteinander kommunizieren. Dies kann eine Aufnahme aus dem Privatleben sein, aber auch eine vom Therapeuten initiierte Kommunikation im Therapiezimmer. Das gemeinsame Anschauen und die Analyse der Videosequenz sind ein wichtiger Schritt in der Kommunikationsberatung. Zum einen kann man in Ruhe die Strategien und Probleme isolieren bzw. erkennen, zum anderen kann man Verständnis für die komplexen Abläufe in der Kommunikation erzeugen.

Auch die **Teilnahme an einer sprachtherapeutischen Sitzung** (*Demonstrationsbehandlung*) ist für Angehörige typischerweise sehr aufschlussreich. Zum einen sieht der Angehörige die aphasische Person in einer anderen Situation abseits der eigenen Routine, zum anderen ist es für den Therapeuten eine gute Möglichkeit, **Sprecher- und Hörerstrategien für den Angehörigen zu modellieren**. Als Sprachtherapeut sollte man generell darauf achten, die jeweiligen Strategien so oft wie möglich vorzumachen, aber zumeist sind die spontan vorkommenden Situationen nicht ausreichend, sodass eine Demonstrationsbehandlung eine willkommene Gelegenheit ist.

Hat man mittels Videoanalyse und Demonstrationsbehandlung eine Basis geschaffen, kann man dazu übergehen, bestimmtes **Verhalten und Strategien auszuprobieren**. Das Übermitteln von Informationen, das Signalisieren von Nicht-Verstehen, Hilfestellungen usw. müssen angewandt werden. Normalerweise versucht man dazu, Kommunikationen zwischen aphasischen Personen und ihren Angehörigen zu initiieren. Man kann Themen vorgeben, über die kommuniziert werden soll, oder man richtet ein PACE-Setting ein, innerhalb dessen die aphasische Person und ihr Angehöriger Informationen austauschen müssen. Diese Interaktionen werden therapeutisch begleitet und analysiert. Natürlich kann man als Therapeut im Rahmen von PACE (zusammen mit der aphasischen Person) das gewünschte Verhalten gut modellieren.

Eine andere Möglichkeit der Kommunikationsberatung ist die **Sensibilisierung** der Angehörigen für Probleme in Kommunikationssituationen, um den Aufbau von Strategien nachvollziehbar zu machen. Dazu ist es üblich, die Angehörigen in problematische Situationen zu bringen, die den aphasischen Zwangslagen ähnlich sind (*ich verstehe nicht, ich kann mich nicht verständlich machen*).

Eine Möglichkeit besteht darin, im PACE-Setting komplexe Inhalte (z.B. die Ordnung von Tangram-Figuren) übermitteln zu lassen. Die beiden Teilnehmer sitzen einander gegenüber, eine Sichtblende verhindert, dass die vor einem liegenden Dinge für den jeweiligen Partner sichtbar sind. Die Aufgabe besteht darin, dass das Gegenüber die eigenen Gegenstände in die gleiche Ordnung bringt, wie man sie selbst vorliegen hat. Tangram-Figuren eignen sich, weil diese verbal relativ schwer fassbar sind, wodurch

13 ANGEHÖRIGENARBEIT

Missverständnisse, Rückfragen und Reparaturhandlungen häufig auftreten, auch wenn man alle sprachlichen Mittel verwenden darf. Man kann diese Aufgabe auch non-verbal durchführen lassen, was häufig als sehr eindrücklich von den Angehörigen geschildert wird.

Zu beachten ist zum Abschluss, dass Kommunikationsberatung wie oben kurz beschrieben ein zeitaufwändiges und kostenintensives Unterfangen ist sowie eine hohe Motivation und eine gewisse Reflexionsfähigkeit vonseiten der Angehörigen erfordert. Beide Aspekte verhindern zurzeit, dass Kommunikationstherapie für Angehörige routinemäßig angeboten wird.

13.3   Psycho-soziale Intervention

Wie bereits erwähnt, sind nicht nur die aphasischen Personen, sondern auch ihre Angehörigen von der Aphasie und ihren Folgen in Mitleidenschaft gezogen. An den Beginn sei vielleicht ein Modell (Abb. 13.5) gestellt, das einige grundlegende Dimensionen der **Krankheitsverarbeitung** thematisiert, wie sie gleichermaßen für Angehörige und Betroffene zutreffen.

I. Verleugnung, Aktionismus, Nicht-Wahrhaben-Wollen
   Da muß man halt durch! Alles wird wie vorher!
II. Ärger, Wut, Frustration
   Schweine! Scheiße!
III. Depression, Trauer
   Es ist vorbei! Alles ist sinnlos!
IV. Akzeptanz
   So ist es, machen wir das Beste draus!

Abb. 13.5: Phasen der Krankheitsverarbeitung (nach Tanner & Gerstenberger, 1988)

In der ersten Phase bestimmen **Krisenmanagement und Aktionismus** die Situation - allerdings in der (zumeist falschen) Hoffnung, dass der prämorbide Zustand wieder erreicht werden kann. In der zweiten Phase, bei Erkennen von Dauerhaftigkeit und Umfang der Probleme, treten **Frustration und ohnmächtige Wut** auf, oft auch Schuldgefühle aufseiten der Angehörigen, weil sie meinen, zum Ereignis beigetragen zu haben (z.B. Streit am Vortag des Schlaganfalls). In der dritten Phase der **Depression und Trauer** sind die Menschen depressiv, mutlos, traurig, verzweifelt und ohne Antrieb. Aphasiker können der sprachtherapeutischen Intervention in dieser Phase oft wenig abgewinnen. Die Angehörigen fühlen sich völlig überfordert und verstärken in den depressiven Phasen die vorhandenen Probleme: Isolation, Überforderung, Ängste vor materieller Verschlechterung, Ängste vor weiteren Krankheiten usw. Allerdings stehen die Angehörigen in dieser Phase oft unter besonders starkem Druck, weil sie meinen, sie dürften ihre Probleme gegenüber der aphasischen Person keineswegs zeigen. Zudem kommt, dass mit der aphasischen Person oft gerade diejenige Person als Gesprächspartner ausfällt, mit der man seine Schwierigkeiten besprochen hätte. In der Akzeptanzphase, die das angestrebte Ziel bei Aphasikern *und* Angehörigen ist, werden die **neuen Lebensumstände akzeptiert**. Die Rollen werden neu verteilt, eine Umstellung vieler alltäglicher Routinen erfolgt, die Lebensplangestaltung verändert sich, neue sinnvolle Beschäftigungen werden aufgenommen. In dieser Phase sind allerdings auch Trennungen von Ehepartnern sowie das Abschieben von aphasischen Personen in Heime die Ergebnisse.

Aus dem Gesagten wird klar, dass die **Angehörigen** in vielen Fällen psychologische und/oder psychotherapeutische und/oder familientherapeutische **Beratung und Begleitung** benötigen, um mit persönlichen und zwischenmenschlichen Problemen umzugehen bzw. diese zu bewältigen. Mit diesen Aufgaben ist aber das Berufsfeld der Sprachtherapie verlassen. Dennoch kommt der Sprachtherapie auch in diesem Bereich eine wichtige Rolle zu. Es hat sich gezeigt, dass die beratende Unterstützung der Angehörigen durch Sprachtherapeuten auch ohne direkte psychotherapeutische Intervention sinnvoll ist, den Rehabilitationsverlauf beim Aphasiker fördert und dazu beiträgt, die psycho-sozialen Folgen für die Angehörigen zu mindern. *Ein Beispiel:* Die Einschränkungen der sozialen Kontakte sind häufig auch für Angehörige zu spüren, denn viele Freunde, Bekannte und Verwandte wissen nicht, mit der ungewohnten Situation umzugehen, und bleiben weg. Hier kann teilweise die Weitergabe der Sachinformation über Aphasie und einfacher Verhaltensmaßregeln an den Bekanntenkreis durch die Angehörigen helfen.

Generell macht die Vermittlung relevanter Adressen und Verbände das Leben für viele Angehörige leichter: Sprachtherapeuten in der Nähe des Wohnorts, Selbsthilfeverbände, Hilfsorganisationen. Vor allem **Selbsthilfegruppen** für Aphasie und Schlaganfall sollten den Angehörigen nahe gebracht werden, denn diese haben viele Erfahrungen und können angemessene Unterstützung leisten.

Eine wichtige Größe in diesem Zusammenhang ist die **Gruppenarbeit** mit Angehörigen. (Günstig ist eine Zusammenarbeit mit Psycholog(inn)en, um auch der psychologischen Dimension solcher Gruppen gerecht werden zu können.) Es ist für viele Angehörige hilfreich, andere Menschen kennen zu lernen, die mit den gleichen Schwierigkeiten zu kämpfen haben (*man steht nicht mehr allein da*). Solche Gruppen (vor allem mit Angehörigen von chronischen Aphasikern) generieren auch oft viele praktische und alltagsrelevante Vorschläge im Hinblick auf Fachleute, Sprachtherapeuten, Hilfsorganisationen, Krankenkassen und Alltagsorganisation.

Übungen (Kapitel 13)

Ü 13-1 Beantworten Sie die Fragen einer Angehörigen, deren Mann seit 18 Monaten an einer relativ schweren Aphasie leidet:

„Woher kommt die Aphasie? Was ist da im Kopf los?"
„Wird mein Mann wieder wie vor dem Schlaganfall sprechen können?"
„Ist es sinnvoll, einen Reha-Aufenthalt mit Sprachtherapie zu beantragen?"
„Kann mein Mann noch richtig denken?"

Ü 13-2 Erläutern und begründen Sie die folgenden Sprecherstrategien: (i) langsam sprechen, (ii) deutlich sprechen, (iii) einfachen Satzbau verwenden, (iv) Hintergrundgeräusche minimieren, (v) Verständnis sichernde Maßnahmen durchführen.

Ü 13-3 Erläutern und begründen Sie die folgenden Hörerstrategien: (i) Zeit lassen, (ii) Geduld haben, (iii) Nicht-Verstehen anzeigen, (iv) Verständnis sichern.

Ü 13-4 Mit welchen Mitteln kann man Angehörige zu einem Verständnis kommunikativer Abläufe führen?

Ü 13-5 Erläutern Sie die vier Phasen der Krankheitsverarbeitung nach Tanner & Gerstenberger.

Ü 13-6 Welche Möglichkeiten hat man als Sprachtherapeut(in), Angehörigen bei der Bewältigung psycho-sozialer Probleme zu helfen?

Literaturhinweise (Kapitel 13)

Übersichten und Vorschläge zur Angehörigenberatung finden sich in Heinrichs et al. (1983), Lyon (1998) sowie Bongartz & Pfleiderer (1995). Christensen & Anderson (1989) zeigen und erläutern, dass Angehörige von Aphasikern in einer schwierigeren Situation sind als Angehörige von neurologischen Patienten ohne Aphasie. Zur Notwendigkeit des Einbezugs der Angehörigen in die Therapie siehe Kargan & Gailey (1993). Ein Beispiel liefert Bongartz (1998). Über sprachtherapeutische Beratung von Angehörigengruppen berichtet Tesak (2000). Zur Krankheitsverarbeitung bei Aphasie und einem Modell dafür siehe Tanner & Gerstenberger (1988). Die Arbeit von Wenz & Herrmann (1990) ist interessant im Hinblick auf Krankheitswahrnehmung. Währborg (1991) bringt wesentliche Aspekte der Verarbeitung der Aphasie bei Patienten und Angehörigen auf den Punkt. Währborg & Borenstein (1989) berichten über Familientherapie in Familien mit aphasischen Angehörigen.

14 THERAPIEERFOLG

Der **Therapieerfolg** ist als Thema unter verschiedenen Aspekten wichtig. Zuerst muss man sich überlegen, wie man konkret einen Therapieerfolg festmachen und mit welchen Messinstrumenten man die Wirkungen therapeutischen Handelns feststellen kann. Dieser Fragestellung geht der erste Teil dieses Kapitels nach. Ein anderer Aspekt betrifft die wissenschaftliche Prüfung sprachtherapeutischen Wirkens. Zurzeit wird intensiv versucht, die positive Wirkung von Sprachtherapie nachzuweisen. Typischerweise geht es um zwei verwandte, aber unterschiedliche Aspekte. Die Frage der Effektivität betrifft die Wirksamkeit einer Methode oder eines Vorgehens insgesamt. Die Frage der Effizienz untersucht, welches Vorgehen das angestrebte Ziel mit dem geringsten Aufwand erreicht. Solche Nachweise müssen üblicherweise im Rahmen bestimmter Methoden erhoben werden. Im zweiten Teil dieses Kapitels werden daher grundlegende Begriffe zum Aufbau von Studien zur Messung des Therapieerfolgs vorgestellt, um ein Verständnis der relevanten Fachliteratur zu erleichtern.

14.1 Therapieerfolgsmessung

Auf Grund der komplexen Sachlage der Probleme bei Aphasie ist **Therapieerfolg** allerdings **keineswegs eindimensional,** und man kann ihn auf verschiedenen Ebenen festmachen. Wiederum bietet die WHO-Einteilung von 1980 eine erste brauchbare Orientierung (Abb. 14.1).

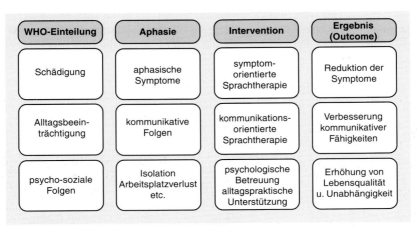

Abb. 14.1: WHO-Ebenen und Therapieergebnisse

Auf der Ebene der Schädigung ist die Reduzierung der aphasischen **Symptomatik** das angestrebte und auch messbare Ergebnis. Auf der Ebene der Alltagsbeeinträchtigung geht es um die **funktionale Kommunikation** und die pragmatische Leistung. Hier zählen Aspekte wie Strategien, Umwegleistungen, alternative Kommunikationsmittel und erreichte Kommunikationsziele. Bei den **psycho-sozialen Folgen** spielen Faktoren wie Lebensqualität, berufliche Wiedereingliederung, funktionale Unabhängigkeit, soziales Umfeld und/oder Verringerung von Depression die entscheidende Rolle.

Obwohl die drei Ebenen gewissermaßen logisch aufeinander folgen, sind sie *keineswegs* in direkter, linearer Weise voneinander abhängig. Mit anderen Worten: Eine Verbesserung auf der Ebene der Symptome hat nicht notwendigerweise eine Verbesserung der alltagskommunikativen Fähigkeiten zur Folge, eine statische linguistische Leistung kann durchaus von erhöhten kommunikativen Leistungen begleitet sein, und eine Sprachtherapie ohne messbares Ergebnis auf der Symptomebene kann zu einer erhöhten Akzeptanz der Probleme durch den Aphasiker und damit zu einer Erhöhung der persönlichen Lebensqualität führen.

Die grundlegende Frage ist natürlich, auf welchen Ebenen ein Therapieerfolg anzustreben ist bzw. wie man **Therapieergebnisse („Outcome")** überhaupt messen kann. Grundlegende Überlegung beim Messen muss sein, dass man prä- und posttherapeutische Leistung (in derselben Dimension) vergleicht. Die zum Anfang der Diagnostik gestellten Fragen müssen also am Ende einer Therapie noch einmal gestellt werden (Abschlussdiagnostik): *Wie sind die Symptome? Wie ist die kommunikativ-pragmatische Leistung? Wie sind die psycho-sozialen Folgen einzuschätzen? Wie kommen die Angehörigen zurecht?*

Das Messen des Therapieerfolgs kann mittels unterschiedlicher **Instrumente** erfolgen. Zu beachten ist, dass die diversen Instrumente gänzlich unterschiedliche Aspekte messen. Abbildung 14.2 zeigt in Übersicht die WHO-Ebenen, die üblichen zugehörigen Messinstrumente und die gemessene Größe.

Auf der Ebene der Schädigung misst man typischerweise mit formalen Tests und erhebt somit das **Potenzial** der sprachlichen Leistung. Auf der Ebene der Alltagsbeeinträchtigung geht es um tatsächliche **Leistung** in der (Alltags-)Kommunikation, die typischerweise durch Beobachtung des Aphasikers in echten kommunikativen Situationen erhoben werden sollte. Ersatzweise bieten sich Tests an, die in Rollenspielen echte Kommunikationen simulieren. Eine dritte Möglichkeit ist die Verwendung von Fragebögen (für Patienten und Angehörige). Bei den psycho-sozialen Folgen versucht man, die **Wirkung und Folgen** der Aphasie zu beurteilen. Typischerweise sind Fragebögen mit Rating-Skalen das entsprechende Instrument. Im Folgenden werden die einzelnen Möglichkeiten und Üblichkeiten vorgestellt.

WHO-Ebene	Instrument	Messung von
Schädigung	formale Tests	Potenzial
Alltags-beeinträchtigung	Beobachtung Tests Fragebögen	Leistung
psycho-soziale Folgen	Fragebögen	Wirkung, Folgen

Abb. 14.2: Outcome-Messung (Übersicht)

Generell kann man sagen, dass es noch keine Einigung darüber gibt, welche Ebenen oder welche Messmethoden die besten für eine sinnvolle Beurteilung des Therapieerfolgs bei aphasischen Personen sind. Am weitesten fortgeschritten sind die Verfahren auf der Ebene der Schädigung.

14.1.1 Ebene Schädigung

Die meisten der publizierten Outcome-Studien über die Effektivität von Aphasietherapie beziehen sich in ihrer Erfolgsmessung auf die Ebene der Schädigung. Die **Verbesserung der sprachlich-linguistischen Leistung** auf Grund von Sprachtherapie kann als ziemlich gesichert gelten. Wesentlich ist, dass man vor und nach der Therapie Vergleichbares misst. Beliebt ist daher, bestimmte Einzeltests oder Testbatterien vor und nach der Therapie durchzuführen.

Der **Aachener Aphasie Test (AAT)** ist in den deutschsprachigen Ländern ein häufig verwendetes und anerkanntes Instrument für das Messen eines Therapieerfolgs und für die Verlaufskontrolle. Der AAT bietet den Vorteil, dass er anerkannten testpsychologischen Kriterien (Standardisierung, Validierung) genügt. Eine signifikante Leistungsveränderung ist auf der Ebene der Spontansprache gegeben, wenn sich die Leistung um zwei Punkte innerhalb einer Beurteilungsebene verbessert. Insgesamt gilt eine Verbesserung in zumindest zwei Untertests um zumindest die in der Tabelle 14.3 angeführten T-Werte als signifikante Verbesserung.

14 THERAPIEERFOLG

	T-Wert-Verbesserung um
Token Test	4,36
Nachsprechen	3,06
Schriftsprache	3,58
Benennen	3,82
Sprachverständnis	8,09

Abb. 14.3: Kritische T-Wert-Unterschiede im AAT für signifikante Leistungsverbesserung (aus Poeck, Huber & Willmes, 1989:474)

Problematisch bei der Verlaufskontrolle mit dem AAT sind die folgenden Punkte: (i) Veränderungen in Bereichen außerhalb des Testumfangs bleiben unerkannt (z.b. schriftliches Benennen), (ii) positive Veränderungen in einem kleinen Teilbereich wirken sich eventuell nicht auf das Gesamtergebnis aus, (iii) eventuelle Verbesserungen der funktionalen und kommunikativen Leistung werden kaum erfasst, (iv) Verbesserungen in Bereichen, die beim Eingangs-AAT bereits „normal" waren, können nicht erfasst werden, (v) signifikante Veränderungen in diversen Untertests haben u.U. keinerlei Effekt auf die kommunikative Leistung der aphasischen Person.

In ähnlicher Weise wie den AAT kann man den BMTDA, den ELA-Verstehenstest, neurolinguistische Testbatterien zur Einzelwortverarbeitung und viele andere Tests durchführen. Mit diesen Tests ist es möglich, andere Bereiche der sprachlich-linguistischen Leistung zu messen bzw. in bestimmten Bereichen sehr differenziert kleine Veränderungen festzustellen.

Mit den genannten Tests misst man allerdings nur das **Potenzial**, aber nicht die tatsächlichen kommunikativen und funktionalen Fähigkeiten der aphasischen Personen. Wie aber bereits erwähnt, spielt vor allem die funktional-pragmatische Leistung die zentrale Rolle für die aphasischen Personen. Schließlich ist das Ziel jeder Sprachtherapie, die Kommunikationsleistung der Aphasiker zu erhöhen (und nicht den Punktwert in einem Test). Aus diesem Grund wird zunehmend versucht, auch die funktional-pragmatische Leistung (Ebene Alltagsbeeinträchtigung) systematisch zu erfassen.

14.1.2 Ebene Alltagsbeeinträchtigung

Bei der **Beurteilung der funktionalen Leistung** geht es darum, wie die aphasische Person im Alltag außerhalb der klinisch-therapeutischen Situation kommuniziert, mit welchen Mitteln sie das tut. Beim Messen der Leistung auf dieser Ebene geht es nicht mehr um das Potenzial, sondern um die tatsächliche kommunikative Leistung.

| | | I: nie | II: manchmal | III: häufig | IV: immer |

Name: *Herr F.M*

X   vor der Therapie
●   nach der Therapie

	I	II	III	IV
sucht sprachliche Kommunikation	o	⊠	●	o
beginnt sprachliche Kommunikation	o	⊠	●	o
beteiligt sich an sprachlicher Kommunikation	o	⊠	●	o
gibt kommunikative Versuche auf	o	●	⊠	o
vermeidet sprachliche Kommunikation	o	●	⊠	o
bevorzugt non-verbale Kommunikation	⊠●	o	o	o
überlässt anderen die Initiative	o	o	●⊠—	⊠
verhält sich rein reaktiv	o	●	⊠	o
zieht sich auf automatisierte Aspekte zurück (z.B. Grüßen, Phrasen)	o	●	⊠	o
hat regelmäßige kommunikative Anlässe				
mit Angehörigen	o	o	⊠●	o
außerhalb der Familie (Stammtisch, etc.)	⊠	●	o	o
mit anderen Aphasikern (z.B. Selbsthilfe)	⊠	o	●	o
mit Unbekannten und Fremden	⊠	●	o	o
erreicht kommunikative Ziele im allgemeinen	o	⊠	●	o
teilt einfache Bedürfnisse /Wünsche erfolgreich mit	o	⊠	●	o
teilt Emotionen erfolgreich mit	o	⊠	●	o
teilt einfache Sachverhalte erfolgreich mit	o	⊠	●	o
teilt komplexe Sachverhalte erfolgreich mit	⊠	●	o	o
kann länger bei einem Thema bleiben	o	⊠●	o	o
kann kommunikative Unklarheiten klären	⊠	●	o	o
nimmt Telefonate entgegen	⊠●	o	o	o
liest und versteht Zeitung, Bücher	o	o	⊠●	o
kann Schriftsprache verarbeiten (z.B. Kataloge, Bankauszüge)	o	⊠—⊠●	o	
erledigt einfache schriftliche Aufgaben (z.B. Einkaufslisten, Formulare ausfüllen)	o	⊠—⊠●	o	
erledigt komplexe schriftliche Aufgaben (z.B. Geschäftsbriefe, Tagebuch)	o	⊠●	o	o
versteht Radio/Fernsehen	o	⊠—⊠●	o	
kann mit Geld umgehen	o	o	o	⊠●
kann mit Zahlen umgehen	o	o	o	⊠●

Abb. 14.4: Beispiel für Erfolgsmessung (Alltagskommunikation)

14 THERAPIEERFOLG

Die beste Beurteilungsgrundlage ist daher die Beobachtung des Aphasikers in echten Kommunikationssituationen. Dies lässt sich zum einen nicht so leicht realisieren und zudem gibt es leider (noch) keine klaren Kriterien zur Beurteilung. Ersatzweise kann man aber die in der Eingangsdiagnostik untersuchten Fragestellungen noch einmal aufgreifen, abschließend beurteilen und dann zum Vergleich heranziehen. Man kann beispielsweise **prä- und posttherapeutische Aspekte der Alltagskommunikation** vergleichen, wie im Beispiel 14.4 dargestellt. Wie man sieht, haben sich einzelne Aspekte während des Zeitraums der Therapie verbessert. Der Nachteil dieser Art der Erfolgsmessung liegt klar auf der Hand: Es sind **subjektive Eindrück**e des Beurteilenden, und es gibt keine klaren Richtlinien, ab wann man eine „signifikante" Verbesserung erreicht hat.

Zur Beurteilung der kommunikativen Leistung bieten sich unter Umständen auch **Rollenspiele** an. Man kann bestimmte Situationen vorgeben und dann die Leistung des Aphasikers beurteilen. Da auch hier die Beurteilungskriterien oft unklar sind, wurde versucht, „kommunikative" Tests anzuwenden. Laut Selbstauskunft soll beispielsweise der ANELT die Messung funktionaler Leistung vor und nach der Therapie ermöglichen. Positiv am ANELT ist, dass er zwei unterschiedliche Versionen beinhaltet, die parallel konstruiert sind, sodass eine vergleichbare, aber nicht identische Leistungsmessung möglich ist. Leider misst der ANELT aber nicht kommunikative Leistung, weil erstens der Interaktionspartner sich nicht beteiligen darf, zweitens die produktive Leistung stark vom Verstehen abhängt und drittens pragmatische Leistungen zum Teil nicht erfasst werden. Somit ist der ANELT nur sehr eingeschränkt ein geeignetes Instrument zur Erfolgsmessung auf der kommunikativen Ebene.

Eine andere Möglichkeit zur Messung der kommunikativen Leistung ist der Einsatz von **Fragebögen**, welche durch die Angehörigen ausgefüllt werden. Angehörige sind sensibel für Veränderungen und relativ verlässliche Beurteiler (auch ohne spezielles Training). In einer amerikanischen Studie wurde der CETI-Fragebogen den Angehörigen vor und nach der Therapie vorgelegt, und in vielen Fällen konnten positive Veränderungen festgestellt werden. Interessanterweise (aber nicht überraschend) entsprachen sich Veränderungen in den CETI-Werten und Veränderungen in den Ergebnissen formaler Tests (wie dem BDAE) keineswegs immer.

14.1.3 Ebene psycho-soziale Folgen

Auf der Ebene der **psycho-sozialen Veränderung** verlässt man die Ebene der reinen Sprach- und Kommunikationstherapie, und man befindet sich auf der multidisziplinären Ebene der Rehabilitation der Aphasiker (bzw. der Schlaganfall- oder SHT-Patienten).

Eine wesentliche Frage (vor allem bei jüngeren Aphasikern) ist, inwieweit aphasische Personen **beruflich wieder eingegliedert** werden können. Hier ist die entscheidende Frage, inwieweit die sprachlich-kommunikativen Beeinträchtigungen mit den beruflichen Anforderungen vereinbar sind. Die Entscheidungen darüber sind typischerweise kompliziert und von vielerlei rechtlichen und persönlichen Aspekten beeinflusst. Der beste Rehabilitationserfolg ist natürlich die Rückkehr der Klienten in ihre vorherige oder zumindest eine andere Berufstätigkeit.

Verwandt ist die Fragestellung, inwieweit ein Aphasiker **selbstständig und unabhängig leben** kann, ohne fremder Hilfe zu bedürfen. Diese Frage ist nur über eine genaue, alle Lebensbereiche umfassende und die Angehörigen einbeziehende Analyse zu beantworten. Hier werden oft allgemeine, im Sprachbereich unspezifische Mess- und Beurteilungsverfahren angewandt, beispielsweise der FIM-Bogen (*Functional-Independence-Measurement*).

Auf Grund der häufig vorkommenden **Depressionen** nach Schlaganfall ist es wichtig, über das Vorhandensein bzw. über Veränderungen während und nach der Therapie Informationen zu haben. Zusätzlich zur Sprachtherapie ist daher häufig **psychologische Betreuung** (für Aphasiker und Angehörige) notwendig. Es ist für Sprachtherapeuten aber schwierig, die psychische Entwicklung der aphasischen Personen (oder ihrer Angehörigen) über einen längeren Zeitraum hinweg zu erkennen. Eventuell kann man die Code-Müller-Protokolle am Ende einer Therapie noch einmal erheben. Dies ist vor allem dann sinnvoll, *wenn* ein Schwerpunkt der Intervention eine Angleichung der Erwartungsmuster war und die entsprechende Angehörigenberatung durchgeführt wurde.

Generell ist in den letzten Jahren die **Lebensqualität (LQ)** als Thema und allgemeines Therapieziel weiter in den Vordergrund der rehabilitativen Bemühungen im Allgemeinen und bei Aphasie im Speziellen gerückt. Es muss klar sein, dass der Begriff der Lebensqualität keine objektiv fassbare Größe ist, sondern neben dem Vorhandensein bestimmter Verhältnisse stark von subjektiven inneren Zuständen bestimmt ist. Themen der LQ-Diskussion sind psychisches und physisches Befinden, Funktionsfähigkeit im Alltag und Beruf, persönliche und soziale Beziehungen. Die Erfassung von Lebensqualität ist ein schwieriger und komplexer Vorgang. Auf Grund der bereits genannten Einschränkungen und auf Grund der umfangreichen psycho-sozialen Folgen kann man davon ausgehen, dass die Lebensqualität von aphasischen Menschen eingeschränkt ist. In einer Untersuchung wurde ein LQ-Messinstrument, das Aachener Lebensqualitätsinventar (ALQI), versuchsweise für aphasische Personen in einer Bildversion angewandt. Solche Messverfahren sind eine Möglichkeit für die Zukunft, auch den Bereich der Lebensqualität konzeptuell nachvollziehbar in die Diskussion von Therapieergebnissen einzubringen.

14 THERAPIEERFOLG

14.2 Effektivität von Sprachtherapie

Eine wichtige Frage ist natürlich, ob **Sprachtherapie** effektiv ist. Die Frage ist: Führt Sprachtherapie zu **erkennbaren und messbaren Veränderungen** in der sprachlichen und kommunikativen Leistung von aphasischen Personen?

Leistungsverbesserungen können prinzipiell durch drei Ursachen entstehen: (i) durch Spontanremission (oder auf Grund der „Natur"), (ii) auf Grund unspezifischer Faktoren (wie Unterstützung, Interesse, etc.) oder (iii) infolge spezifischer Sprachtherapie. Wichtig ist es nun, den Nachweis zu führen, dass Verbesserungen auf Grund spezifischer Sprachtherapie und nicht auf Grund von Spontanremission oder unspezifischer Faktoren entstanden sind.

Es kann als gesichert gelten, dass **spezifische Sprachtherapie effektiv** ist, d.h. Aphasiker mit Sprachtherapie zeigen eine größere Verbesserung ihrer Leistung als Aphasiker ohne Sprachtherapie oder nur mit unspezifischer Unterstützung. Diese Aussage kann man vor allem für die **Ebene der Schädigung** treffen, weil die meisten Untersuchungen die Erfolgsmessung auf dieser Ebene angesiedelt haben. Weniger Kenntnisse hat man über die kommunikative Ebene und psycho-soziale Veränderungen, obwohl auch auf diesen Ebenen von positiven Veränderungen durch Sprach- und Kommunikationstherapie berichtet wird.

Trotz vieler Studien weiß man zurzeit noch relativ wenig über Wirkfaktoren in der Aphasietherapie, über Verläufe oder über die Wirksamkeit von einzelnen Methoden. Aus diesem Grund wird zurzeit versucht, über **Einzelfallstudien** neue Erkenntnisse zu gewinnen. Um das prinzipielle Vorgehen bei solchen Studien besser verstehen zu können, werden im Folgenden (in Anlehnung an Howard & Hatfield, 1987) grundlegende Überlegungen und Methoden (Designs) für das Messen von Veränderungen kurz vorgestellt.

Beginnt man mit der Beobachtung, dass eine bestimmte Leistung nach der Therapie besser ist als vor der Therapie (Abb. 14.5), so ist das natürlich schön für die aphasische Person, aber noch kein Beweis, dass die Leistungssteigerung mit der Therapie direkt zusammenhängt, schließlich könnte die Verbesserung der Leistung auch eine Folge anderer Ursachen (Spontanremission, Reduzierung von Depression, etc.) sein.

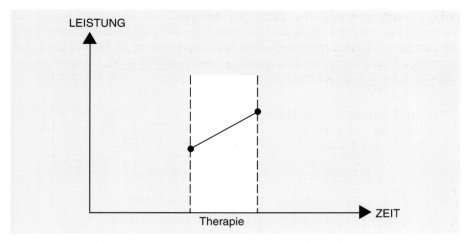

Abb. 14.5: Verlaufstudie ohne Baseline

Um einen Therapieerfolg plausibel zu machen, braucht man den Nachweis, dass die Leistung ohne Therapie stabil gewesen ist. Dazu muss man das **untherapierte Ausgangsniveau** erstellen, die sogenannte **Baseline**. Dazu erhebt man im Abstand von einigen Wochen, in denen keine Therapie stattfindet, eine bestimmte Leistung. Ist die Leistung gleich geblieben, kann man davon ausgehen, dass die gemessene Leistung das Leistungsniveau des Patienten wiedergibt. Wenn nach der Therapiephase die Leistung besser ist, dann kann man mit mehr Sicherheit sagen, dass Leistungssteigerung und Therapie direkt zusammenhängen. Dieses einfache **Baseline-Design** ist in Abbildung 14.6 schematisch dargestellt.

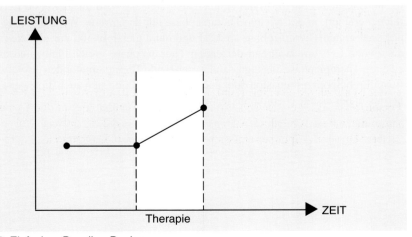

Abb. 14.6: Einfaches Baseline-Design

Noch überzeugender ist der Nachweis eines **Therapieeffekts**, wenn man nach der Therapie eine Therapiepause einlegt und die positive Veränderung auch nach dieser Pause auf dem gleichen Niveau noch vorhanden ist (siehe Abbildung 14.7). Dies ist nämlich ein starker Hinweis, dass der Therapieerfolg erhalten geblieben ist, die Leistung aber ohne Therapie nicht weiter ansteigt.

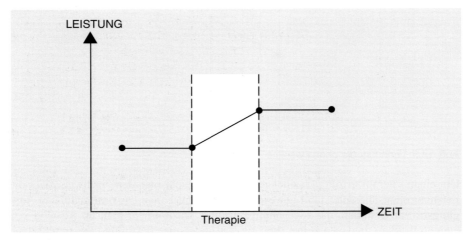

Abb. 14.7: Baseline-Design mit posttherapeutischer Kontrolle

Natürlich sind diese Baseline-Designs während der Spontanremission kein zwingender Beweis, dass eine Therapie effektiv war. Aus diesem Grund wählt man oft das sogenannte **Cross-over-Design** (Abb. 14.8). Hier werden für zwei getrennte Leistungsbereiche Baselines erstellt. In der ersten Therapiephase wird nur der erste Leistungsbereich therapiert, in der zweiten Therapiephase nur der Zweite. Wenn die erste Leistung nach der ersten Therapiephase ansteigt und dann gleich bleibt, zur gleichen Zeit aber die zweite Leistung während der ersten Therapiephase gleich bleibt und erst in der zweiten Therapiephase ansteigt, dann waren beide Therapiemethoden effektiv. Bei Einfluss durch Spontanremission oder andere Faktoren hätte sich auch die zweite Leistung bereits in der ersten Therapiephase steigern müssen.

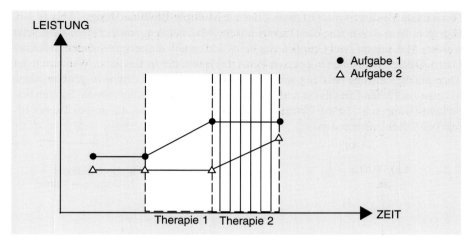

Abb. 14.8: Cross-over-Design (bei zwei erfolgreichen Methoden)

Problematisch für die Deutung wird es, wenn die zweite Leistung parallel zur ersten Leistung bereits ansteigt (Abb. 14.9), obwohl nur die erste Leistung therapiert wird. Dies kann dann heißen, dass Spontanremission oder allgemeine Faktoren wirksam sind, oder dass die beiden Leistungsbereiche so eng miteinander verbunden sind, dass ein Leistungsanstieg in dem einen Bereich automatisch auch einen Leistungsanstieg in dem zweiten bewirkt.

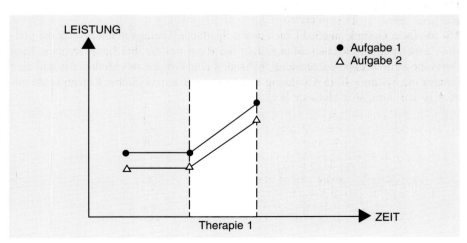

Abb. 14.9: Cross-over-Design (mit unklarem Ergebnis)

Das stärkste Messinstrument ist das sogenannte **Multiple-Baseline-Design** (Abb. 14.10). Hier geht man davon aus, dass therapeutische Maßnahmen *itemspezifisch* eingesetzt werden. Man nimmt zwei Gruppen von Items und erstellt die entsprechenden Baseline-Daten. Danach wird eine Gruppe von Items therapiert, die andere nicht. Wenn nach der Therapie die Leistung bei den geübten Items besser ist als bei den nicht-geübten, dann hat man zum einen Effektivität und zum anderen Spezifität nachgewiesen. Steigen beide Item-Gruppen an, ist die Ursache entweder Generalisierung, ein unspezifischer Effekt oder Spontanremission.

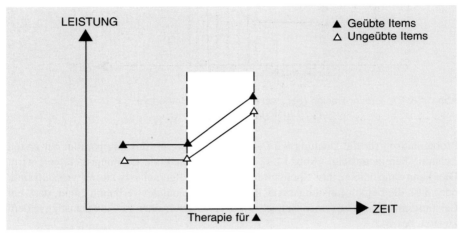

Abb. 14.10: Multiple-Baseline-Design

Mit so einem Design kann man auch unterschiedliche Therapiemethoden für die gleiche Zielsetzung vergleichen. Man erstellt die Baselines für drei Item-Gruppen. Man lässt eine Item-Gruppe unbehandelt, behandelt eine Gruppe mit Methode A und eine Gruppe mit Methode B. In Abbildung 14.11 sieht man ein mögliches Ergebnis: Methode A ist wirksam, aber Methode B nicht.

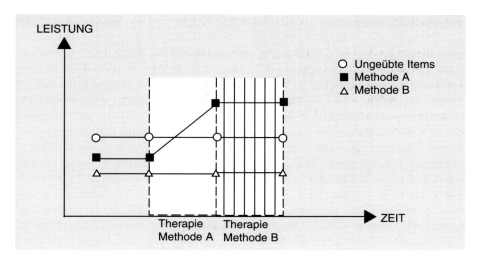

Abb. 14.11: Multiple-Baseline-Design (zum Methodenvergleich)

Übungen (Kapitel 14)

Ü 14-1 Auf welchen Ebenen kann man Therapieerfolge messen? Erläutern Sie die unterschiedlichen Messinstrumente und die Probleme, die mit ihnen verbunden sind.

Ü 14-2 Erläutern Sie die Begriffe Baseline, Multiple Baseline und Cross-over-Design.

Literaturhinweise (Kapitel 14)

Grundlagenwerk für Messverfahren in der neurologischen Rehabilitation ist Wade (1992). Für Outcome-Messungen in der Aphasietherapie siehe den informativen, aber auf nordamerikanische Verhältnisse ausgerichteten Artikel von Holland & Thompson (1998). Wallesch & Johannsen-Horbach (1991) thematisieren das allgemeine Problem, kommunikative Leistungen zu messen. Kotten (1989) und Cholewa (1997) diskutieren die Notwendigkeit der Evaluation von Aphasietherapie. Springer (1997) bietet eine knappe Übersicht über gegenwärtige Tendenzen, darunter Messmethoden für Therapieerfolge. Eine klassische Gruppenstudie (76 Aphasiker) für den Nachweis der Effektivität von Sprachtherapie (gemessen mit Leistungsverbesserungen im AAT) ist Poeck, Huber & Willmes (1989). Willmes & Poeck (1984) berichten über Spontanremission bei Aphasien vaskulärer Ätiologie. Die genannte CETI-Studie stammt von Lomas und Kollegen (1989). Das Aachener Lebensqualitätsinventar ist in Hütter & Gilsbach (1996) beschrieben; die Anwendung auf Aphasie wird in Engell (1995) gezeigt, wo sich auch viele weiterführende Literaturangaben finden. Zum FIM (Functional Independence Measure) siehe Wade 1992:218-223. Zur Effektivität von Aphasietherapie sind die Arbeiten von Wertz (1993, 1995) grundlegend. Knapp und gut verstehbar ist Moriz (1988). Interessant ist auch Hegde (1985:19-46). Die vorliegende Arbeit orientiert sich stark am Standardwerk von Howard & Hatfield (1987:109-135) zur Effektivität von Aphasietherapie (mit vielen weiterführenden Literaturhinweisen).

LITERATURVERZEICHNIS

Bauer, A. & Kaiser, G. (1989) Verbesserungshandlungen in der sprachlichen Interaktion zwischen Aphasikern und Sprachgesunden: ein deskriptiv-interpretatives Verfahren ihrer Analyse für diagnostische Zwecke. In: Roth (Hg.) (1989), 27-46.

Bauer, A. & Kaiser, G. (1995) Drawing on drawings. Clinical Forum. Aphasiology, 9, 68-78.

Bauer, A. & Kaiser, G. (1997) „Wie bitte?" Therapieorientierte Befunderhebung bei neurogenen Sprachstörungen. In: Widdig et al. (Hg.) (1997), 81-112.

Bauer, A., Berning-Hiel, F., Eith, U., Hanke, R., Hipp, S., Kaiser, G., Mache, U. & Schumacher, A. (1991) PACE - die ideale Methode für eine kommunikationsorientierte Aphasietherapie? Neurolinguistik, 5/2, 135-138.

Baursch, E. (1992) Die Blitze des Zeus: Tagebuchaufzeichnungen eines Schlaganfallpatienten. Overath: Schmitz.

Bayer, J. (1986) Die linguistische Bewertung aphasischer Spontansprache. Eine Anleitung für die Praxis. In: Springer & Kattenbeck (Hg.) (1986), 9-46.

Benson, D.F. & Ardila, A. (1996) Aphasia. A Clinical Perspective. Oxford: Oxford University Press.

Bindel, R.W. (1993) Zurück zur Sprache. Prozeßorientierte Aphasietherapie. Das Übungsprogramm. Heusweiler: Pressevertrieb Saar.

Biniek, R. (1993) Akute Aphasien. Stuttgart: Thieme.

Blanken, G. (Hg.) (1991a) Einführung in die linguistische Aphasiologie. Theorie und Praxis. Freiburg: HochschulVerlag.

Blanken, G. (1991b) Die kognitive Neurolinguistik des Schreibens. In: Blanken (Hg.) (1991a), 287-327.

Blanken, G. (1996) Materialien zur neurolinguistischen Aphasiediagnostik. Auditives Sprachverständnis: Wortbedeutungen. Visuelles Sprachverständnis: Wortbedeutungen. Hofheim: NAT-Verlag.

Blanken, G. (1999) Materialien zur neurolinguistischen Aphasiediagnostik. Auditives Sprachverständnis: Wortformen. Hofheim: NAT-Verlag.

Blanken, G., Döppler, R. & Schlenck, K.-J. (1999) Wortproduktionsprüfung. Hofheim: NAT-Verlag.

Blomert, L. (im Druck) Amsterdam-Nijmegen Everyday Language Test (ANELT).

Blomert, L. & Buslach, D.C. (1994) Funktionelle Aphasiediagnostik mit dem Amsterdam-Nijmegen Everyday Language Test (ANELT). Forum Logopädie, 2/1994, 3-6.

Blomert, L., Kean, M.-L., Koster, C. & Schokker, J. (1994) Amsterdam-Nijmegen Everyday Language Test: Construction, reliability and validity. Aphasiology, 8, 381-407.

Bollinger, R.L. (1996) Treatment of writing impairment. In: Wallace (ed.) (1996), 243-258.

Bongartz, R. (1997) Linguistisch-pragmatische Aphasiediagnostik. Logos, 5, 98-111.

Bongartz, R. (1998) Kommunikationstherapie mit Aphasikern und Angehörigen. Grundlagen - Methoden - Materialien. Stuttgart: Thieme.

Bongartz, R. & Pfleiderer, H. (1995) Angehörigenberatung bei Aphasie. Sprache Stimme Gehör, 19, 8-16.

Byng, S. (1993) Hypothesis testing and aphasia therapy. In: Holland & Forbes (eds.) (1993), 115-130.

Byng, S. (1995) What is aphasia therapy? In: Code & Müller (Hg.) (1995), 3-17.

Carlomagno, S. (1994) Pragmatic Approaches to Aphasia Therapy. London: Whurr.

Chapey, R. (ed.) (1981) Language Intervention Strategies in Adult Aphasia. Baltimore: Williams & Wilkins.

Chapey, R. (ed.) (1994) Language Intervention Strategies in Adult Aphasia. Third Edition. Baltimore: Williams & Wilkins.

Cholewa, J. (1997) Evaluierung in der kognitiv neurolinguistischen Rehabilitation. In: Widdig et al. (Hg.) (1997), 35-61.

Christensen, J.M. & Anderson, J.D. (1989) Spouse adjustment to stroke: aphasic versus nonaphasic partners. Journal of Communications Disorders, 22, 225-231.

Claros-Salinas, D. (1993) Texte verstehen. Materialien für Diagnostik und Therapie. Dortmund: Borgmann.

Code, C. (ed.) (1989) The Characteristics of Aphasia. London: Taylor & Francis.

Code, C. (ed.) (1999) Management of psychosocial issues in aphasia. Seminars in Speech and Language, 20, 1-94.

Code, C. & Müller, D.J. (eds.) (1989) Aphasia Therapy. Second Edition. London: Whurr.

Code, C. & Müller, D.J. (1992) The Code-Müller Protocolls: Assessing Perceptions of Psychosocial Adjustment to Aphasia and Related Disorders. Kibworth: Far Communications.

Code, C. & Müller, D.J. (1995) Treatment of Aphasia: From Theory to Practice. London: Whurr.

Cramon, D.v. & Zihl, J. (Hg.) (1988) Neuropsychologische Rehabilitation. Grundlagen - Diagnostik - Behandlungsverfahren. Berlin: Springer.

Daggett Coleman, B. & Wallace, G.J. (1995) Treatment Efficacy: Reflections and Projections. In: Wallace (ed.) (1995), 279-302.

Danz, U. & Lauer, N. (1997) Systematischer Einsatz von Hilfen in der Aphasietherapie. Forum Logopädie, 5/1997, 9-13.

Davis, G.A. & Wilcox, M.J. (1981) Incorporating parameters of natural conversation in aphasia treatment. In: Chapey (ed.) (1981), 169-193.

Davis, G.A. & Wilcox, M.J. (1985) Adult Aphasia Rehabilitation. Applied Pragmatics. San Diego: College-Hill Press.

de Langen, E.G. (1988) Lesen und Schreiben. In: Cramon & Zihl (Hg.) (1988), 289-305.

de Langen, E.G. (1992) Die mentale Vorstellung beim Buchstabieren. Klinische Daten einer unsichtbaren Leistung. In: Rickheit et al. (Hg.) (1992), 205-215.

Delavier, C. & Graham, A. (1981) Der Basel-Minnesota-Test zur Differentialdiagnose der Aphasie (BMTDA). Basel: Institut für Sprach- und Stimmtherapie Kantonsspital Basel.

Diller, L. & Bishop, D. (1995) Depression and stroke. Topics in Stroke Rehabilitation, 2, 44-55.

Dittmann, J. & Tesak, J. (1993) Neurolinguistik. Heidelberg: Groos.

Duffy, J.R. (1994) Schuell's stimulation approach to rehabilitation. In: Chapey (ed.) (1994), 146-174.

Edelman, G. (1987) PACE. Promoting Aphasics' Communicative Effectiveness. Oxon: Winslow Press.

Engell, B. (1995) Lebensqualität und Aphasie - Eine empirische Studie. Diplomarbeit (Lehr- und Forschungslogopädie): RWTH Aachen.

Engl, E.M., Kotten, A., Ohlendorf, I. & Poser, E. (1989, ⁵1996) Sprachübungen zur Aphasiebehandlung Bd.1 - Bd.4. Berlin: Marhold. (=LOGOTHERAPIA)

Fawcus, M., Kerr, S., Whitehead, S. & Williams, R. (1996a) Sprachverständnis. Stuttgart: Fischer.

Fawcus, M., Kerr, S., Whitehead, S. & Williams, R. (1996b) Lesen. Stuttgart: Fischer.

Fawcus, M., Kerr, S., Whitehead, S. & Williams, R. (1996c) Schreiben. Stuttgart: Fischer.

Fawcus, M., Kerr, S., Whitehead, S. & Williams, R. (1996d) Verbaler und nonverbaler Ausdruck. Stuttgart: Fischer.

Förster, U. (1989) Aphasiediagnostik als Verstehensprozeß. Qualitativ-orientierte Verfahren zur Untersuchung alltäglicher Kommunikationssituationen. Dissertation, Universität Hannover.

Fratalli, C. (ed.) (1998) Measuring Outcomes in Speech-Language Pathology. New York: Thieme.

Gauggel, S. (2000) Kompensation als wichtiges Element bei der Behandlung hirngeschädigter Personen. In: Beiträge 3. Würzburger Aphasie-Tage. Würzburg: BRA, 29-43.

Gauggel, S. & Kerkhoff, G. (Hg.) (1997) Fallbuch der Klinischen Neuropsychologie. Praxis der Neurorehabilitation. Göttingen: Hogrefe.

Gerber, S. & Gurland, G.B. (1989) Applied pragmatics in the assessment of aphasia. Seminars in Speech and Language, 10, 263-281.

Gheorghita, N. & Fradis, A. (1979) Rehabilitationsmethoden des Lesens und des Schreibens bei Aphatikern. In: Peuser (Hg.) (1979), 290-314.

Glindemann, R. (1990) Welche Probleme haben Aphasiker beim turn-taking? In: Mellies et al. (Hg.) (1990), 1-29.

Glindemann, R. (1991) Modell-Lernen in der PACE-Therapie. Neurolinguistik 5/2, 105-115.

Glindemann, R. (1997) Broca Aphasie. In: Gauggel & Kerkhof (Hg.) (1997), 153-167.

Glindemann, R., Höfer, B. & Krug, B. (1997) Amnestische Aphasie. In: Gauggel & Kerkhof (Hg.) (1997), 168-184.

Glindemann, R. & Maurer, G. (1997) Globale Aphasie. In: Gauggel & Kerkhof (Hg.) (1997), 121-137.

Glindemann, R. & Mebus, M. (1997) Wernicke Aphasie. In: Gauggel & Kerkhof (Hg.) (1997), 138-152.

Glindemann, R. & Springer, L. (1995) An assessment of PACE therapy. In: Code & Müller (eds.) (1995), 90-107.

Gloning, K., Trappl, R., Heiss, W.-D. & Quatember, R. (1976) Prognosis and speech therapy in aphasia. In: Lebrun & Hoops (eds.) (1976), 57-64.

Goldenberg, G. (1997) Neuropsychologie. Grundlagen, Klinik, Rehabilitation. Stuttgart: Fischer.

Goodglass, H. & Kaplan, E. (1972) The assessment of aphasia and related Disorders (BDAE). Philadelphia: Lea & Febiger.

Greitemann, G. (1988) Sprache. In: Cramon & Zihl (Hg.) (1988), 274-305.

Grohnfeldt, M. (Hg.) (1993) Handbuch der Sprachtherapie. Band 6: Zentrale Sprech- und Sprachstörungen. Berlin: Edition Marhold.

Hanke, R. (1987) Zur Therapie schriftsprachlicher Störungen. Eine modellorientierte Einzelfallstudie. Neurolinguistik, 1, 41-57.

Hamster, W., Langner, W. & Mayer, K. (1980) Tübinger-Luria-Christensen Neuropsychologische Untersuchungsreihe. Weinheim: Beltz.

Hartje, W. & Poeck, K. (Hg.) (1997) Klinische Neuropsychologie. Stuttgart: Thieme.

Hatfield, F.M. (1979) Aphasiebehandlung: Methoden und Ansichten. In: Peuser (Hg.) (1979), 395-427.

Hatfield, F.M. & Shewell, C. (1995) Some applications of linguistics to aphasia therapy. In: Code & Müller (eds.) (1995), 61-75.

Hedon-Klinik (Hg.) (1996) Qualitätsmanagement Neurologische Frührehabilitation. Münster: Rhema.

Hegde, M.N. (1985) Treatment Procedures in Communicative Disorders. London: Taylor & Francis.

Hegde, M.N. (1994) A Coursebook on Aphasia and Other Neurogenic Language Disorders. San Diego: Singular.

Heinrichs, P., Hinckeldey, S.v. & Poeck, K. (1983) Beratung von Aphasikern und deren Angehörigen. Rehabilitation, 22, 119-122.

Helm, N.A. (1979) Melodische Intonationstherapie. In: Peuser (Hg.) (1979), 428-441.

Helm-Estabrooks, N. (1981) Helm Elicited Language Program for Syntax Stimulation. Austin: PRO-ED.

Herrmann, M. (1987) Psychosoziale Veränderungen und kommunikative Fertigkeiten bei chronischer schwerer Aphasie. Dissertation, Universität Freiburg.

Herrmann, M. (1991) Nonverbale Kommunikation bei Aphasie. In: Blanken (Hg.) (1991), 349-380.

Herrmann, M., Bartels, C. & Wallesch, C.-W. (1992) Depression und Aphasie. Konzepte zur Ätiopathogenese und Implikationen für Forschung und Rehabilitation. Neurolinguistik, 6, 1-26.

Herrmann, M., Hogan, A., Müller, D.J. & Code, C. (1997) Psychosoziale Anpassungsleistungen und Therapieziele bei Sprach- und Kommunikationsstörungen - Untersuchungen mit den Code-Müller-Protokollen. Neurolinguistik, 11, 1-21.

Herrmann, M. & Wallesch, C.-W. (1989) Psychosocial changes and adjustment with chronic and severe nonfluent aphasia. Aphasiology, 3, 513-526.

Holland, A.L. (1991) Pragmatic aspects of intervention in aphasia. Journal of Neurolinguistics, 6, 197-211.

LITERATURVERZEICHNIS

Holland, A.L. & Forbes, M.M. (eds.) (1993) Aphasia Treatment: World Perspectives. London: Chapman & Hall.

Holland, A.L. & Thompson, C.K. (1998) Outcome measurement in aphasia. In: Fratalli (ed.) (1998), 245-266.

Howard, D. & Hatfield, F.M. (1987) Aphasia Therapy. Historical and Contemporary Issues. Hove: Lawrence Erlbaum.

Huber, W. (1991) Ansätze der Aphasietherapie. Neurolinguistik, 5, 71-92.

Huber, W., Poeck, K., Weniger, D. & Willmes, K. (1983) Aachener Aphasie Test (AAT). Göttingen: Hogrefe.

Huber, W., Poeck, K. & Springer, L. (1991) Sprachstörungen. Ursachen und Behandlung von Sprachstörungen (Aphasien) durch Schädigung des zentralen Nervensystems. Stuttgart: TRIAS.

Huber, W., Poeck, K. & Weniger, D. (1997) Aphasie. In: Hartje & Poeck (Hg.) (1997), 80-143.

Hüttemann, J. (1998) Störungen der Zahlenverarbeitung. Hofheim: NAT Verlag.

Hütter, B. & Gilsbach, J.M. (1996) Das Aachener Lebensqualitätsinventar für Patienten mit Hirnschädigung. Entwicklung und methodische Überprüfung der Gütekriterien. In: Möller et al. (Hg.) (1996), 83-101.

ICIDH-2 (1998) Internationale Klassifikation der Schäden, Aktivitäten und Partizipation. Ein Handbuch der Dimensionen von gesundheitlicher Integrität und Behinderung. Beta-1 Entwurf zur Erprobung. Deutschsprachiger Entwurf (Juni 1998). Darmstadt: Dissertationsdruck.

Kargan, A. & Gailey, G.F. (1993) Functional is not enough: Training conversation partners for aphasic adults. In: Holland & Forbes (eds) (1993), 199-225.

Keller, J. (1997) Von der Theorie zur Therapie: Kritische Überlegungen zur Verwendung von Gruppentherapie. Neurolinguistik, 11/1, 23-52.

Kertesz, A. (1982) The Western Aphasia Battery. New York: Grune and Stratton.

Kertesz, A. (1984) Recovery from aphasia. In: Rose, F.C. (1984) Progress in Aphasiology. New York: Raven Press, 23-39.

Kertesz, A. (1995) Die Restitution der Aphasie nach Schlaganfall. Neurologie & Rehabilitation, 2/95, 75-80.

Kotten, A. (1993) Theoretische Grundlagen therapeutischer Verfahren. Modelle und Methoden in der Aphasietherapie. In: Grohnfeldt (Hg.) (1993), 174-195.

Kotten, A. (1997) Lexikalische Störungen bei Aphasie. Stuttgart: Thieme.

Kroker, C. (2000) Aphasie-Schnell-Test (AST). Leverkusen: Steiner Verlag.

Kroker, I. (1993) Sprachverlust nach Schlaganfall. Ein Leitfaden für Aphasiker und deren Angehörige. 3., überarbeitete Auflage. Heidelberg: Haug Verlag.

Lang, C., Dehm, A., Dehm, B. & Leuschner, T. (1999) Kurze Aphasieprüfung KAP. Frankfurt: Swets & Zeitlinger.

Lebrun, Y. & Hoops, R. (eds.) (1976) Recovery in Aphasics. Amsterdam: Swets & Zeitlinger.

Lesser, R. & Milroy, L. (1993) Linguistics and Aphasia. London: Longman.

Li, E.C. (1996) Treatment of naming impairment. In: Wallace (ed.) (1996), 229-242.

Lomas, J., Pickard, L., Bester, S., Elbard, H., Finlayson, A. & Zoghaib, C. (1989) The Communicative Effectiveness Index: Development and psychometric evaluation of a functional communication measure for adult aphasia. Journal of Speech and Hearing Disorders, 54, 113-124.

Lyon, J.G. (1996) Optimizing Communication and Participation in Life for Aphasic Adults and Their Primary Caregivers in Natural Settings: A Use Model of Treatment. In: Wallace (ed.) (1996), 137-160.

Lyon, J.G. (1998) Coping with Aphasia. San Diego: Singular Publishing.

Lutz, L. (1992) Das Schweigen verstehen. Über Aphasie. Heidelberg: Springer.

Lutz, L. (1997) MODAK - Modalitätenaktivierung in der Aphasietherapie. Ein Therapieprogramm. Berlin: Springer.

Mai, N. & Marquard, C. (1995) Schreibtraining in der neurologischen Rehabilitation. Dortmund: Borgmann.

McCrum, R. (1998) Mein Jahr draußen. Wiederentdeckung des Lebens nach einem Schlaganfall. Berlin: Berlin Verlag.

Mellies, R., Ostermann, F. & Vauth, F. (Hg.) (1986) Erschwerte Kommunikation und ihre Analyse. Hamburg: Buske Verlag.

Mickeleit, B. (1986) Ein Aphasiker erlebt seine Rehabilitation. Erfahrungen nach einer Hirntumor-Operation und Halbseitenlähmung. Bonn: Reha Verlag.

Möller, H.-J., Engel, R.P. & Hoff, P. (Hg.) (1996) Befunderhebung in der Psychiatrie. Lebensqualität, Negativsymptomatik und andere aktuelle Entwicklungen. Wien: Springer.

Moriz, M. (1988) Die Effektivität von Aphasietherapie: Befunde aus Gruppenstudien und Anmerkungen zum Einzelfallansatz. Aphasie und verwandte Gebiete, 6/2, 68-84.

Neubert, C., Rüffer, N. & Zeh-Hau, M. (1992) Neurolinguistische Aphasietherapie. Materialien. Teil 1: Lexikalisch-semantische Störungen. Hofheim: NAT-Verlag.

Neubert, C., Rüffer, N. & Zeh-Hau, M. (1994) Neurolinguistische Aphasietherapie. Materialien. Teil 3: Lexikalisch-phonematische Störungen. Hofheim: NAT-Verlag.

Neubert, C., Rüffer, N. & Zeh-Hau, M. (1995) Neurolinguistische Aphasietherapie. Materialien. Teil 2: Agrammatismus. 2.neubearbeitete und erweiterte Auflage. Hofheim: NAT-Verlag.

Neubert, C., Rüffer, N. & Zeh-Hau, M. (1995) Neurolinguistische Aphasietherapie. Materialien. Bild-semantische Störungen. Hofheim: NAT-Verlag.

Neubert, C., Rüffer, N. & Zeh-Hau, M. (1998) Neurolinguistische Aphasietherapie. Materialien. Bild-phonematische Störungen. Hofheim: NAT-Verlag.

Neubert, C. Rüffer, N. & Zeh-Hau, M. (1999) Neurolinguistische Aphasietherapie. Materialien. Teil 4: Störungen des Lesens. Hofheim: NAT-Verlag.

Obermann, L. (1994) Haben Sie Mut und nochmals Mut. Erfahrungsbericht einer Aphasikerin. Logos, 2/2, 98-99.

Pachalska, M. (1993) The concept of holistic rehabilitation of persons with aphasia. In: Holland & Forbes (eds.) (1993), 145-174.

Paradis, M. (ed.) (1993) Foundations of Aphasia Rehabilitation. Oxford: Pergamon Press.

Parr, S., Byng, S., Gilpin S. & Ireland, C. (1999) Aphasie. Leben mit dem Sprachverlust. Wiesbaden: Ullstein Medical.

Peuser, G. (1978) Aphasie. München: Fink.

Peuser, G. (Hg.) (1979) Studien zur Sprachtherapie. München: Fink.

Pierce, R.S. & Patterson, J.P. (1996) Treatment of auditory comprehension impairment. In: Wallace (ed.) (1996), 175-192.

Poeck, K., Huber, W. & Willmes, K. (1989) Outcome of intensive language treatment in aphasia. Journal of Speech and Hearing Disorders, 54, 471-479.

Pössl, J. & Mai, N. (1996) Rehabilitation im Alltag. Gespräche mit Angehörigen hirngeschädigter Patienten. Dortmund: Borgmann.

Pollow, T.A. (1993) Therapierelevante Datenerhebung bei akuten und chronischen Aphasien. In: Grohnfeldt (Hg.) (1993), 149-173.

Prosiegel, M. (1991) Neuropsychologische Störungen und ihre Rehabilitation. Hirnläsionen, Syndrome, Diagnostik, Therapie. München: Pflaum Verlag.

Pulvermüller, F. (1990) Aphasische Kommunikation. Grundfragen ihrer Analyse und Therapie. Tübingen: Narr.

Rickheit, G., Mellies, R. & Winnecken, A. (Hg.) (1992) Linguistische Aspekte der Sprachtherapie. Forschung und Intervention bei Sprachstörungen. Opladen: Westdeutscher Verlag.

Rosenbek, J.C., LaPointe, L.L. & Wertz, R.T. (1989) Aphasia. A Clinical Approach. Austin: pro-ed.

Roth, V. (1986) Sprachhandlungstraining in der Aphasikerfamilie. In: Mellies et al. (Hg.) (1986), 179-209.

Roth, V. (Hg.) (1989) Kommunikation trotz gestörter Sprache. Aphasie - Demenz - Schizophrenie. Tübingen: Narr.

LITERATURVERZEICHNIS

Schlenck, C. & Schlenck, K.-J. (1994) Beratung und Betreuung von Angehörigen aphasischer Patienten. Logos, 2/2, 90-97.

Schlenck, C., Schlenck, K.-J. & Springer, L. (1995) Die Behandlung des schweren Agrammatismus. Reduzierte-Syntax-Therapie (REST). Stuttgart: Thieme.

Schröter-Morasch, H. (1994) Anamnesebogen zur klinischen Erfassung von Schluckstörungen nach Hirnverletzung. Dortmund: Borgmann.

Schüttler, M., Kolominsky-Rabas, P.L., Heuschmann, P., von Kegler, S. & Neundörfer, B. (2000) Langzeitversorgung von Schlaganfallpatienten mit und ohne Aphasien im Vergleich – Ergebnisse aus einem populationsbasierten Schlaganfallregister. In: Beiträge 3. Würzburger Aphasie-Tage. Würzburg: BRA, 2-7.

Schulte, E. & Brandt, S.D. (1989) Auditory verbal comprehension impairment. In: Code (ed.) (1989), 53-74.

Shewan, C.M. & Bandur, D.L. (1994) Language-oriented treatment: A psycholinguistic approach to aphasia. In: Chapey (ed.) (1994), 184-206.

Simons, B. (1995) Linguistische Übungen für Sprachgestörte. Ein Übungsbuch für Patienten und Angehörige. 2. unveränderte Auflage. Frankfurt: Lang.

Simons, B. (1996a) Schreib- und Leseübungen für Sprachgestörte. 2., korrigierte und ergänzte Auflage. Frankfurt: Lang.

Simons, B. (1996b) Wort, Satz und Text. Praktische Übungen für Sprachgestörte. 2., korrigierte und ergänzte Auflage. Frankfurt: Lang.

Simons, B. (Hg.) (1996c) Gruppentherapie bei Aphasie. Frankfurt: Lang.

Simons, B. (1998) Therapie akuter Aphasien. Frankfurt: Lang.

Simons, B. & Körner, A. (Hg.) (1991) Gruppentherapie in der Klinischen Linguistik. Frankfurt: Lang.

Smit, J.S.M., Effmert, A. & Busch-Budny, J. (1990) Das Kommunikationsbuch - Eine Hilfe für Aphasiker. Berlin: Marhold.

Springer, L. (1986a) Behandlungsphasen einer syndromorientierten Aphasietherapie. Sprache Stimme Gehör, 10, 22-29.

Springer, L. (1986b) Erfahrungen mit der Visual Action Therapy (V.A.T.). In: Springer & Kattenbeck (Hg.) (1986), 205-228.

Springer, L. (1991) Kann und soll sprachsystematisches Üben in der PACE-Therapie stattfinden? Neurolinguistik, 5/2, 117-130.

Springer, L. (1996) Patientenorientierte Qualitätskontrolle in der Logopädie. In: Hedon-Klinik (Hg.) (1996), 55-60.

Springer, L. (1997) Tendenzen in der Aphasietherapie. In: Widdig et al. (Hg.) (1997), 13-34.

Springer, L. & Kattenbeck, G. (Hg.) (1986) Aphasie. München: tuduv.

Stanschus, S. (1998) MEDIA. Multimediakassette zur Behandlung von Textverständnisstörungen. Teil 1: Zeitung. Hofheim: NAT-Verlag.

Stark, J. (1997) Zur Evaluierung pragmatischer Fähigkeiten. In: Widdig et al. (Hg.) (1997), 113-159.

Stark, J. (1992-1997) Everyday Language Activities Photoserie. Set 1 bis Set 3. Wien: Eigenverlag.

Stark, J & Stark, H.K. (1991) Störungen der Textverarbeitung bei Aphasie. In: Blanken (Hg.) (1991), 231-327.

Steiner, J. (1987) Therapiebezogene Diagnostik für schwere Aphasien. Leverkusen: Steiner.

Steiner, J. (1988) PACE-Protokollbogen. Leverkusen: Steiner-Verlag.

Steiner, J. (1991) Argumente pro PACE. Neurolinguistik 5/2, 131-134.

Steiner, J. (1993) Grundzüge einer ganzheitlichen Aphasiebehandlung und -forschung. In: Grohnfeldt (Hg.) (1993), 300-326.

Tanner, D.C. (1996) An Introduction to the Psychology of Aphasia. Dubuque: Kendall/Hunt.

Tanner, D.C. & Gerstenberger, D.L. (1988) The grief response in neuropathologies of speech and language. Aphasiology, 2, 79-84.

Tesak, J. (Hg.) (1991) Patho- und Neurolinguistik. Universität Graz: Grazer Linguistische Studien 35.

Tesak, J. (1997) Einführung in die Aphasiologie. Stuttgart: Thieme.

Tesak, J. (2000) Beratung von Angehörigen aphasischer Personen aus sprachtherapeutischer Sicht. Aphasie und verwandte Gebiete, 14, 55-62.

Tesak, J. (2001) Geschichte der Aphasie. Idstein: Schulz-Kirchner.

Wade, D.T. (1992) Measurement in Neurological Rehabilitation. Oxford: Oxford University Press.

Währborg, P. (1991) Assessment and Management of Emotional and Psychosocial Reactions to Brain Damage and Aphasia. Kibworth: Far Communications.

Währborg, P. & Borenstein, P. (1989) Family therapy in families with an aphasic member. Aphasiology, 3, 93-98.

Wallace, G.L. (ed.) (1996) Adult Aphasia Rehabilitation. Boston: Butterworth-Heinemann.

Wallesch, C.-W. & Johannsen-Horbach, H. (1991) Warum ist der Nutzen von Aphasietherapie so schwer nachweisbar? In: Tesak (Hg.) (1991), 165-170.

Wallesch, C.-W. (1993) Medizinische Grundlagen bei erworbenen zentralen Kommunikationsstörungen. In: Grohnfeldt (Hg.) (1993), 13-29.

Weigl, I. (1979) Neuropsychologische und psycholinguistische Grundlagen eines Programms zur Rehabilitierung aphasischer Störungen. In: Peuser (Hg.) (1979), 491-514.

Wenz, C. & Herrmann, M. (1990) Emotionales Erleben und subjektive Krankheitswahrnehmung bei chronischer Aphasie - ein Vergleich zwischen Patienten und deren Familienangehörigen. Psychotherapie, Psychosomatik, Medizinische Psychologie, 40, 488-495.

Wertz, R.T. (1993) Efficacy of various methods. In: Paradis (ed.) (1993), 61-75.

Wertz, R.T. (1995) Efficacy. In: Code & Müller (eds.) (1995), 309-339.

Widdig, W., Pollow, T.A., Ohlendorf, I.M. & Malin, J.-P. (Hg.) (1997) Aphasiologie in den Neunzigern. Therapie und Diagnostik im Spannungsfeld von Neurolinguistik, Pragmatik und Gesundheitspolitik. Freiburg: HochschulVerlag.

Willmes, K. & Poeck, K. (1984) Ergebnisse einer multizentrischen Untersuchung über die Spontanprognose von Aphasien vaskulärer Ätiologie. Nervenarzt, 55, 62-71.

Ziegler, W. & Jäger, M. (1993) Materialien zur Sprechapraxietherapie. Dortmund: Borgmann.

Ziegler, W., Vogel, M., Gröne, B. & Schröter-Morasch, H. (1998) Dysarthrie. Grundlagen - Diagnostik - Therapie. Stuttgart: Thieme.

LITERATURVERZEICHNIS

Register

AABT 64
Aachener Aphasie Test > AAT
AAT 24, 29ff, 50, 58f, 63, 233
Ablenker 45, 134f
Abschlussdiagnostik 117
Abschreiben 174, 203
Abwechslung 114, 120
Agens-Zuerst-Strategie 47, 140
Agrammatismus 34, 35, 37, 59
Agrammatiker 209ff
Aktionismus 228
Aktivität (WHO) 19
Aktivierungsphase 202
akute Aphasie 16, 25, 64, 97
Akzeptanz 228f
Alltag 47, 65, 69, 195
Alltagsbeeinträchtigung (WHO) 17ff, 231ff, 234
alltagsrelevant 65, 83, 100
Alltagskommunikation 65ff, 79, 85, 99, 204f, 235f
ALQUI 89, 237
Alternativfragen 145
Amnestische Aphasie 58, 204
Anagramme 179
Anamnese 25ff
Anamnesegespräch 26f, 48
ANELT 67, 69, 83, 236
Angehörige 16, 27, 88, 97
Angehörigenberatung/-arbeit 76, 82, 107ff, 115, 117, 202, 211, 222ff
Ansätze > Therapieansätze
Aphasie
  akute A. 16, 25, 64, 97
  Amnestische A. 58, 204
  Begleiterscheinungen der A. 16, 20, 25f, 223
  Broca-A. 59, 112, 204
  chronische A. 16, 25, 97
  Definition der A. 14, 22
  Folgen der A. 15f, 84ff
  gemischt transkortikale A. 59
  globale A. 59, 204
  Leitungsa. 59
  Rückbildung der A. 19f
  Symptome der A. 15
  Syndrome der A. 15, 22, 59
  transkortikal-motorische A. 59
  transkortikal-sensorische A. 59
  Ursachen der A. 14, 98

Verlauf der A. 16
Wernicke-A. 59, 204
Artikulation 15, 35
AST 64
auditives Verstehen > Sprachverständnis
Aufwärmphase 118
Automatismus > Sprachautomatismus
automatisierte Sprache 42
Bad Salzhausener Beiträge 218, 221
baseline 239f
BDAE 64, 236
Bedürfnisse > Wünsche
Begleiterscheinungen 16, 20, 21, 25f, 54, 98, 112, 223
Behinderung 86
Benennen 40f, 43, 55, 60f, 72, 107f, 151 ff, 157f, 176f, 182f
Beobachtungsebenen 71ff
berufliche Wiedereingliederung 85
Beschreibungen 147
Beurteilung 127
Bildbenennen > Benennen
Bildbeschreiben > Situationsbenennen
Bildgeschichten 160f, 163
BMTDA 42, 48, 49, 53, 64, 234
Briefschreiben 185
Broca-Aphasie 59, 112, 204
Buchstabieren 55
chronische Aphasie 16, 17, 25, 97
CETI 70f, 83, 236, 244
Code-Müller-Protokolle (CMP) 86ff, 89ff, 237
conduite d'approche 72
conduite d'ecart 72
conversational coaching 194f, 200
Cross-over-Design 240f
cue(s) 129
Darbietungsfaktoren 132
Deblockierung 42, 209, 221
Definitionen 147, 149
Demenz 14
Demonstrationsbehandlung 227
Depression 15, 85f, 92, 228f, 237
Diagnose 23ff, 112
  kommunikativ 65ff
  pragmatisch 83
  psycho-sozial 84ff
  sprachlich-linguistisch 29ff
  therapiebegleitend 24, 57
  Testverfahren 63f
  Wortebene 64

252

dialogisch/Dialog 31, 185, 197, 200
didaktischer Ansatz 203
disability (WHO) > Alltagsbeeinträchtigung
Drillübungen 203
Dysarthrie 15, 35f, 42
Dysgraphie 51
Dyslexie 51
Echolalie 34
Effektivität von Sprachtherapie 231ff, 238ff, 244
Einsetzübung 168
Einzelfallstudie 238
Einzelschritt 127ff
Einzelsitzung 117ff
Einzeltherapie 113
Einzelübung 123ff
einzelheitlich 52, 167f, 170, 179
EKN-Materialien 218, 221
ELA-Bildkästen 150, 163, 200, 218, 221
Ellipse 159
Entscheidungsfragen > Ja/Nein-Fragen
Erarbeitung 127
Ergänzungsaufgaben 154f, 156, 163
Erwartungen 86, 104, 224
Erzählen 162
Evaluation 244
facilitation(s) 129
Familienkrankheit 85
Familientherapie 230
Feed-back 191
Fehlersuchen 180
Fehlerwahrnehmung/-bewusstsein 100, 110, 168, 174
Feinplan 117, 129
fertige Phrasen 192, 195, 200
Festigung 127
FIM 237, 244
Flexibilität 115
Forum Logopädie 220f
Fragebogen 65ff, 79f, 83, 232f, 234f
Fragen 48, 144ff, 159f, 171, 172
Fragewörter (W-Wörter) 146
Fremdkorrektur 77
Frustration 228
flüssig (Redefluss) 34, 58f
Funktion/funktional 97, 100ff, 112, 129, 195, 232
ganzheitlich 52
gemischt transkortikale Aphasie 59
Generalisierung 115

Gesten 187f
Globale Aphasie 59, 204
Grapheme 53
Graphem-Phonem-Konversion 52
grammatisch 178, 183
Grobplan 117, 129
Handlungsaufträge/-anweisungen 48, 143ff, 149
Hausaufgabe 118, 122, 199
HELPSS 209f, 221
Hilfestellung 42, 70, 125, 128ff, 130, 144, 151, 152f, 163, 174ff, 181, 183, 227
allgemeine H. 128, 153
aufgabenreduzierende H. 129
automatisierte H. 129
formale H. 128
Kontexth. 129
phonologische H. 128
semantische H. 128
spezifische H. 128, 153
Hintergrundgeräusche 131
Hirnschädigung 14, 18, 19f
holistischer Ansatz 202f, 220
Homophone 180
Hörerstrategien 226, 230
ICIDH 17ff
ICIDH-2 19
Informationsaustausch 190
Informationsvermittlung 222ff
impairment (WHO) > Schädigung
Individualsyndrom 15
Ja/Nein-Antworten 133
Ja/Nein-Fragen 48, 144f, 149, 172
Jargon 34, 52, 59, 99f, 191
phonematischer J. 34
semantischer J. 34
KAP 64
Kettendeblockierung 209
kognitive Strategie 194
Kohärenz 34
Kohäsion 34
Kommunikation/Kommunizieren 59, 65ff, 100ff, 114, 187ff, 191
Kommunikationsberatung 225ff
Kommunikationsbuch 188
Kommunikationshilfen 103
Kommunikationskanal 190
Kommunikationspartner 75ff, 82, 189f
Kommunikationstherapie 203, 225
Kommunikationsübungen 187ff, 200
kommunikative Folgen 15

REGISTER

kommunikative Leistung 15, 65ff, 96, 99
kommunikative Unabhängigkeit 102
kommunikativer Ansatz 203
kommunikatives Profil 65ff, 78ff, 83
Kompensation 78, 81, 102f, 194, 200f
Konsolidierungsphase 202
Konstanz 120, 129
Kontextfaktoren (WHO) 19
Kontext-Strategie 47, 59
Korrekturverhalten 170
Krankheitsverarbeitung 228, 230
Krankheitswahrnehmung 230
Krisenmanagement 228
Laientherapie 224
Läsion 19f
Lebensqualität (LQ) 88f, 92, 237
Leitungsaphasie 59
Leidensdruck 86, 104
Lesen 51ff, 63
   buchstabierendes L. 52
   einzelheitliches L. 52
   ganzheitliches L. 52
Lesesinnverstehen > Sprachverständnis
linguistischer Ansatz 204
linguistisches Profil 29ff, 55ff, 65
Listenschreiben 177, 186
Lob 126, 127
Logogen-Modell 64
Logorrhoe 34, 59, 99
LOGOTHERAPIA 216f, 221
Lückensätze 156, 169, 178, 181, 186
Lückentexte 183f, 186
Makrostruktur 160
Materialien > Therapiematerialien
medizinisch-biologische Fakten 25, 28, 97
metakommunikative Mittel 193
MIT 206, 220
metakommunikative Strategien 193, 200
MODAK 206ff, 220f
Modalitäten 15, 29, 56, 93, 96, 120
modellieren 123ff, 190f, 227
modellorientierter Ansatz 204
monologisch 31, 196
morphologisch 15, 177
Motivation 42, 108, 126
multidisziplinär 203
multimodal 94, 151, 206
Multiple-Baseline-Design 242f
Nacherzählen 162, 163, 185
Nachrichten 147

Nachsprechen 42ff, 59, 60, 203
NAT-Materialien 150, 212ff, 221
Neologismen 33, 35
   morphologische N. 33
   phonologische N. 33
   semantische N. 33
neuropsychologischer Ansatz 205
Nicht-Aphasiker 50
nicht-flüssig (Redefluss) 34, 59
nicht-propositional 42
nicht-reversibel > reversibel
nicht-sprachlich 64, 68, 71, 78, 102, 133, 172, 187f, 223
nicht-sprachliche Kommunikationssysteme 103
nicht-sprachliche Strategien 194
Nicht-Standard-Syndrome 59
Nicht-Verstehen 73f, 190, 193, 227
Nicht-Wort 43, 167f
non-verbal > nicht-sprachlich
Outcome 231ff
PACE 189ff, 200, 210, 227
PACE-Protokollbogen 68f, 83, 200
PAKT 211, 221
Paragrammatismus 34, 35, 37, 59
Paragraphien
   graphematische P. 55
   orthographische P. 55
   semantische P. 55
Paralexien
   morphologische P. 52
   neologistische P. 52
   phonematische P. 52
   semantische P. 52
   syntagmatische P. 52
   verbale P. 52
   visuelle P. 52
Paraphasien 33, 35, 36, 59
   formale P. 33
   morphologische P. 33
   phonologische P. 33, 59
   semantische P. 33, 59
   syntagmatische P. 33
   verbale P. 33
Partizipation (WHO) 19
patientenseitige Leistung 129
Pausen 74
Perseveration 34, 59, 99f, 108
persönliche Daten 25, 28
Perspektive 101, 106
phonologisch/Phonologie 15, 33, 52, 59, 135f, 165

phonologische Diskrimination 138f, 149
Phrasenbeurteilung 142, 170
Plausibilität 141
positiver Abschluss 119
positiver Einstieg 118
positive Rückmeldung 127
Potenzial 232, 234
Pragmatik 65, 97, 234
pragmatischer Ansatz 203
Problemlösen 72, 77, 192
Problembewusstsein 74
Prognose 224
prompt(s) 129
propositional 42, 107
Protokoll 126
prozessorientierte Aphasietherapie 218
psycholinguistischer Ansatz 205
psycho-soziale Anpassung 88ff
psycho-soziale Folgen 16, 84ff
psycho-soziale Folgen (WHO) 17ff, 231f, 236
psycho-soziale Intervention 228ff
psycho-soziale Therapieziele 104f
Psychotherapie 203
Rahmenbedingungen 105
Reaktion 127, 133
rechtshemisphärisch 206
Redefloskel 34, 36
Redefluss 34
Rederecht 75
Rehabilitation 17ff, 244
Reimübung 154
Reparaturhandlung 72, 77f, 110
repetitive Phänomene 34
REST 205, 210, 221
Restfähigkeiten 193
Restitution 201
reversibel 47, 140, 163
Rollenspiele 195ff, 211, 236
Rückbildung 19f, 28
Satzabbrüche 34, 110
Satzbeurteilung 142f, 170f
Satzbilden 156
Satz-Bild-Zuordnung 138f, 149
Satzebene 34f, 36f, 40f, 45ff, 52, 108, 138ff, 140, 155ff, 168ff, 180ff
Satzordnungsaufgabe 169, 172, 186
Satzteilverdopplungen 34, 36
Satzteilverschränkungen 34, 36, 110
Satzverifikation 141, 168
Schaden (WHO) 19

Schädel-Hirn-Trauma 14, 18, 21, 25, 236
Schädigung (WHO) 17ff, 231ff, 238
Schlaganfall 14, 18, 25, 92, 236
Schlüsselwortstrategie 45f, 59, 108, 139
Schreiben 54f, 174ff, 186
Schreiben nach Diktat 176
Schriftart 164
Schriftsprache 51ff, 71, 164ff, 186
Schweregrad
    Aphasie 15, 191
    Hierarchie 118
    Übungen 114, 118f, 125, 129, 141, 148, 208
Selbstständigkeit 112
Selbsthilfeverbände 229
Selbstkontrolle 77, 170
Selbstkorrektur 77, 99f, 170
Selbsteinschätzung 126
Selbstwahrnehmung 99
Semantik/semantisch 15, 32f, 35f, 45, 52, 59, 73, 107, 135f, 139, 165, 170, 178,183
semantische Diskrimination 137f, 149
semantisches Feld 152f, 163, 177
Sensibilisierung 227
SHT > Schädel-Hirn-Trauma
Situationsbenennen 40, 55, 72, 119, 157, 182f
Sortieraufgaben 165
Spontanremission 17, 238, 240
Spontansprache/-gespräch 29ff, 52, 55, 72, 117, 121, 199
Spontansprachbeurteilung 30ff, 61f
Sprachanstrengung 36, 59
Sprachautomatismus 34, 36, 59, 99f
sprachliche Leistung 29ff
Sprachspiele 195ff
sprachsystematisch 98, 130, 204
Sprachtherapie 17, 238ff
Sprachverständnis
    auditives S. 44ff, 121
    Lesesinnverstehen 51ff, 121, 164ff
Sprechanstrengung 36, 59
Sprecherfaktoren 132
Sprecherstrategien 226, 230
Sprecherwechsel 74f, 83, 193
Stereotypie 34, 36
Stärken 112
Stimulationsansatz 202
Störungsbewusstsein 72, 100, 110
störungsspezifische Phase 202
Strategie 45ff, 72, 78, 81, 102f, 107, 113, 139ff, 192ff, 205, 210f, 222f, 225ff

Strategieansatz 205
Substitution 201
Suchstrategie 194
Suchverhalten 72
Symptome 29ff, 97ff
symptomorientiert 204
Syndromansatz 204
Syndrome 15, 22, 58ff, 63
Syntax/syntaktisch > Satzebene
Testverfahren 63, 83
Textebene 34, 49, 53, 146ff, 160ff, 171ff, 183f
Textproduktion 31, 107, 121
therapiebegleitende Diagnostik 24, 57
Therapiedauer 116
Therapieerfolg 231ff
Therapiefrequenz 116
Therapiedurchführung 117ff
Therapiematerialien 121, 212ff
Therapieplan 116, 129
Therapieschwerpunkte 120
Therapieziele 93, 96ff, 106ff, 110
tiefenpsychologisch 105
Token Test (TT) 50
Topikalisierung 47, 132, 140
Transfer 115, 127
transkortikal-motorische Aphasie 59
transkortikal-sensorische Aphasie 59
Trauer 228
TÜLUC 63f
Übungen 115, 123ff
    auf der Satzebene 138ff, 155ff, 168ff, 180ff
    auf der Textebene 146ff, 160ff, 171ff, 183ff
    auf der Wortebene 134ff, 151ff, 164ff, 175ff
    zum Produzieren 151ff
    zum Verstehen 133ff
    zur Kommunikation 187ff, 200
    zur Phonologie 135ff
    zur Semantik 135ff, 153f, 177
    zum Schreiben 174ff
Übungsbeispiel 123ff
Übungserklärung 123
Umformen 157
Umgang mit Aphasie 225ff
Umwegleistung 102f
unerwünschte Verhalten 99
Variation (Übungen) 114
VAT 206, 220
Vereinfachungsstrategien 193
Vergleichsaufgaben 166, 186
Verlauf 16

Verlaufsphasenansatz 201f
Verstärkung 127
Verstehen 44ff, 71, 108, 121, 131ff, 149f
Verstehensstrategien 45ff
Vorgabeebene 125
Vorlesen 51f, 164, 174
WAB 64
Wegstreichaufgaben 166f
Weltwissen (Strategie) 45
Wernicke-Aphasie 59, 204
Wiederholung 114, 120, 124, 126
WHO-Einteilung 17ff, 231ff
Wort-Bild-Verifikation 136
Wort-Bild-Zuordnung 134f, 149, 164f
Wortebene 40f, 45, 64, 108, 121, 134ff, 151ff, 164ff
Wortentscheidungsaufgaben 167f
Wortfertigschreiben 175
Wortfindung 154, 177
Wortfindungsstörungen 33, 36, 39
Wortkettenübung 177
Wort-Objekt-Zuordnung 134f
Wortordnen 181
Wortraten 155
Wünsche 97, 103f, 110, 197
W-Wörter 146
Zeigeaufgaben 134
Zielebene 125
Zuhörerfaktoren 133
Zuordnungsaufgaben 165f, 186
Zusammensetzen 169

Exemplarische Lösungsvorschläge

Diese exemplarischen Lösungsvorschläge wurden von Studierenden der Schule für Logopädie Kreischa zusammengestellt. Sie geben mögliche Zielantworten, bieten jedoch keinerlei Gewähr auf Vollständigkeit und Richtigkeit.

Kathrin Eisenhardt / Christina Jahn / Regina Kohnen / Ronny Zeidler

---

Abkürzungen: A = Angehöriger / **Al** = Ablenker / **Ap** = Aphasiker / **H** = Hilfestellung / **K.** = Kommunikation / **N** = Neologismus / **P** = Patient / **Pl** = Paralexie / **Pp** = Paraphasie / **T.** = Therapeut / **Th.** = Therapie

---

Ü 1-1 + = kausale Ursache (U.), - = keine kausale U.: Apoplexie: +/ Hirnentzündung: +/ Gebissanomalie: -/ Sehstörungen: -/ Schlaganfall: +/ Enzephalitis: (+)/ Depression: -/ SHT: +/ Schussverletzung im Kiefer: -/ Halbseitenlähmung: -/ Kopfweh: -/ Demenz: (+)/ Laryngitis: -/ Angina Pectoris: -

Ü 1-2 ●Hemiplegie d. rechten Hand: eingeschränkte Schreibleistung b. Rechtshändern/ erschwerte Kompensation durch Gesten ●Artikulationsprobleme (im Rahmen Dysarthrie): zusätzlich zu zentraler Sprachstörung zentrale Sprechstörung > undeutliche, verwaschene Aussprache erschwert Verständlichkeit ●Rechenstörungen: zusätzlich erschwerter Umgang mit Zahlen > Alltagsbeeinträchtigungen ●Halbseitenvernachlässigung (visuell): eingeschränkte Leseleistung/ evtl. nicht alle K.partner wahrnehmbar/ Th.probleme: Schwierigkeiten mit Bildmaterial ●Probleme mit d. Kurzzeitgedächtnis: K. erschwert > Textprobleme, Verstehensprobleme/ Th.probleme: Erarbeitetes wird nicht erinnert > nicht übernommen

Ü 1-3 WFS II/ SHT I/ Arbeitsplatz IV/ Verstehen II/ Telefonieren III/ Depression IV/ Ein-Wort-Sätze II/ Schlaganfall I

Ü 2-1 + = gute Prognose, - = schlechte Prognose, (+) = undurchsichtig aber positiv ●Geschlecht: A-/ B-/ C+/ D+ ●Alter: A-/ B+/ C-/ D- ●Beruf: A+/ B+/ C-/ D+ ●Händigkeit: A-/ B+/ C-/ D- ●Ätiologie: A-/ B+/ C-/ D- ●Ereignis: A-/ B+/ C-/ D- ●Begleiterscheinungen: A-/ B-/ C+/ D- ●Sprachth.: A-/ B+/ C(+)/ D-

Ü 3-1 1= formale Pp / 2= formale Pp / 3= sem. Pp / 4= phonol. N / 5= sem. Pp / 6= sem. Pp / 7= phonol. N / 8= phonol. N / 9= phonol. N / 10= phonol. N / 11= phonol. N / 12= phonol. N / 13= phonol. N / 14= phonol. N / 15= syntagm. Pp / 16= phonol. N / 17= Vereinfachung (V) / 18= V/ 19= phonol. Pp / 20= sem. N

Ü 3-2 1= phonol. N / 2= sem. Pp / 3= phonol. Pp / 4= syntagm. Pp / 5= phonol. N / 6= sem. Pp / 7= phonol. Pp / 8= phonol. N / 9= syntagm. Pp / 10= V / 11= sem. N / 12= sem. N / 13= syntagm. Pp / 14= syntagm. Pp / 15= sem. Pp / 16= phonol. N / 17= phonol. N / 18= sem. Pp / 19= formale Pp / 20= phonol. N

Ü 3-3 2-3/5/4/4/4-5/3 ●Zuhörer kann Sinn im Wesentlichen gut erschließen ●teilweise Ansätze zur Autokorrektur ●paragrammatische Erscheinungen: viele Satzverschränkungen / viele Verdopplungen von Satzteilen ●Artikulation u. Prosodie ohne jegliche Beeinträchtigung

Ü 3-4 2-3/5/4/4/4-5/2 ●Zuhörer kann Sinn im Wesentlichen gut erschließen ●ähnl. Telegrammstil ●agrammatische Erscheinungen: stark verkürzte Satzstrukturen> meist Ein- und Zweiwortsätze/ fehlende Artikel u. Präpositionen ●Artikulation u. Prosodie ohne jegliche Beeinträchtigung

Ü 3-5 1= phonol. Pl / 2= morph. Pl / 3= phonol. Pl / 4= phonol. Pl / 5= neol. Pl / 6= phonol. Pl / 7= phonol. Pl / 8= sem. Pl / 9= sem. N / 10= neol. Pl / 11= morph. Pl / 12= neol. Pl / 13-20= ganzheitl. Verarbeitung, ähnl. visueller Pl

Ü 4-1 zur Lösung dieser Aufgabe wurde d. Fragebogen in vier verschiedene Bereiche unterteilt: 1. allg. K.verhalten (Tabelle Zeile 1-9), 2. K.anlässe d. P. (10-13), 3. Erreichen einer bestimmten K.absicht / -botschaft (14-20), 4. weitere Modalitäten (21-28) ●zu 1. d. T. beurteilt d. K.verhalten d. P. sachlich > sie nimmt Bemühungen d. P. um K.leistungen wahrscheinlich ganz anders wahr u. kann anders auf d. P. eingehen als ein Laie > zusätzlich verhält sich d. Ap. selber in d. Th.situation evtl. auch ganz anders / d. Ehefrau steht in emotionaler Beziehung zu d. P. > durch intensiven sprachl. Kontakt fallen ihr automatisierte Aspekte vermutlich nicht mehr auf / d. Sohn sieht d. Vater nur selten u. kann somit wahrscheinlich auch d. K.verhalten schlecht einschätzen ●zu 2. abweichende Antworten d. Sohnes von d. Ehefrau könnten auf Unwissenheit, Desinteresse, wenig Kontakt zurückzuführen sein / abweichende Antworten d. T. könnten z.B. daher kommen, dass d. T. entweder d. Antworten d. P. falsch interpretiert hat, oder d. P. falsche Angaben gemacht hat, bzw. seine Ansichten von denen seiner Frau abweichen ●zu 3. d. Ehefrau versteht Emotionen u. Bedürfnisse ihres Mannes auch ohne viele Worte / für d. Sohn ist es wahrscheinlich schwer, d. Botschaft herauszuhören / d. T. kennt d. P. nur im klinischen Umfeld (= neue Situation für d. P.) > Verhalten kann im Alltag anders sein ●zu 4. Ehefrau nimmt d. P. sicher viele Aufgaben ab, u. setzt es als gekonnt voraus (z.B. Schriftsachen bearbeiten, Umgang mit Zahlen) > evtl. auch nur Wunschdenken (z.B. geht sie davon aus, dass ihr Mann Radio u. Fernsehen versteht) / d. T. hat ganz andere Erwartungen, was d. Leistungen d. P. betrifft u. beurteilt kommunikativ erreichte Ziele evtl. ganz anders als d. Ehefrau

Ü 4-2 Wenn wir davon ausgehen, dass eine Strategie eine häufig auftretende Erscheinung ist, dann sind vier Strategien erkennbar: 1. Ärger, Aggression: Vermeidungsverhalten > Abbruch / 2. gefüllte Redepausen: Kompensation / 3. Mimik, Gestik: Kompensation / 4. sucht Hilfe beim Interaktionspartner: Kompensation

Ü 4-3 Beratungsbedarf dringend erforderlich, da A. oft unangemessen reagieren > K.training > kooperative K.partner erleichtern d. Ap. d. K.

Ü 4-4 ●Verhältnis verbal / non-verbal: AB: eher verbal / CD: eher non-verbal ●Anforderungen in d. Alltagsk.: AB: relativ hohe Anforderungen > nutzt aber nicht immer d. Möglichkeit d. K. / CD: sehr geringe Anforderungen (kaum soziale Kontakte) ●Strategien, Kompensation u. Vermeidungsverhalten (VH): AB: Strategien: sem. u. syntakt. Probleme werden durch Wiederholungen überspielt / Kompensation: Hilfe wird von anderen angefordert > Redefluss wird aufrechterhalten / VH: Fragen mit Gegenfragen beantworten, Themenwechsel initiieren / CD: zeigt vermehrt VH u. non-verbale Kompensation (Mimik,Gestik) ●Selbstkorrekturverhalten u. Reparaturhandlungen: AB: wenig, eher Ausweichreaktionen (Gesten, Gegenfragen) / CD: gutes Störungsbewusstsein, lautliche Abweichungen führen zu Korrekturverhalten

Ü 5-1 ●Bsp. Müller: großer Bedarf an psycholog. Intervention, da eine unrealistisch positive Einschätzung vorliegt > psycho-soziale Anpassung ist noch nicht erfolgt u. bedarf Aufklärung ●Bsp. Berger: psycho-soziale Anpassung ist erfolgt u. sollte durch therapeutische / psycholog. Ratschläge ggf. unterstützt werden

Ü 6-1 a.: I, b.: III, c.: III, d.: I, e.: II, f.: II, g.: I, h.: II, i.: II

Ü 6-2 ●Ziel 1: Verbesserung d. Wortsemantik (Benennen / auditives Verstehen) > Begründung (B.): P. weist eine phonol. Diskriminierungsschwäche auf, welche d. auditive Sprachverstehen erschwert > nützlich beim Telefonieren (wichtig für d. P.) ●Ziel 2: Verminderung d. automatisierten Sprache (Abbau d. Logorrhoe) > B.: besonders bei d. sprachlichen Reparatur nimmt d. Sprechgeschwindigkeit zu > erschwerte Info-Übermittlung > bessere Info-Übermittlung ist notwendig, da d. P. aktiv in d. Selbsthilfe mitarbeitet u. sie d. eigenen Wunsch hat, zu telefonieren > bei Abbau d. Logorrhoe noch besseres Fehlerbewusstsein möglich > erhöhte Selbstbeherrschung ●Ziel 3: Verb. d. syntakt. Leistungen > B.: P. zeigt Satzabbrüche, Satzverschränkungen u. viele Redefloskeln u. Automatismen > sie ist aber bemüht, grammatisch möglichst perfekt zu sprechen > durch d. Verb. d. syntakt. Leistungen werden gleichzeitig d. K. fähigkeiten d. P. erhöht

Ü 7-1 ●eigenes Leistungsprofil / individuelle kommunikative (k.) Bedürfnisse / unabhängig von Syndromeinteilung / Individualsyndrom ●Einzelschritte / Hierarchie von leicht zu schwer / Variationen / Wiederholung / effektivste Methode für einzelnen P. erproben ●Grundlage in jedem Lernprozess / Langzeitspeicherung > besser abrufbar ●bestmögliches Zurechtkommen im Alltag (Transfer) ● „Familienkrankheit" / Th.erfolg nur mit Angehörigen > Bewältigung k. Alltagssituationen

Ü 7-2 Grobplan: Ziele, Dauer, Frequenz, Methoden / Feinplan: Sitzungsdauer, Übungen, Beratung, Abschluss

Ü 7-3 keine Unter-/Überforderung / individuell zu erstellen / allg. Schweregradhierarchie / Motivation erhalten

Ü 7-4 + oder - Eigenaktivität / mehrere Modalitäten ansprechen

Ü 7-5 Bezug (themat., struktur., modalitätsmäßig) auf Th.ziele / Wiederholung / Perspektiven für folgende Stunde / Variationen / gleiches Th.material / Hausaufgaben

Ü 7-6 ohne Modellierung / mit Modellierung / mit Modellierung u. Wiederholung

Ü 7-7 geeigneter Schweregrad: 50 –75 % / zu schwer > zufäll. Antworten, Missverstehen d. Aufg.stellung, N., Perseveration, Frustration / zu leicht > schnelle Aufgabenlösung, „Langeweile"

Ü 7-8 P. erreicht auch Ziele, d. er allein nicht erreicht hätte > Motivation

Ü 7-9 formale H.: Info über Phonologie, Prosodie... d. Zielwortes / sem. H.: Info zur Bedeutung (Oberbegriff...) / phonol. H.: = formale H., Info über Phonologie (Anlaut..) / Kontexth.: Info über Syntax (Lückensatz...) / autom. H.: Anregung autom. Abläufe (Kollokationen...) / aufgabenreduz. H.: Info über Teile d. Lösung

Ü 8-1 + leichter; - schwerer // Frequenz: + höherfrequ. Items; - niederfrequ. Items / Wortart: + Nomina; - Verben, Adjekt. / Abbildbark.: + konkrete Inhalte (Inh.).; - abstrakte Inh. / Eindeutigk.: + eindeut. Inh.; - zwei- u. mehrdeut. Inh. / Satzlänge: + kürzer; - länger / Syntax: + einfach; - komplex / Plausibilität: + leicht in Vorwissen integrierbar; - schwer in Vorwissen integrierbar / Direktheit: + dir. Äußerungen; - indir. Äußerungen.

Ü 8-2 Schuhe > sem. Al.: Socken; phonol. Al.: Schule / Kette > sem. Al.: Ring; phonol. Al.: Kelle / Buch > sem. Al.: Zeitung; phonol. Al.: Busch ...

Ü 8-3 Was passt nicht ? ●Stuhl, Tisch, *Auto* ●Birne, *Brot*, Tomate ●*Frosch*, Wal, Delphin ...

Ü 8-4 Was passt zum Bild ? ●Feuer > Blut, Glut ●Obst > Schule, Schale ●Pistole > schießen, schieben ...

Ü 8-5 ●Aktiv: Der Mann küsst die Frau > sem. Al.: Der Mann umarmt die Frau; syntakt. Al.: Den Mann küsst die Frau / Der Mann schenkt der Frau ein Buch > sem. Al.: Der Mann nimmt der Frau das Buch weg; syntakt. Al.: Die Frau schenkt dem Mann ein Buch / Der Junge schneidet dem Mädchen die Haare > sem. Al.: Der Junge wäscht dem Mädchen die Haare; syntakt. Al.: Das Mädchen schneidet dem Jungen die Haare ... ●Passiv: Der Mann wird von der Frau geküsst > sem. Al.: Der Mann wird von der Frau umarmt; syntakt. Al.: Die Frau wird von dem Mann geküsst / Der Frau wird vom Mann ein Buch geschenkt > sem. Al.: Der Frau wird vom Mann ein Buch weggenommen; syntakt. Al.: Dem Mann wird von der Frau ein Buch geschenkt / Dem

Mädchen werden vom Jungen die Haare geschnitten > sem. Al.: Dem Mädchen werden vom Jungen die Haare gewaschen; syntakt. Al.: Dem Jungen werden vom Mädchen die Haare geschnitten.

Ü 8-6 Nehmen Sie d. Schlüssel aus d. Schachtel / Legen Sie d. Schlüssel in d. Schachtel / Halten Sie d. Schlüssel über d. Schachtel.

Ü 8-7 Rose > ist rot, kann man jemandem schenken, duftet, hat einen Stiel, ist eine Blume... / Hund > gibt verschiedene Arten, ist ein Tier, beschützt, bellt... / Blätter > kann man sammeln, sind bunt, im Herbst, fallen vom Baum.

Ü 8-8 Nach d. unblutigen Ende d. Entführung d. afrikanischen Verkehrsflugzeuges bei Paris hat d. französische Polizei 20 mutmaßliche Täter festgenommen. Dazu gehören offenbar auch einige Passagiere, d. mit d. Luftpiraten zusammengearbeitet haben sollen. Nach 3 Tagen hatten sich d. Entführer gestern ergeben. ●Wo spielte sich d. Entführung ab ? ●Welches Flugzeug wurde entführt ? ●Wie ging d. Entführung aus ? ●Nach wie viel Tagen ergaben sich d. Entführer? ●Wie viele Täter hat d. Polizei festgenommen ?

Ü 9-1 sem. H.: Beschreibung/ phonol. H.: phonol. Al. Tonne/ sem. H.: sem. Al. Mond

Ü 9-2 ●Riese: groß / klein ●Ball: rund / eckig ●Feder: leicht / schwer ●Schnecke: langsam / schnell ●Zucker: süß / sauer ●Gegenteil von X (Adjektiv z.B. rund>...) ●Eigenschaften von X (Substantiv z.B. Ball>...)

Ü 9-3 ●Messer: scharf / zum Schneiden / Besteck / Metall ●Schal: weich / zum Anziehen / Kleidung / Wolle

Ü 9-4 ●Nomen: Steter Tropfen höhlt d. ... (Stein) / Andere Länder, andere ... (Sitten) ●Verb: Nach d. Arbeit ist gut ... (ruhen) / Wie gewonnen, so ... (zerronnen) ●Adjektiv: Guter Rat ist ... (teuer) / Aller Anfang ist ... (schwer)

Ü 9-5 ●aktiv, nicht-reversibel: D. Frau kocht Suppe. / D. Mann trinkt Kaffee. ●aktiv, reversibel: D. Junge ruft d. Mädchen. / Der Hund jagt die Katze. ●passiv, nicht-reversibel: D. Pfeife wird vom Mann geraucht. / D. Buch wird vom Jungen gelesen. ●passiv, reversibel: D. Frau wird vom Mann geweckt. / D. Junge wird von d. Frau gekämmt.

Ü 9-6 Text: Käpt´n Pauls Piratenschiff entdeckt. Ein Abenteurer hat ein versunkenes Flaggschiff entdeckt. Drei Jahre recherchierte d. amerikanische Taucher in Archiven, dann startete d. Expedition. Käpt´n Paul machte auf seiner mit 30 Kanonen bestückten Fregatte Jagd auf d. Handelsflotten. Paul selbst galt als wenig zimperlich u. sehr brutal. Als d. britische Krone ihn jagte, zündete Paul sein Schiff an u. versenkte es. Mit Echolot suchte d. Abenteurer d. Meeresboden ab. D. Spuren führen d. heutigen Schatzsucher nach Madagaskar. ●wesentl. Aussagen: versunkenes Piratenschiff entdeckt / Paul machte Jagd auf Handelsflotten / Pirat galt als brutal / Spuren führen nach Madagaskar ●unwesentl. Aussagen: 3 Jahre Recherchen / 30 Kanonen auf d. Schiff

Ü 10-1 Schmuck: *Motte*, Ohrring, Armreif, *Hals*, Kette / Berufe: Gärtner, *Kinder*, Verkäufer, Koch, *Gemüse* / Obst: Birne, *Tomate*, Pflaume, *Kirche*, Apfel

Ü 10-2 Lenz: Frühling, *Sommer*, *Tauwetter* / Saum: *Hose*, Rand, *Stoff* / Axt: Beil, *Hammer, Säge*

Ü 10-3 Im Herbst verlieren die Bäume ihre...(*Bretter*, Blätter, *Äste*) / Die Haare käm- me ich mit einem...(*Stamm*, *Schere*, Kamm) / Ich pflücke mir eine...(*Hose, Baum*, Rose) / Ein starker Mann kann viel Gewicht...(*beugen*, heben, *kleben*) / Zur Erntezeit kann man viele Äpfel...(*zupfen*, *bücken*, pflücken) / Der Vater will den Gehweg.. (*bürsten, legen*, fegen)

Ü 10-4 Nach d. Landung wurden wir herzlich begrüßt. / Wir wurden zum Flughafen gebracht. / D. Wecker klingelte schon sehr früh am Morgen. / Nun konnte d. Urlaub beginnen. / Gleich nach d. Frühstück stand d. Taxi vor d. Tür. / D. Flug dauerte 4 Stunden. / Nach 3 Stunden Wartezeit startete d. Flugzeug.

Ü 10-5 Schule: Lehrer, Schüler, Noten, Gebäude, Unterricht, Fächer, Aula, Abschluss, Abitur, Realschule u.s.w. / Garten: Bäume, Hecke, Rasen, Blumen, Beete, Rabatte, mähen, pflügen, schneiden, Spaten u.s.w. / Kochen: Küche, Löffel, Kochmütze, wür- zen, Rezepte, rühren, Herd, backen, Töpfe, abschmecken u.s.w.

Ü 10-6 ●Satzbeispiele ohne Al.: D. Frau kocht d. Kaffee / D. Mann fährt d. Auto / D. Mädchen geht einkaufen ●Satzbeispiele mit Al.: D. Oma gießt d. Tee in d. Tasse oder Kasse / D. Frau liest ein Buch oder Kalender / D. Katze jagt d. Maus oder Laus

Ü 10-7 Text 1: ●sem. Ergänzungen: Gestern war d. ... mit seinem Enkel im Zoo. Schon von weitem sahen sie d. ... in d. neuen Elefantenhaus. Nachdem sie an d. ... bezahlt hatten, gingen sie durch d. ... Tor. D. Enkel war schon sehr ....Er lief schnell vor zu d. .... Sie sahen d. Affen, d. auf d. ... kletterten. ●grammatische Ergänzungen: Frau Müller geht ... Bank um ... Kredit aufzunehmen. Sie stellt sich an ... lange Schlan- ge an. Plötzlich stürmen zwei maskierte Männer ... ihr vorbei. D. Männer ... mit einer Pistole bewaffnet. Sie bedrohen ... Mann an ... Schalter u. fordern 2 Millionen Mark. Frau Müller u. d. anderen Kunden haben große Angst u. verhalten ... ganz still.

Ü 11-1 Guten Morgen! / Wie haben Sie geschlafen? / Wie geht es Ihnen heute? / Ich bekomme heute Besuch! / Guten Appetit! / Ich möchte lesen, fernsehen, Radio hören! / Ich habe Schmerzen! / Schönes Wetter heute! / Rufen Sie bitte d. Schwester! / usw.

Ü 11-2 Rückfragen / Wiederholungen / Aufforderungen (sprich lauter) ● Bezugnah- me (zu einem bestimmten Thema) / Initiierung eines Sprecherwechsels / Nicht-Verste- hen signalisieren (verbal oder über Mimik und Gestik) / Verständnissicherung über non-verbale Mittel / Umschreibungen einsetzen

Ü 11-3 ●Terminvereinbarung beim Zahnarzt: Guten Tag! Ich hätte gerne einen Ter- min für heute! / Haben Sie Schmerzen? / Ja, ich konnte d. ganze Nacht kaum schlafen vor Schmerzen / Heute um 16 Uhr ist noch ein Termin frei / Gut, dann komme ich um 16 Uhr. Vielen Dank! ●Am Bahnhofsschalter: Können Sie mir bitte eine Zugverbindung von Dresden nach Hamburg nennen? / Wann möchten Sie denn fahren? / Morgen Nachmittag / Da gibt es eine Verbindung um 14:32 Uhr u. eine um 16:32 / Dann nehme ich d. Zug um 14:32 Uhr ●Im Blumengeschäft: Guten Tag! Ich hätte gerne einen Blumenstrauß für meine Frau zum Geburtstag! / Wie viel möchten Sie in etwa ausgeben? / Ca. 30 Mark / Haben Sie einen besonderen Wunsch? / Möglichst bunte Frühlingsblumen, bitte!

Ü 11-4 Kirche, Post, Bushaltestelle, Bäckerei, Metzger, Blumengeschäft, Friedhof, Tankstelle, Obstladen, Kiosk

Ü 12-1 VAT > Strategie-Ansatz o. Kommunikativer Ansatz / MIT, MODAK u. Deblockierungsmethode > Stimulationsansatz / HELPSS > Linguistischer Ansatz / PACE > Kommunikativer Ansatz / REST > Strategie-Ansatz / PAKT > Holistischer Ansatz

Ü 13-1 Frage 1: Schlaganfälle, Hirnverletzungen / Frage 2: völlige Rückbildung eher nicht; durch qualifizierte Therapiemaßnahmen einige Verbesserungen möglich / Frage 3: logopädische Intensivtherapie schöpft vorhandene Ressourcen aus / Frage 4: Ja, Aphasie ist eine Sprachstörung und keine Intelligenz- oder Gedächtnisstörung

Ü 13-2 langsam sprechen: P. mehr Zeit zur Informationsaufnahme, verbessertes Sprachverständnis, verlängerte Aufmerksamkeit / deutlich sprechen: P. kann K. besser folgen u. den Sinn eher erschließen / einfachen Satzbau verwenden: Zuhören wird erleichtert, Verständnissicherung > P. braucht keine komplizierten grammatischen Strukturen zu interpretieren / Hintergrundgeräusche minimieren: Geräuschpegel senken, um Aufmerksamkeit u. Verständnissicherung zu erhöhen / verständnissichernde Maßnahmen durchführen: Absicherung, dass der P. die Information verstanden hat (Nachfragen, Wiederholungen) > P. soll Nicht-Verstehen signalisieren (z.B. durch Handzeichen)

Ü 13-3 Zeit lassen: Äußerung d. P. ohne Zeitdruck > Vertrauen u. Sicherheit in d. K. / Geduld haben: Ungeduld hemmt d. P. in seinen Ausführungen u. mindert d. K.niveau / Nicht-Verstehen anzeigen: P. braucht Rückmeldung, ob er verstanden wird > sonst evtl. Selbstüberschätzung, Nicht-Verstehen durch Zwischenfragen oder Handzeichen kenntlich machen / Verständnissichern: „echte" K. gewährleisten (z.B. durch Nicken, Lächeln, bestätigende Worte...) > Gefühl d. Sicherheit für d. P.

Ü 13-4 Analyse einer Videoaufnahme: A. u. P. in K. / Demonstrationsbehandlung: Teilnahme d. A. an einer Th. / A. sollen bestimmte Verhaltensweisen u. Strategien selbst ausprobieren: z.B. Signalisieren von Nicht-Verstehen / Sensibilisierung: A. in Problemsituationen, ähnl. einer aphasischen Zwangslage > Hilfe mittels Strategien

Ü 13-5 ●1. Phase: P. hat d. falsche Hoffnung, dass d. prämorbide Zustand erreicht wird / A. Probleme beim Umgang mit d. neuen Situation ●2. Phase: P. hat Wut auf sich u. d. Umwelt / P. erkennt Dauerhaftigkeit u. d. Umfang seiner Probleme / A. >

Schuldgefühle ●3. Phase: P. mutlos, depressiv, traurig, verzweifelt... / P. sieht keinen Sinn in sprachth. Bemühungen / A. > überfordert / P. > soziale Isolation ●4. Phase: P. u. A. bekommen neue Rollen zugeschrieben / P. u. A. arrangieren Leben neu / evtl. Trennung vom Partner

Ü 13-6 T. gibt d. A. beratende Unterstützung im Umgang mit d. P. / Sachinformationen über Aphasie u. einfache Verhaltensregeln an d. Bekanntenkreis > soziale Kontakte sollen aufrechterhalten werden / Vermittlung relevanter Adressen u. Verbände / Gruppenarbeit (z.B. in psycholog. Zusammenarbeit)

Ü 14-1●Ebenen: a)Ebene d. Schädigung / b)Ebene d. Alltagsbeeinträchtigung / c)Ebene d. psycho– sozialen Folgen ●Messinstrumente zu a): formale Tests (z.B. AAT, BMT-DA, ELA...) > Probleme (Probl.): man misst nur d. Potenzial, nicht d. tatsächlichen Fähigkeiten / funktionale u. kommunikative Veränderungen werden kaum erfasst...●Messinstrumente zu b): Beobachtung in echter K.situation > Probl.: schwer zu realisieren; Tests mit simulierten Rollenspielen (z.B. ANELT) > Probl.: meist keine kommunikativen Leistungen / produktive Leistung stark vom Verstehen abhängig; Fragebögen (z.B. CETI) > Probl.: Veränderungen sind nicht repräsentativ / Ergebnisse differieren stark mit Veränderungen formaler Tests ●Messinstrumente zu c): Fragebögen (FIM-Bogen, CMP, ALQI) > Probl.: sehr subjektive Messergebnisse

Ü 14-2 ●Baseline: = untherapiertes Ausgangniveau > bestimmte Leistung wird im Abstand von mehreren Wochen ohne Th. erhoben, gleich bleibende Leistung = Baseline > Ausgangspunkt um eine Leistungssteigerung durch Th. nachzuweisen ●Multiple Baseline: = stärkstes Messinstrument > Annahme, dass therapeutische Maßnahmen itemspezifisch sind / Vorgehen: Baselinedaten von 2 Itemgruppen, wobei nur ein Bereich geübt wird > Leistung bei geübten Items besser > Nachweis für Effektivität u. Spezifität ●Cross-over-Design: Vorgehen: Baselines für 2 getrennte Leistungsbereiche > beide Leistungsbereiche werden zu verschiedenen Zeiten therapiert u. dürfen, um effektiv zu sein, nur zur jeweiligen Th.zeit im Niveau ansteigen.